医道留香

——沉香名医名案名方研究

主编：朱垚　陆明　杨念明

U0396982

东南大学出版社
SOUTHEAST UNIVERSITY PRESS

·南京·

图书在版编目(CIP)数据

医道留香：沉香名医名案名方研究 / 朱垚，陆明，
杨念明主编. —南京：东南大学出版社，2021.6

　ISBN 978-7-5641-9574-8

Ⅰ.①医… Ⅱ.①朱… ②陆… ③杨… Ⅲ.①沉香—
研究 Ⅳ.①R282.71

中国版本图书馆 CIP 数据核字(2021)第 119716 号

医道留香——沉香名医名案名方研究
YIDAO LIUXIANG——CHENXIANG MINGYI MING'AN MINGFANG YANJIU

主　　编：朱　垚　陆　明　杨念明
出版发行：东南大学出版社
社　　址：南京市四牌楼 2 号　　邮编：210096
出 版 人：江建中
责任编辑：杨　凡
网　　址：http://www.seupress.com
经　　销：全国各地新华书店
印　　刷：江苏凤凰数码印务有限公司
开　　本：787 mm×1092 mm　1/16
印　　张：22.5
字　　数：562 千字
版　　次：2021 年 6 月第 1 版
印　　次：2021 年 6 月第 1 次印刷
书　　号：ISBN 978-7-5641-9574-8
定　　价：117.00 元

本社图书若有印装质量问题,请直接与营销部联系。电话:025-83791830

基金资助

国家重点研发计划项目［2018YFC1706400］

江苏省六大人才高峰项目［RJFW-40］

江苏省 333 高层次人才培养工程［2018III-0121］

江苏省科技型企业技术创新资金［BC2015022］

南京中医药大学横向课题［2017030］

南京市浦口区非物质文化遗产代表性项目［PKIX-4］

编　委　会

目录 CONTENTS

第一部分

沉香典籍辑要

第一节　沉香品类赏析

沉香来源于瑞香科植物白木香含有树脂的木材,既是一种药材,也是一种香料。作为药材,其味辛、苦,性微温,有行气止痛、温中止呕、纳气平喘之功效,主要用于胸腹胀闷疼痛、胃寒呕吐呃逆、肾虚气逆喘急等临床症状。作为香料,是一种香道文化的重要品鉴与收藏对象,因其独特的形成方式、纷繁多变的味道和稀缺属性成为香道文化的重要组成部分。

沉香的分类有很多种方法,晋代嵇含所著的《南方草木状》记载:"蜜香、沉香、鸡骨香、黄熟香、栈香、青桂香、马蹄香、鸡舌香。案此八物,同出于一树也。交趾有蜜香树,干似柜柳。其花白而繁,其叶如橘。欲取香,伐之;经年,其根、干、枝、节各有别色也。木心与节坚黑,沉水者,为沉香;与水面平者,为鸡骨香;其根,为黄熟香;其干,为栈香;细枝紧实未烂者,为青桂香;其根节轻而大者,为马蹄香;其花不香,成实乃香,为鸡舌香。珍异之木也。"由此可见,中国古代先人就已经开始根据沉香形成的不同位置和香体的品质好坏来进行分类。现代沉香的分类还加入了品质、产地、香味、形成方式等多种分类形式。而《南方草木状》中对沉香的很多称谓则一直沿用至今。

一、根据结香油脂情况分类

1. 树心油沉香

当沉香树树龄较大,所受伤害深达木质内部,由于内部树汁充足、营养丰富,这一位置很容易结出颜色较深、油量较为丰富的树心油沉香。树心油沉香一般油脂线浓密,且大多为黑油,当油脂含量达到一定比例会出现"沉水"。树心油沉香是最容易出沉水的。

2. 边皮油沉香

如果树体伤口只能停留在树皮表面,难以直达树干内部,则沉香油脂会沿着树皮表面导管游走并一直附着在树皮表面,形成薄片状的边皮油沉香。边皮油沉香往往结油较薄,难以形成厚实的香体。

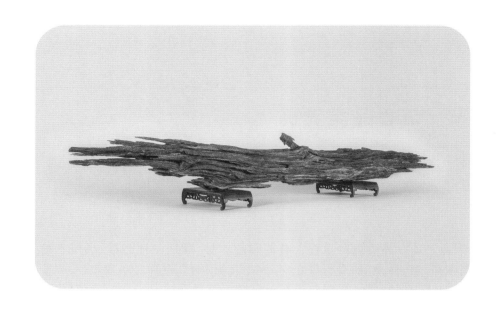

二、根据结香情况分类

1. 板头

当沉香树的伤口呈面状时（一般由于刀斧损伤、树体横向折断造成），大面积的伤口会导致树体结成外形较薄但油脂浓密的香体。形状呈扁平，边缘多不规则。

板头沉香的面状伤口有时也坑洼不平，不同位置的导管结油长度不同，因此造成香体在去除木质成分后往往呈鳞次栉比的形状。这种沉香通常又被称为"山形沉香"。

根据板头沉香油脂的浓密程度和熟化时间长短，通常又划分为"铁头""老头""板头"。

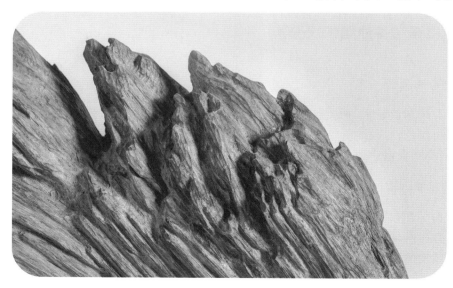

2. 壳子香

由于树体不规则处受到面状伤害而结出的薄薄的壳子状香片。壳子香一般呈壳片状，根据结香年限和油量也有等级之分。

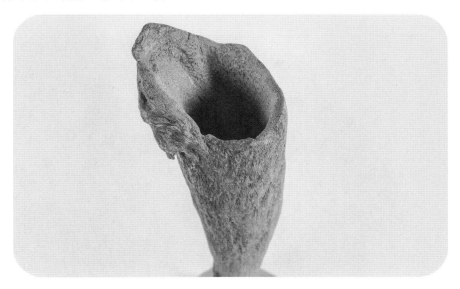

3. 虫漏

沉香树受到虫咬而结出的香体称为虫漏。通常以一个虫眼为伤口，在沉香树内部咬出一个通道，沉香油脂以虫道为中心形成一个螺旋状香体。每块虫漏上都可以找到至少一个虫眼。其中油脂等级更高、年头久远的沉香，一般甜味会更重，香味会更加醇厚，称为"蚁沉"。

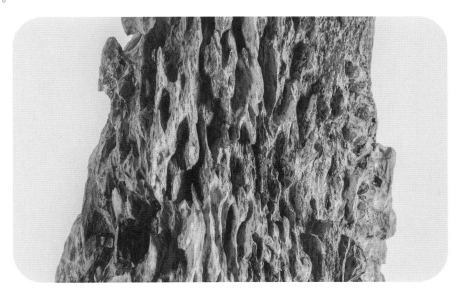

4. 倒架

沉香香体保存在香树内,而树已经死亡,卧倒于泥土或者沼泽中。香树的木质成分已经在外界环境的作用下分解殆尽,香体因不朽不灭得以保存,其形状如同卧倒的架子,故称为"倒架"。

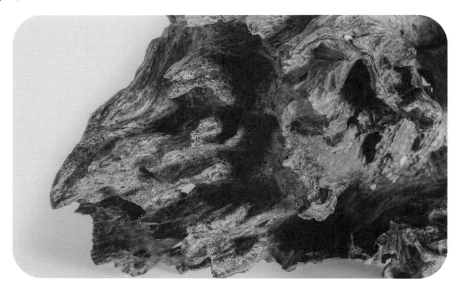

5. 水沉香

水沉香,也称为水纹沉香、水格沉香,主要是指香体脱离香木后,进入了沼泽或者湿润的泥地里,熟化后形成的沉香。由于经常处在湿润的环境里,颜色一般偏黑,油脂纹路较明显,质地硬、韧,香体一般比较厚实。

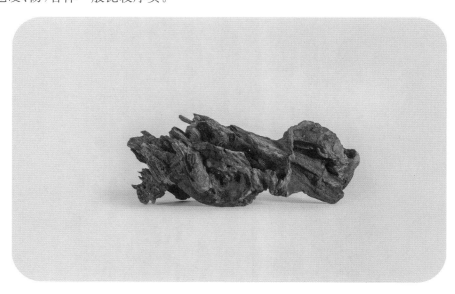

6. 土沉香

土沉香是一种熟香,是香体脱离香树后落在了干燥的泥土中。随着时间的推移,逐渐风化、熟化,形成疏松多孔的质地。土沉香表面的颜色会根据土质及其所含杂质的颜色发生变化。比如越南红土、黑土等。

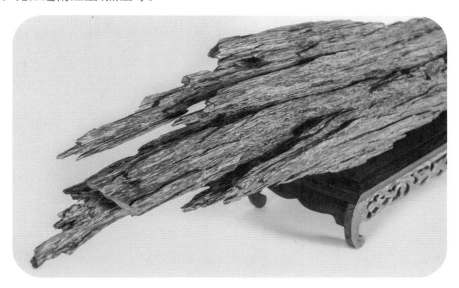

7. 奇楠沉香

"修德三世,方能一品奇楠",其实最早沉香是没有奇楠这种说法的。后来将沉香细化后,将那些品质尤为突出、香味更加富有变化的沉香称为奇楠。奇楠是普通沉香经过时间、环境、伤口等多重因素的综合作用,在各种机缘下不断变化、不断提炼自己,最终达到的一种特殊形态。

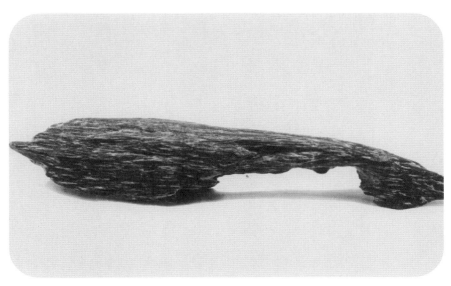

奇楠是最高级别的沉香，油脂极为丰富，品质也有沉水和不沉水之分，一般呈"软丝"状，可以用指甲刻画，柔软、腻手、黏牙。虽然也有"糖结""蜜结"等质地坚硬的奇楠，但一般以"软性"奇楠为佳。

奇楠有绿油、黑油、黄油，甚至是红油、紫油。根据油色不同，可以划分为绿奇楠、紫奇楠、黑奇楠和黄奇楠等。

不同的奇楠有不同的香味。与其他沉香相比，奇楠成分更加复杂、油脂更加丰富，上炉后香味更是富于变化。奇楠富于变化的香味特质加上奇楠独特的韵味，使得奇楠成为品香中的极品。

三、根据产区不同分类

1. 琼香

海南中部山区所产沉香，海南沉香自古出佳品，有"金坚玉润，鹤骨龙筋，膏液内足"的美誉。

2. 莞香

东莞地区、惠安地区、深圳南部地区、香港地区、汕尾等所产沉香。

3. 惠安系沉香

惠安系沉香是指国内沉香（广东、广西、香港、海南、云南等地所产沉香），以及包括越南、老挝、柬埔寨在内的亚热带地区国家所产的沉香。

4. 星洲系沉香

星洲系沉香是指以印度尼西亚群岛和马来西亚岛为主要产地的，包括菲律宾、文莱、新加坡、巴布亚新几内亚等国家所产的沉香。

第二节　沉香古籍考辨

　　沉香在古代最早是作为香料使用的，中国用香历史悠久，可上溯至上古时期。早在2200年前西汉时期，人们就已经使用博山炉熏烧沉香。古人认为，香既是沟通人与神、敬奉先祖的媒介，又有怡情养性、启迪才思之妙用。后来认识到香能祛秽致洁、美化居室、养生方族、祛疫辟瘟，因而逐步作为药物使用。沉香作为药物使用，最早出现在《名医别录》中，秦汉时期的一些医集，如汉代的《华佗神方》、魏晋南北朝时期的《雷公炮炙论》等也有沉香作为药物应用的记载。后世历代医籍本草对沉香的药用均有记载。

　　《名医别录》是秦汉医家在《神农本草经》一书所记载的药物基础上，又补充记载了365种新药物，分别记其性味、功效主治、有毒无毒、七情忌宜、产地等。由于该书为历代医家陆续汇集，故称为《名医别录》。梁代医家陶弘景对其进行辑注，因此有人认为该书辑者为陶氏，其实该书成书年代应早于梁代医家陶弘景200多年。沉香作为药物记载，最早见于《名医别录》，其将沉香列为上品，曰："沉香、薰陆香、鸡舌香、藿香、詹糖香、枫香并微温。悉疗风水毒肿，去恶气。"其后在《本草经集注》中补充云："此六种香皆合香家要用，不正复入药，唯治恶核毒肿，道方颇有用处。"记载了沉香的名称、性味以及功效。唐代陈藏器所撰的《本草拾遗》载有"蜜香，味辛，温，无毒。主臭，除鬼气"，主要记载沉香的芳香辟秽、治疗恶核中毒的作用。

　　汉代谯县华佗元化撰《华佗神方》中记载了以沉香为组成的一些经方验方。可见在秦汉时期沉香就已经作为药用，用于治疗疮痈肿毒、气淋、妇科疾病以及五官科疾病等。

　　南朝宋时雷敩著《雷公炮炙论》也记载了沉香，曰："沉香凡使，须要不枯者，如觜角硬重、沉于水下为上也；半沉者，次也。夫入丸散中用，须候众药出，即入，拌和用之。"

　　晋代嵇含的《南方草木状》记载："蜜香、沉香、鸡骨香、黄熟香、栈香、青桂香、马蹄香、鸡舌香。案此八物，同出于一树也。交趾有密香树，干似柜柳。其花白而繁，其叶如橘。欲取香，伐之；经年，其根、干、枝、节各有别色也。木心与节坚黑，沉水者，为沉香；与水面平者，为鸡骨香；其根，为黄熟香；其干，为栈香；细枝紧实未烂者，为青桂香；其根节轻而大者，为马蹄香；其花不香，成实乃香，为鸡舌香。珍异之木也。"记载其名称不同是由于药用部位不同，对其药用价值无详细描述。

　　唐代《新修本草》记载"沉香、青桂、鸡骨、马蹄、笺香等，同是一树，叶似橘叶，花白，子似槟榔，大如桑椹，紫色而味辛。树皮青色，木似榉柳"；并指出鸡舌香、薰陆香、詹糖香与沉香的区别，云："薰陆香，形似白胶，出天竺、单于国。鸡舌香，树叶及皮并似粟，花如梅花，子似枣核，此雌树也，不入香用。其雄树虽花不实，采花酿之，以成香，出昆仑及交、爱以南。詹糖树似橘，煎枝叶为香，似沙糖而黑，出交、广以南。又有丁香根，味辛，温，主风毒诸肿。此别一种树，叶似栎，高数丈，凌冬不凋，唯根堪疗风热毒肿，不入心腹之用，非鸡舌也。詹糖香，疗恶疮，去恶气，生晋安。"

唐代陈藏器在《本草拾遗》木部第四卷载有"蜜香，味辛，温，无毒。主臭，除鬼气"。又在第八卷收载"沉香"，云"其枝节不朽，最紧实者为沉香；浮着为煎香；以次形如鸡骨者为鸡骨香；如马蹄者为马蹄香；细枝未烂紧实者为青桂香"，并针对苏敬《新修本草》的记载做了补充，"（沉香）枝叶并似椿，苏云如橘，恐未是也"。其实二人所说的均无误，因为沉香的来源有沉香和白木香两种，二者的叶是有所不同的。苏敬所说的是沉香树，主产于交州（今越南）；陈藏器所指的是白木香，主产于广州（包括中山、东莞在内的今珠三角地区）。由此可见，早在唐代的药用沉香就已经包括今天的进口沉香和国产沉香两个不同的品种。

《岭表录异》云"广管罗州多栈香，如柜柳，其花白而繁，皮堪作纸，名为香皮纸，灰白色，有纹如鱼子笺，其理慢而弱，沾水即烂，不及楮纸，亦无香气。又云与沉香、鸡骨、黄熟虽同是一木，而根、干、枝、节各有分别者是也。然此香之奇异最多品。故相丁谓在海南作《天香传》言之尽矣。云四香凡四名十二状，皆出于一本。木体如白杨，叶如冬青而小。又叙所出之地，云窦、化、高、雷，中国出香之地也。比海南者优劣不侔甚矣。既所禀不同，复售者多，而取者速，是以黄熟不待其稍成，栈沉不待似是，盖趋利戕贼之深也。非同琼管黎人，非时不妄剪伐，故木无天札之惠，得必异香，皆其事也"。

五代时期李珣的《海药本草》曰："沉香，味苦，温，无毒。主心腹痛，霍乱，中恶邪鬼疰，清人神，并宜酒煮服之。诸疮肿，宜入膏用。当以水试乃知子细，没者为沉香，浮者为檀，似鸡骨者为鸡骨香，似马蹄者为马蹄香，似牛头者为牛头香，枝条细实者为青桂，粗重者为笺香。以上七件，并同一树。梵云波律亦此香也。"书中记载了沉香治疗腹痛、霍乱、疮痈肿毒、醒神安神的作用，并且提出药用方法，宜煮酒用，也可入膏剂。

五代时期吴越的《日华子本草》对沉香的功效进行了比较全面的总结，"沉香，味辛，热，无毒。调中，补五脏，益精，壮阳，暖腰膝，去邪气，止转筋吐泻冷气，破症癖，冷风麻痹，骨节不任，风湿皮肤痒，心腹痛气痢"。书中全面详细记载了沉香的功效应用。沉香益精壮阳，配补骨脂、附子、阳起石，治男子精冷、阳痿、早泄。沉香能温肾，由肾寒所致腰膝冷、手足不温、腹痛等，配附子、肉桂、干姜合用。沉香能温中止呕，配丁香、柿蒂、白豆蔻、紫苏合用，治吐泻冷气。沉香能温肾，暖脾胃，行气止痛，止吐，止呃逆，止虚喘。沉香配木香、乌药、槟榔，治脘腹冷痛；配丁香、柿蒂，止呕吐呃逆；配人参、蛤蚧、五味子、补骨脂、熟地黄，治肾不纳气虚喘；配当归、肉苁蓉、枳壳，治肠虚气滞便秘。

《南方草木状》记载有枫香，"树似白杨，叶圆而歧分，有脂而香。其子大如鸭卵"。可知，枫香与沉香并不是同一物。且该书将沉香与檀香列入条目。由此可见，此时对沉香的药用功效已经有了比较全面的认识。

梁代陶弘景的《名医别录》载："薰陆香、鸡舌香、藿香、詹糖香、枫香并微温，悉治风水毒肿，去恶气。薰陆、詹糖去伏尸。鸡舌、藿香治霍乱、心痛。枫香治风瘾疹痒毒。"苏颂所著《本草图经》对沉香进行了详细的记载，"沉香、青桂香、鸡骨香、马蹄香、栈香，同是一本……其木类椿、榉，多节，叶似橘，花白，子似槟榔，大如桑葚，紫色而味辛，交州人谓之蜜香。欲取之，先断其积年老木根，经年其外皮干俱朽烂，其木心与枝节不坏着，即香也；细枝紧实未烂者，为青桂；坚黑而沉水为沉香；半浮半沉与水面平者，为鸡骨；最粗者为栈香；又云栈香中形如鸡骨者为鸡骨香，形如马蹄者为马蹄香，然今人有得沉香奇好者，往往亦作鸡骨形，不必独是栈香也；其又粗不堪药用者，为生结黄熟香；其实一种，有精粗之异耳。并采无时"。

《本草图经》亦记载了与沉香易混淆的薰陆香、鸡舌香、苏合香、檀香、詹糖香、乳香、蜜香等，且列在沉香条下。原文记述："又薰陆香形似白胶，出天竺、单于二国。《南方草木状》如薰陆出大秦国，其木生于海边沙上，盛夏木胶出沙上，夷人取得卖与贾客。乳香亦其类也。《广志》云：南波斯国松木脂，有紫赤如樱桃者，名乳香，盖薰陆之类也。今人无复别薰陆者，通谓乳香，香为薰陆耳。治肾气，补腰膝，霍乱吐下，冲恶中邪气，五痓。治血，止痛等药及膏煎多用之。然至粘，难研。用时以缯袋挂于窗隙间良久，取研之，乃不粘。又鸡舌香，出昆仑及交爱以南，枝叶及皮并似栗，花如梅花，子似枣核，此雌者也；雄者着花不实，采花酿之，以成香。按诸书传或云是沉香木花，或云草花，蔓生，实熟贯之。其说无定。今医家又一说云：按《三省故事》，尚书郎口含鸡舌香，以其奏事答对，欲使气芬芳也。而方家用鸡舌香，疗口臭者，亦缘此义耳。今人皆于乳香中时时得木实似枣核者，以为鸡舌香，坚顽枯燥，绝无气味，烧亦无香，不知缘何得香名，无复有芬芳也。又葛稚川《百一方》，有治暴气刺心切痛者，研鸡舌香酒服，当瘥。……或取以疗气及口臭，则甚乖疏，又何谓也。其言有采花酿成香者，今不复见。果有此香，海商亦当见之，不应都绝，京下老医或有谓鸡舌香，与丁香同种，花实从生。其中心最大者为鸡舌香，击破有解理如鸡舌，此乃是母丁香，疗口臭最良，治气亦效，盖出陈氏拾遗，亦未知的否？《千金》疗痈疽，连翘五香汤方，用丁香，一方用鸡舌香，以此似近之。《抱朴子》云：以鸡舌、黄连、乳汁煎注之，诸有百疹之在目，愈而更加精明倍常。又有詹糖香，出交广以南，木似橘，煎枝叶以为香，往往以其皮及蠹屑和之，难得淳好者，唐方多用，今亦稀见。又下苏合香条云：生中台川谷。苏恭云：此香从西域及昆仑来，紫色，与真紫檀相似，而坚实，极芬香；其香如石，烧之灰白者好，今不复见此等，广南虽有此，而类苏木，无香气，药中但用如膏油者，极芬烈耳。陶隐居以为是师子矢，亦是指此膏油者言之耳。然师子矢，今内帑亦有之，其臭极甚，烧之可以辟邪恶，固知非此也。《梁书》云：天竺出苏合香，是诸香汁煎之，非自然一物也。又云：大秦国采得苏合香，先煎其汁，以为香膏，乃卖其滓与诸人，是以辗转来达中国者，不大香也。然则广南货者，其经煎炼之余乎？今用膏油，乃其合治成者耳？或云师子矢，亦是西国草木皮汁所为，胡人欲贵重之，故饰其名耳。又有檀香，木如檀，生南海，消风热肿毒，主心腹痛，霍乱，中恶鬼气，杀虫。有数种，黄、白、紫之异，今人盛用之。真紫檀，旧在下品，亦主风毒。苏恭云：出昆仑盘盘国，虽不生中华，人间遍有之。檀木生江淮及河朔山中，其木作斧柯者，亦檀香类，但不香耳。至夏有不生者，忽然叶开，当有大水。农人候之，以测水旱，号为水檀。又有一种，叶亦相类，高五六尺，生高原地；四月开花，正紫，亦名檀；根如葛，主疮疥，杀虫，有小毒也。"可以看出，薰陆香、鸡舌香、詹糖香、蜜香与沉香为同类，但并不是同一物，并对它们进行了品种辨析，即薰陆香为乳香，鸡舌香为丁香，詹糖香为苏合香。后来的本草记载中对沉香、薰陆香（乳香）、鸡舌香（丁香）、藿香、詹糖香（苏合香）、枫香、檀香都各分条目。故不能将以上几种名字作为沉香的别名用，以免在临床使用时出错。

宋代寇宗奭的《本草衍义》记载："《经》中止言疗风水毒肿，去恶气，余更无治疗。今医家用以保和卫气，为上品药，须极细为佳。今人故多与乌药磨服，走散滞气，独行则势弱，与他药相佐,当缓取效,有益无损。"又曰:"沉香,岭南诸郡悉有之,旁海诸州尤多,交干连枝,岗岭相接,千里不绝。"可见古代沉香的产地是以岭南(广东、广西及海南等)地区(主要为白木香)及越南等东南亚国家所产(主要为进口沉香)为主。

宋代《证类本草》载:"(沉香)微温。疗风水毒肿,去恶气。陶隐居云:此香合香家要用,不正入药。唯疗恶核毒肿,道方颇有用处。"《唐本草》注云:沉香、青桂、鸡骨、马蹄、煎香等,同是一树,叶似橘叶,花白。子似槟榔,大如桑椹,紫色而味辛。树皮青色,木似榉柳。臣禹锡等谨按陈藏器云:沉香,枝、叶并似椿。苏云如橘,恐未是也。其枝节不朽,最紧实者为沉香,浮者为煎香……细枝未烂紧实者为青桂香。其马蹄、鸡骨只是煎香,苏乃重云,深觉烦长,并堪熏衣去臭,余无别功。又杜衡叶一名为马蹄香,即非此者,与前香别也。《南越志》云:交州有蜜香树,欲取先断其根,经年后,外皮朽烂,木心与节紧黑沉水者为沉香。浮水面平者为鸡骨。最粗者为栈香。日华子云:沉香,味辛,热,无毒。调中,补五脏,益精壮阳,暖腰膝,去邪气,止转筋,吐泻,冷气,破症癖,冷风麻痹,骨节不任,风湿皮肤痒,心腹痛,气痢。

北宋沈括的《梦溪笔谈》载:"段成式《酉阳杂俎》记事多诞。其间叙草木异物,尤多谬妄,率记异国所出欲无根柢。如云'一木五香;根,旃檀;节,沉香;花,鸡舌;叶,藿;胶,薰陆。'此尤谬。旃檀与沉香,两木元异。鸡舌,即今丁香耳,今药品中所用者亦非。藿香自是草叶,南方至多。薰陆小木而大叶,海南亦有,'薰陆'乃其胶也,今谓之'乳头香'。五物迥殊,元非同类。"将《名医别录》中的几种名称记载进行了更正。

明代陈嘉谟的《本草蒙筌》曰:"(沉香)味辛,气微温。阳也。无毒。出南海诸国,及交广崖州。大类椿榉节多,择老者砍仆。渍以雨水,岁久(木得水方结香),使皮木朽残,心节独存。坚黑沉水,燔极清烈,故名沉香。但种犹有精粗,凡买须当选择。黄沉结鹧鸪斑者方是,角沉似牛角黑者为然。二种虽精,尚未尽善。倘资主治,亦可取功。若咀韧(音软)柔,或削自卷,此又名黄蜡沉也。品极精美,得者罕稀。应病如神,入药甚捷。堪为丸作散,忌日曝火烘。补相火抑阴助阳,养诸气通天彻地。转筋吐泻能止,噤口痢痛可驱。又浮而不沉水者,名栈香,此品最粗;半浮半沉与水面平者,名煎香,此品略次。煎香中形如鸡骨者,名鸡骨香(凡入药剂惟沉而不空心者为上。若虽沉水而有空心,则是鸡骨,谓中空而有朽路,若鸡骨中血眼而软嫩也)形如马蹄者,名马蹄香;形如牛头者,名牛头香。并与沉香种同,亦皆品之粗者。难咀入剂,惟热熏衣。(谟)按《衍义》云:沉香保和卫气,为上品药。今人多与乌药磨服,走散滞气,独行则势弱,与他药相佐,当缓取效,有益无损。余药不可方也。"

明代李时珍的《本草纲目》木部第三十四卷记载了沉香,对其品种、主治和附方做了全面的总结。李时珍指出:"沉香品类,诸说颇详,今考……诸书,撮其未尽者补之云。"书中释名曰:"(沉香)木之心节,置水则沉,故名沉水,亦曰水沉。半沉者为栈香,不沉者为黄熟香。"萧梁沉怀远《南越志》言:交州人称为蜜香,谓其气如蜜脾也。梵书名阿伽栌香。并记载其功效应用曰,"别录云:味辛,微温,无毒。主治风水毒肿,去恶气。李珣云:主心腹痛,霍乱中恶,邪鬼疰气,清人神,并宜酒煮服之。诸疮肿,宜入膏中。大明云:调中,补五脏,益精壮阳,暖腰膝,止转筋吐泻冷气,破症癖,冷风麻痹,骨节不任,风湿皮肤瘙痒,气痢。元素云:补右肾命门。李杲云:补脾胃,及痰涎、血出于脾。刘完素云:益气和神。时珍云:治上热下寒,气逆喘急,大肠虚闭,小便气淋,男子精冷。"并附方曰:"诸虚寒热,冷痰虚热用冷香汤:用沉香、附子(炮)等分,水一盏,煎七分,露夜,空心温服。治胃冷久呃,用沉香、紫苏、白豆蔻仁各一钱,为末。心神不足,心火不降,水不升,健忘慎悸,用朱雀丸:用沉香五钱,茯神二两,为末,炼蜜和,丸小豆大。每食后人参汤服 30 丸,日二服。肾虚目黑,暖水脏,用沉香一两,蜀椒去目,炒出汗,四两,为末,酒糊丸梧子大。每服 30 丸,空心盐汤下。治胞转不通,用沉香木香各二钱,为末,白汤空腹服之,以通为度。大肠虚闭,因汗多,津液耗调者,沉香一两。肉苁蓉酒浸焙两,各研末,以麻仁研制作糊,丸样子大,能见一百丸,蜜汤下。治痘疮黑陷,用沉香、檀香、乳香等分,热于盆内。抱儿于上熏之,即起。"

明代陈继儒的《偃曝谈馀》云:"占城奇南,出在一山。酋长禁民不得采取,犯者断其手。彼亦自贵重。《星槎胜览》作棋楠。潘赐使外国回,其王馈之我在志,则作奇蓝。"同时期卢之颐著《本草乘雅半偈》,在沉香条目下云:"西奇南香,原鰲同类,因树分牝牡,则阴阳形质,臭味情性,各各差别。"且载:"奇南一品,本草失载,后人仅施房术。"

清代张璐的《本经逢原》载:"沉香专于化气,诸气郁结不伸者宜之。温而不燥,行而不泄,扶脾达肾,摄火归原。主大肠虚秘,小便气淋,及痰涎血出于脾者,为之要药。"并说明了用药禁忌"气虚下陷人,不可多服"。

吴仪洛的《本草从新》曰:"沉香,宣,调气;重,暖胃。辛、苦,性温。诸木皆浮而沉香独沉,故能下气而坠痰涎。怒则气上,能平肝下气。能降亦能升,故能理诸气而调中……治心腹疼痛,噤口毒痢,症癖邪恶,冷风麻痹,气痢气淋,肌肤水肿,大肠虚闭。气虚下陷,阴亏火旺者,切勿沾唇。"表明沉香性温质重,长于理气、行气;并指出了沉香的使用宜忌。沉香由于质地品种不同而性味不同,"色黑沉水、油熟者良。香甜者性平,辛辣者性热。鹧鸪斑者名黄沉,如牛角黑者名角沉,咀之软、削之卷者名黄蜡沉,甚唯得。半沉者为煎香、栈香,勿用;鸡骨香虽沉而心空,并不堪用;不沉者为黄熟香"。其用法为"入汤剂,磨汁冲服,入丸、散,纸裹置怀中,待燥碾之。忌火"。

清代赵学敏的《本草纲目拾遗》记载飞沉香,"按《查浦辑闻》:海南人采香,夜宿香林下,望某树有光,即以斧斫之,记其处,晓乃伐取,必得美香。又见光从某树交某树,乃雌雄相感,亦斧痕记取之,得飞沉香,助用重大:此香能和阴阳二气,可升可降,外达皮毛,内入骨髓。益血明目,活络舒筋。《方奥志》:生黎居五指山,山在琼州山中,所产有沉香、青桂香、鸡骨香、马蹄栈香,同是一本,其本颇类椿及榉柳,叶似橘,花白,子若槟榔,大如桑椹,交州人谓之蜜香。欲取者先断其积年老根,经岁皮干朽烂,而木心与枝节不坏者,即香也。坚黑沉水者为沉香,细枝坚实不烂者为青桂,半沉半浮者为鸡骨,形如马蹄者为马蹄,粗者为栈香"。《本草纲目拾遗》记载了伽南香,又云:"伽南杂出海上诸……然以洋伽南为上,产占城者,剖之香甚轻微,然久而不减;产琼者名土伽南,状如油酥,剖之香特酷烈。"

《本草求原》曰:"沉香,禀受南方纯阳之气以生,兼得雨露之阴液。酝酿于朽木以结,故辛甘而苦,微温而不燥,行而不泄,体重沉木,故能降真气坠痰涎,怒则气上,能平肝气。气香扶脾故理诸气,调中气,开郁气,大肠虚秘、气痢、气淋、冷气、恶气皆治。用为使最相宜,上至天下至泉。色黑达肾,故摄火归命门,益精壮阳,凡心腹卒痛,上热下寒,气逆喘急,并酒磨服,除症癖噤口毒痢。"文中详细记载了沉香的药用价值。同时期的《本草纲目拾遗》记载了沉香的药用功效曰:"此香能和阴阳二气,可升可降,外达皮毛,内入骨髓,益血明目,活络舒筋。"

《本草求真》记载:"沉香专入命门,兼入脾。辛苦性温,体重色黑,落水不浮,故书载能下气坠痰;气香能散,故书载能入脾调中,补火、暖精、壮阳。是以心腹疼痛,噤口毒痢,癥癖邪恶,冷风麻痹,气痢气淋,冷字气字宜审。审其病因属虚属寒,俱可用此调治。盖此温而不燥,行而不泄,同藿香、香附,则治诸虚寒热,并妇女强忍入房,或过忍尿以致胞转不通;同丁香、肉桂,则治胃虚呃逆;同紫苏、白豆蔻,则治胃冷呕吐;同茯苓、人参,则治心神不足;同川椒、肉桂,则治命门火衰;同肉苁蓉、麻仁,则治大肠虚秘。古方四磨饮、沉香化气丸、滚痰丸用之,取其降泄也;沉香降气散用之,取其散结导气也;黑锡丸用之,取其纳气归元也。但降多升少,气虚下陷者,切忌。"该书全面总结了清代以前的本草学著作对沉香在药用功效方面的记载。

清代《琼山县志》曰:"沉香杂木也,儋崖海道居民桥梁皆如梅桂橘。"《崖州志》载:"引《粤东笔记》云,出北海者,生于交趾,聚于钦,谓之钦香……若渤泥、暹罗、真腊、占城、日本所,试水俱沉,而色黄味……南,杂出于海上诸山。"

民国时期的《东莞县志》云:"女儿香者其取意有二,一缘香纹秀嫩,如执女手之拳然,故以命名。美之二则香农以香为业,凡所开凿,其女儿先择其尤者藏之,亦以此得名。"又曰:"彭志云,按莞香至明代始重于世,诸书皆不究香树何-古蜜香树,唐名栈香树即莞之香树也,本出交趾,移植广管而于莞土尤宜。郝《通志》云,粤南老香诸山,并香林香州盛产异香,自东莞人种植而香山香林皆废……据张铁桥所说,越莞而如橘与……惟观诸书记述当时壳人亦讲求艺香之法。"亦载:"……闻前令时承旨购异香,大索不获至杖杀里役数人,一时艺香家尽薙其树以去,是尤物为祸亦不细。然则莞香至雍正初,盖一跌不复振……改良种植固在居民其赖良有司,护惜哉。"可知,由于官府的收购,购不到乃至杀人,至雍正初期莞香又大量减少,唯有部分居民对沉香进行改良种植。

归纳以上本草记载可以得出,在早期,沉香多作香用,而关于其所具有的药用价值则随着人们对沉香的认识加深才得到发挥。沉香的功效主要有行气调中、壮阳除痹、行气止痛、纳气平喘等。

第三节　沉香药典选辑

沉香在历代本草著作及地方中药志中均有记载,其名称、名称来源以及药用价值记载随着人们对其考究的不断深入而有所改变。

1.《中国药典》

【药名】沉香

【拼音名】Chenxiang

【英文名】AQUILARIAE LIGNUM RESINATUM

【来源】本品为瑞香科植物白木香 Aquilaria sinensis(Lour.)Gilg 含有树脂的木材。全年均可采收,割取含树脂的木材,除去不含树脂的部分,阴干。

【性状】本品呈不规则块、片状或盔帽状,有的为小碎块。表面凹凸不平,有刀痕,偶有孔洞,可见黑褐色树脂与黄白色木部相间的斑纹,孔洞及凹窝表面多呈朽木状。质较坚实,断面刺状。气芳香,味苦。

【鉴别】① 本品横切面:射线宽 1～2 列细胞,充满棕色树脂。导管圆多角形,直径42～128 μm,有的含棕色树脂。木纤维多角形,直径 20～45 μm,壁稍厚,木化。木间韧皮部扁长椭圆状或条带状,常与射线相交,细胞壁薄,非木化,内含棕色树脂;其间散有少数纤维,有的薄壁细胞含草酸钙柱晶。

② 取“浸出物”项下醇溶性浸出物,进行微量升华,得黄褐色油状物,香气浓郁;于油状物上加盐酸 1 滴与香草醛少量,再滴加乙醇 1～2 滴,渐显樱红色,放置后颜色加深。

③ 取本品粉末 0.5 g,加乙醚 30 mL,超声处理 60 分钟,滤过,滤液蒸干,残渣加三氯甲烷 2 mL 使溶解,作为供试品溶液。另取沉香对照药材 0.5 g,同法制成对照药材溶液。照薄层色谱法(通则 0502)试验,吸取上述两种溶液各 10 μl,分别点于同一硅胶 G 薄层板上,以三氯甲烷-乙醚(10∶1)为展开剂,展开,取出,晾干,在紫外光灯(365 nm)下检视。供试品色谱中,在与对照药材色谱相应的位置上,显相同颜色的荧光斑点。

【特征图谱】照高效液相色谱法测定,供试品特征图谱中应呈现 6 个特征峰,并应与对照药材参照物色谱峰中的 6 个特征峰相对应,其中峰 1(沉香四醇)应与对照品参照物峰保留时间相一致。

【浸出物】照醇溶性浸出物测定法项下的热浸法测定,用乙醇作溶剂,不得少于

10.0%。

【含量测定】照高效液相色谱法测定,本品按干燥品计算,含沉香四醇不得少于0.10%。

【炮制】除去枯废白木,劈成小块。用时捣碎或研成细粉。

【性味与归经】辛、苦,微温。归脾、胃、肾经。

【功能与主治】行气止痛,温中止呕,纳气平喘。用于胸腹胀闷疼痛,胃寒呕吐呃逆,肾虚气逆喘急。

【用法与用量】煎汤,1～5 g,后下。

【贮藏】密闭,置阴凉干燥处。

2.《中药大辞典》

【药名】沉香

【出处】《别录》

【拼音名】Chén Xiāng

【别名】蜜香(《南方草木状》),沉水香(《桂海虞衡志》)。

【来源】为瑞香科植物沉香或白木香的含有树脂的木材。国产沉香的采集:选择树干直径 30 cm 以上的大树,在距地面 1.5～2 m 处的树干上,用刀顺砍数刀,深约 3～4 cm,待其分泌树脂,经数年后,即可割取沉香。割取时造成的新伤口,仍可继续生成沉香。又法:在距离地面约 1 m 处的树干上,凿成深 3～6 cm,直径约 3～10 cm 的数个小口(俗称"开香门"),然后用泥土封好,待伤口附近的木质部分泌树脂,数年后生成沉香,即可割取。又枯死的白木香树,有时亦可觅得沉香,此香因年代较久,含脂量高,品质较好,但产量不多。采得沉香后,再用小刀剔除不含树脂的部分,晒干后即为成品。须贮藏于密闭的容器内,置阴凉干燥处,防止走油、干枯。

【原形态】

① 沉香

常绿乔木,高达 30 m。幼枝被绢状毛。叶互生,稍带革质,叶片椭圆状披针形、披针形或倒披针形,长 5.5～9 cm,先端渐尖,全缘,下面叶脉有时被亚绢状毛;具短柄,长约 3 mm。伞形花序;无梗,或有短的总花梗,被绢状毛;花白色,与小花梗等长或较短;花被钟形,5 裂,裂片卵形,长 0.7～1 cm,(花被管)喉部密被白色绒毛的鳞片 10 枚,外被绢状毛,内密被长柔毛,花冠管与花被裂片略等长;雄蕊 10,着生于花被管上,其中有 5 枚较长;子房上位,长卵形,密被柔毛,2 室,花柱极短,柱头大,扁球形。蒴果倒卵形,木质,扁压状,长 4.6～5.2 cm,密被灰白色绒毛,基部有略为木质的宿存花被。种子通常 1 颗,卵圆形,基部具有角状附属物,长约为种子的 2 倍。花期 3～4 月。果期 5～6 月。

野生或栽培于热带地区。我国台湾、广东、广西有栽培;国外分布于印度、印度尼西亚、越南、马来西亚。

② 白木香(《南越笔记》),又名:土沉香(《桂海虞衡志》),女儿香(《纲目拾遗》),牙香树、莞香、六麻树。

常绿乔木。树皮灰褐色,小枝和花序被柔毛。叶互生,革质,长卵形、倒卵形或椭圆形,长 6~12 cm,宽 2~4.5 cm,先端渐尖而钝,基部楔形,全缘,两面被疏毛,后渐脱落,光滑而亮;叶柄长约 5 mm,被柔毛。伞形花序顶生和腋生;总花梗被灰白色绒毛,小花梗长0.5~1.2 cm,被灰白色绒毛;花黄绿色,被绒毛;花被钟形,5 裂,矩圆形,长约 7 mm,宽约 4 mm,先端钝圆,花被管喉部有鳞片 10 枚,密被白色绒毛,长约 5 mm,基部连合成一环;雄蕊 10,花丝粗壮;子房卵形,密被绒毛。蒴果倒卵形,木质,扁压状,长 2.5~3 cm,密被灰白色毛,基部具稍带木质的宿存花被。种子棕黑色,卵形,长约 1 cm,先端渐尖,种子基部延长为角状附属物,红棕色,长达 2 cm,上部扩大。花期 3~5 月。果期 5~6 月。

生于平地、丘陵的疏林或荒山中,有少量栽培。分布于广东、广西、台湾。

【性状】

① 进口沉香

为植物沉香的含有树脂的木材,多呈盔帽形、棒状或片状,外形极不规则,长 7~20 cm,直径 1.5~6 cm。表面褐色,常有黑色与黄色交错的纹理,平滑光润。质坚实,沉重,难折断,用刀劈开,破开面呈灰褐色。能沉于水或半沉半浮。有特殊香气,味苦。燃烧时有油渗出,香气浓烈。

主产印度、马来西亚等地。

② 国产沉香

又名:海南沉香。为植物白木香的含有树脂的木材,多呈不规则块状或片状,长 3~15 cm,直径 3~6 cm。表面凹凸不平,有加工的刀痕。可见黑褐色的含树脂部分与黄色的木部相间,形成斑纹。其孔洞及凹窝的表面呈朽木状。质较轻,折断面刺状,棕色。大多不能沉水。有特殊香气,味苦。燃烧时有油渗出,发浓烟,香气浓烈。

主产海南,广西亦产。

沉香中油性足、体质重而性糯者,经精选加工后即为伽喃香。

【化学成分】沉香的丙酮提取物(40%~50%)经皂化后蒸馏,得挥发油 13%,中含苄基丙酮、对甲氧基苄基丙酮等,残渣中有氢化桂皮酸、对甲氧基氢化桂皮酸等。霉菌感染的沉香含沉香螺醇、沉香醇、二氢沉香呋喃、4-羟基二氢沉香呋喃、3,4-二羟基二氢沉香呋喃、去甲沉香呋喃酮;未感染的含硫、芹子烷、沉香醇等。

【炮制】刷净,劈成小块,用时捣碎或研成细粉。

【性味】辛苦,温。

①《别录》:"微温。"

②《海药本草》:"味苦,温,无毒。"

③《日华子本草》:"味辛,热,无毒。"

④《纲目》:"咀嚼香甜者性平,辛辣者性热。"

【归经】入肾、脾、胃经。

①《雷公炮制药性解》:"肾、命门二经。"

②《本草经疏》:"入足阳明、太阴、少阴,兼入手少阴、足厥阴经。"

③《药品化义》:"入肺、肾二经。"

④《本草经解》:"足少阳胆经、足厥阴肝经、手太阴肺经。"

【功能主治】降气温中,暖肾纳气。治气逆喘息,呕吐呃逆,脘腹胀痛,腰膝虚冷,大肠虚秘,小便气淋,男子精冷。

①《别录》："疗风水毒肿，去恶气。"

②《本草经集注》："疗恶核毒肿。"

③《海药本草》："主心腹痛、霍乱、中恶，清神，并宜酒煮服之；诸疮肿宜入膏用。"

④《日华子本草》："调中，补五脏，益精壮阳，暖腰膝，去邪气。止转筋、吐泻、冷气，破症癖，(治)冷风麻痹，骨节不任，湿风皮肤痒，心腹痛，气痢。"

⑤《珍珠囊》："补肾，又能去恶气，调中。"

⑥《纲目》："治上热下寒，气逆喘息，大肠虚闭，小便气淋，男子精冷。"

⑦《医林纂要》："坚肾，补命门，温中，燥脾湿，泻心，降逆气，凡一切不调之气皆能调之。并治噤口毒痢及邪恶冷风寒痹。"

⑧《本草再新》："治肝郁，降肝气，和脾胃，消湿气，利水开窍。"

【用法用量】内服：煎汤，0.5~1钱；磨汁或入丸、散。

【注意】阴亏火旺，气虚下陷者慎服。

①《本草经疏》："中气虚，气不归元者忌之；心经有实邪者忌之；非命门真火衰者，不宜入下焦药用。"

②《本草汇言》："阴虚气逆上者切忌。"

③《本经逢原》："气虚下陷人，不可多服。"

④《本草从新》："阴亏火旺者，切勿沾唇。"

【附方】① 治胸膈痞塞，心腹胀满，喘促短气，干哕烦满，脚气上冲：香附(炒，去毛)四百两，沉香十八两半，缩砂仁四十八两，甘草(燻)一百二十两。上为细末。每服一钱，入盐少许，沸汤点服，空心食。(《局方》沉香降气丸)

② 治阴虚肾气不归原：沉香磨汁数分，以麦门冬、怀熟地各三钱，茯苓、山药、山茱萸肉各二钱，牡丹皮、泽泻、广陈皮各一钱。水煎，和沉香汁服。(《本草汇言》)

③ 治脾肾久虚，水饮停积，上乘肺经，咳嗽短气，腹胁胀，小便不利：沉香一钱，乌药三钱，茯苓、陈皮、泽泻、香附子各半两，麝香半钱。上为细末，炼蜜和丸如梧子大。每服二三十丸，熟水下。(《鸡峰普济方》沉香丸)

④ 治七情伤感，上气喘息，妨闷不食：人参、槟榔、沉香、天台乌药，上各浓磨，水和作七分盏，煎三、五沸，放温服。或下养正丹尤佳。(《济生方》四磨汤)

⑤ 治胸中痰热，积年痰火，无血者：半夏曲八两(用姜汁一小杯、竹沥一大盏制)，黄连二两(姜汁炒)，木香一两，沉香二两。为细末，甘草汤泛为丸。空心淡姜汤下二钱。(《张氏医通》沉香化痰丸)

⑥ 治伤寒虚痞，气逆呕吐：沉香(锉)一两，青橘皮、陈橘皮(并汤浸去白，焙)、胡椒、蘹香子(炒)、楝实(锉，炒)、荜澄茄(炒)各半两。上七味，粗捣筛。每服二钱匕，水半盏，酒半盏，入葱白一握，煎至半盏，去滓热服。(《圣济总录》沉香丸)

⑦ 治胃冷久呃：沉香、紫苏、白豆蔻各一钱。为末。每服五、七分，柿蒂汤下。(《活人心统》)

⑧ 治大肠气滞，虚闭不行：沉香磨汁八分，以当归、枳壳、杏仁泥、肉苁蓉各三钱，紫菀一两，水煎，和沉香汁服。(《方脉正宗》)

⑨ 治胞转不通，或过忍小便所致，当治其气则愈，非利药可通也：沉香、木香各二钱。为末。白汤空腹服之，以通为度。(《医垒元戎》)

【各家论述】①《雷公炮制药性解》："沉香属阳而性沉，多功于下部，命肾之所由入也。

然香剂多燥,未免伤血,必下焦虚寒者宜之。若水脏衰微,相火盛炎者,误用则水益枯而火益烈,祸无极矣。今多以为平和之剂,无损于人,辄用以化气,其不祸人者几希。"

②《药品化义》:"沉香,纯阳而升,体重而沉,味辛走散,气雄横行,故有通天彻地之功,治胸背四肢诸痛及皮肤作痒。且香能温养脏腑,保和卫气。若寒湿滞于下部,以此佐舒经药,善驱逐邪气;若跌扑损伤,以此佐和血药,能散瘀定痛;若怪异诸病,以此佐攻痰药,能降气安神。总之,疏通经络,血随气行,痰随气转,凡属痛痒,无不悉愈。"

③《本草新编》:"沉香,温肾而又通心,用黄连、肉桂以交心肾者,不若用沉香更为省事,一药而两用之也。但用之以交心肾,须用之一钱为妙,不必水磨,切片为末,调入于心肾补药中同服可也。"

④《本经逢原》:"沉水香专于化气,诸气郁结不伸者宜之。温而不燥,行而不泄,扶脾达肾,摄火归原。主大肠虚秘,小便气淋,及痰涎血出于脾者,为之要药。凡心腹卒痛、霍乱中恶、气逆喘急者,并宜酒磨服之;补命门精冷,宜入丸剂。同藿香、香附,治诸虚寒热;同丁香、肉桂,治胃虚呃逆;同紫苏、白豆蔻,治胃冷呕吐;同茯苓、人参,治心神不足;同川椒、肉桂,治命门火衰;同广木香、香附,治强忍入房,或过忍尿,以致胞转不通;同苁蓉、麻仁,治大肠虚秘。昔人四磨饮、沉香化气丸、滚痰丸用之,取其降泄也;沉香降气散用之,取其散结导气也;黑锡丸用之,取其纳气归元也。但多降少升,久服每致矢气无度,面黄少食,虚证百出矣。"

3.《中华本草》

【药名】沉香

【出处】出自《名医别录》。

《南方草木状》:蜜香、沉香、鸡骨香、黄熟香、栈香、青桂香、马蹄香、鸡舌香,案此八物,同出于一树也。交趾有蜜香树,干似柜柳,其花白而繁,其叶如橘。欲取香,伐之经年,其根、干、枝、节,各有别色也。木心与节坚黑,沉水者为沉香;与水面平者为鸡骨香;其根为黄熟香;其干为栈香;细枝紧实未烂者,为青桂香;其根节轻而大者,为马蹄香;其花不香,成实乃香,为鸡舌香。珍异之木也。

【拼音名】Chén Xiāng

【英文名】Chinese Eaglewood,Wood of Chinese Eaglewood

【别名】蜜香、栈香、沉水香。

【来源】药材基源:为瑞香科植物沉香、白木香含树脂的木材。

拉丁植物动物矿物名:① Aquilaria agallocha(Lour.)Roxb. ② Aquilaria sinensis(Lour.)Gilg[Ophispermum sinense Lour.;A. grandiflora Benth.]

【采收和储藏】全年可采收,种植10年以上,树高10 m、胸径15 cm以上者取香质量较好。结香的方法有:在树干上,凿一至多个宽2 cm、长5~10 cm、深5~10 cm的长方形或圆形洞,用泥土封闭,让其结香;在树干的同一侧,从上到下每隔40~50 cm开一宽为1 cm、长和深度均为树干径1/2的洞,用特别的菌种塞满小洞后,用塑料薄膜包扎封口。当上下伤口都结香而相连接时,整株砍下采香。将采下的香,用刀剔除无脂及腐烂部分,阴干。

【原形态】① 沉香

常绿乔木,高达30 m。幼枝被绢状毛。叶互生,稍带革质;具短柄,长约3 mm;叶片椭圆状披针形、披针形或倒披针形,长 5.5～9 cm,先端渐尖,全缘,下面叶脉有时被亚绢状毛。伞形花序,无梗,或有短的总花梗,被绢状毛;花白色,与小花梗等长或较短;花被钟形,5 裂,裂片卵形,长 0.7～1 cm,喉部密被白色绒毛的鳞片 10 枚,外被绢状毛,内密被长柔毛,花冠管与花被裂片略等长;雄蕊 10,着生于花被管上,其中有 5 枚较长;子房上位,长卵形,密被柔毛,2 室,花柱极短,柱头扁球形。蒴果倒卵形,木质,扁压状,长 4.6～5.2 cm,密被灰白色绒毛,基部有略为木质的宿存花被。种子通常 1 颗,卵圆形,基部具有角状附属物,长约为种子的 2 倍。花期 3～4 月,果期 5～6 月。

② 白木香,常绿乔木,植株高达 15 m。树皮灰褐色;小枝叶柄及花序均被柔毛或夹白色绒毛。叶互生;叶柄长约 5 mm;叶片革质,长卵形、倒卵形或椭圆形,长 6～12 cm,宽 2～4.5 cm,先端渐尖,基部楔形,全缘,两面被疏毛,后渐脱落,光滑而亮。伞形花序顶生和腋生;小花梗长 0.5～1.2 cm;花黄绿色,被绒毛;花被钟形,5 裂,矩圆形,长约 7 mm,宽约 4 mm,先端钝圆,花被管喉部有鳞片 10 枚,密被白色绒毛,长约 5 mm,基部连合成一环;雄蕊 10,花丝粗壮;子房卵形,密被绒毛。蒴果倒卵形,木质,扁压状,长 2.5～3 cm,密被灰白色毛,基部具稍带木质的宿存花被。种子黑棕色,卵形,长约 1 cm,先端渐尖,种子基部延长为角状附属物,红棕色,长达 2 cm,上部扩大。花期 3～5 月,果期 5～6 月。

【生境分布】生态环境:① 野生或栽培于热带地区。

② 生于平地、丘陵的疏林或荒山中,有少量栽培。

资源分布:① 国外分布于印度、印度尼西亚、越南、马来西亚等国。我国热带地区有引种。

② 分布于福建、台湾、广东、海南、广西。

【栽培】生物学特性:喜温暖湿润气候,耐短期霜冻,耐旱。幼龄树耐阴,成龄树喜光,对土壤的适应性较广,可在红壤土或山地黄壤土中生长,在富含腐殖质、土层深厚的壤土上生长较快,但结香不多。在瘠薄的土壤中生长缓慢,长势差,但利于结香。

栽培技术:用种子繁殖,育苗移栽法。在秋季果熟期,采摘 1 hm² 用种量 75 kg。幼苗经培育 1 年,苗高 50～80 cm,按行株距 2 m×1.5 m 挖穴移栽定植。

田间管理:幼龄树期每年除草松土 4～5 次,并于 2～3 月和 10～11 月各追肥 1 次,以追施人畜粪水和复合肥为主。成龄树施肥量适当增加。

病虫害防治:虫害有卷叶蛾,每年夏、秋间幼虫吐丝将叶片卷起,在内蛀食叶肉。卷叶前用 25% 杀虫脒水剂 500 倍液喷雾。

【性状】性状鉴别:① 沉香本品呈不规则的棒状、片状或盔帽状。表面褐色,常有黑色、黄色交错的纹理,稍具光泽。入水下沉、半沉水或浮水。质坚实,难折断,破开面灰褐色。有特殊香气,味苦。燃烧时有油渗出,香气较白木香浓烈。

② 白木香本品呈不规则块状、片状及小碎块状,有的呈盔帽状,大小不一。表面凹凸不平,淡黄白色,有黑褐色与黄色相间的斑纹,并有加工刀痕,偶见孔洞,孔洞及凹窝表面多呈朽木状。质较坚硬,不易折断,断面呈刺状,棕色,有特殊香气,味苦。燃烧时有油渗出,发浓烟,香气浓烈。以色黑、质重、油足、香气浓者为佳。

显微鉴别:白木香横切面:导管近多角形,有的含棕色树脂。木纤维壁稍厚,木化。木间韧皮部常与射线相交,呈扁长椭圆形或带状,细胞壁薄,非木化,腔内充满棕色树脂,其间散有少数纤维,有的薄壁细胞含草酸钙柱晶。射线宽 1～2 列细胞,内含树脂。

【化学成分】① 沉香含挥发油,其中倍半萜成分有:沉香螺醇(agarospirol)、沉香醇(agarol)、石梓呋喃(gmelo-furan)、a-及β-沉香呋喃(agarofuran)、二氢沉香呋喃(dihydroagarofuran)、去甲沉香呋喃酮(nor-ketoagarofuran)、4-羟基二氧沉香呋喃(4-hydroxydihydroagarofuran)、3,4-二羟基二氧沉香呋喃(3,4-dihydroxydihydroagarofuran)、a-愈创木烯(a-guaiene)、a-布藜烯(a-bulnesene)、枯树醇(kusunol)、卡拉酮(karanone)、二氢卡拉酮(dihydrokaranone)、沉香螺醇醛(oxoagarospirol)、1(10),11-愈创木二烯-15-醛【guaia-1(10),11-dien-15-al】,3,11-芹子二烯-9-酮(seline-3,11-dien-9-one),3,11-芹子二烯-9-醇(seline-3,11-dien-9-ol),沉香雅槛蓝醇(jinkoheremol)等。还含其他挥发成分:苄基丙酮(benzylacetone),对甲氧基苄基丙酮(P-methoxybenzylacetone),氢化桂皮酸(hydrocinnamic acid)等;又含沉香木质素(aquillochin),鹅掌揪碱(liriodenine)。另含2-(2-苯乙基)色酮类【2-(2-phenylethyl)chromone】及其二聚体、三聚体,成分:AH1、AH1a、AH2、AH2a、Ah2b、AH3、AH4、AH5、AH6、AH7、AH8、AH9、A10、AH11、AH12、AH13、AH14、AH15、AH16、AH17、AH18、AH19b、AH19b、AH20、AH23。其中 AH1 又称为沉香四醇(agarotetrol),AH2 又称为异沉香四醇(isoagarotetrol)。

② 白木香含挥发油,其中倍半萜成分:沉香螺醇,白木香酸(baimuxinic acid)、白木香醛(baimuxinal)、白木香醇(baimu-xinol)、去氢白木香醇(dehydrobaimuxinol)、白木香呋喃醛(sinenofuranal)、白木香呋喃醇(ainenofuranol)、β-沉香呋喃、二氢卡拉酮、异白木香醇(isobaimuxinol)。还含其他挥发成分:苄基丙酮、对甲氧基苄基丙酮、茴香酸(anisic acid)。又含2-(2-苯乙基)色酮类成分:6-羟基-2-(2-苯乙基)色酮【6-hydroxy-2-(2-phenylethyl)chromone】即是 AH3,6-甲氧基-2-(2-苯乙基)色酮【6-methoxy-2-(2-phenylethyl)chromone】即是 AH4,6,7-二甲氧基-2-(2-苯乙基)色酮【6,7-dimethoxy-2-(2-phenylethyl)chromone】即是 AH5,6-甲氧基-2-【2-(3'-甲氧基苯)乙基】色酮{6-methoxyl-2-【2-(3'-methoxyphenyl)ethyl】chromone}即是 AHb1,2-(2-苯乙基)色酮【2-(2-phenylethyl)chromone】即是 AH8,6-羟基-2-【2-(4'-甲氧基苯)乙基】色酮{6-hydroxy-2-【2-(4'-methoxyphenyl)ethyl】ethyl】chromone},5,8-二羟基-2-(2-对甲氧基苯乙基)色酮{5,8-dihydroxy-2-【2-(p-methoxyphenyl)ethyl】chromone},6,7-二甲氧基-2-(2-对甲氧基苯乙基)色酮{6,7-dimethoxy-2-【2-(p-methoxyphenyl)ethyl】chromone},5,8-二羟基-2-(2-苯乙基)色酮【5,8-dihydroxy-2-(2-phenylethyl)chromone】。

【药理作用】① 国产沉香煎剂对人型结核杆菌有完全抑制作用;对伤寒杆菌及福氏杆菌,亦有强烈的抗菌效能。

② 本品挥发油成分有麻醉、止痛、肌松作用。

③ 尚有镇静、止喘作用:沉香的水煮液和水煮醇沉液能抑制离体豚鼠回肠的自主收缩;对抗组胺、乙酰胆碱引起的豚鼠离体回肠痉挛性收缩。小鼠腹腔注射沉香水煮醇沉液 0.2 mL(2 g 生药/mL),能使新斯的明(腹腔注射 0.1 mL 相当 2.5×10(-8)g/mL)引起的小鼠肠推进运动减慢,呈现肠平滑肌解痉作用;可使麻醉猫注射乙酰胆碱后肠管收缩幅度减少、蠕动减慢,这些作用可能是沉香对平滑肌的直接作用。

【炮制】刷净,劈成小块,用时捣碎或研成细粉。

【性味】辛;苦;温

【归经】肾,脾,胃,命门,肺,胆,肝经

【功能主治】行气止痛,温中降逆,纳气平喘。主脘腹冷痛,气逆员息,胃寒呕吐呃逆,腰膝虚冷,大肠虚秘,小便气淋。

【用法用量】内服:煎汤,2～5 g,后下;研末,0.5～1 g;或磨汁服。

【注意】①《本草经疏》:中气虚,气不归元者忌之;心经有实邪者忌之;非命门真火衰者,不宜入下焦药用。

②《本草汇言》:阴虚气逆上者切忌。

③《本经逢原》:气虚下陷人,不可多服。

④《本草从新》:阴亏火旺者,切勿沾唇。

【各家论述】

① 李杲:沉香,能养诸气,用为使,最相宜。

②《雷公炮制药性解》:沉香属阳而性沉,多功于下部,命肾之所由入也。然香剂多燥,未免伤血,必下焦虚寒者宜之。若水脏衰微,相火盛炎者,误用则水益枯而火益烈,祸无极矣。今多以为平和之剂,无损于人,辄用以化气,其不祸人者几希。

③《本草经疏》:沉香,气芬芳,《本经》疗风水毒肿者,即风毒水肿也。水肿者,脾湿也,脾恶湿而喜燥,辛香入脾而燥湿,则水肿自消。凡邪恶气之中人,必从口鼻而入,口鼻为阳明之窍,阳明虚则恶气易入,得芬芳清阳之气,则恶气除而脾胃安矣。沉香治冷气、逆气,气郁气结,殊为要药。

④《本草通玄》:沉香,温而不燥,行而不泄,扶脾而运行不倦,达肾而导火归元,有降气之功,无破气之害,洵为良品。

⑤《药品化义》:沉香,纯阳而升,体重而沉,味辛走散,气雄横行,故有通天彻地之功,治胸背四肢诸痈及皮肤作痒。且香能温养脏腑,保和卫气。若寒湿滞于下部,以此佐舒经药,善驱逐邪气;若跌扑损伤,以此佐和血药,能散瘀定痛;若怪异诸病,以此佐攻痰药,能降气安神。总之,疏通经络,血随气行,痰随气转,几属痛痒,无不悉愈。

⑥《本草述》:按诸香如木香之专调滞气,丁香之专疗寒气,檀香之升理上焦气,皆不得如沉香之功能,言其养诸气,保和卫气,降真气也。木香能疏导滞气,而沉之宜于气郁气结者,则有不同;木香能升降滞气,而沉之能升降真气者,则有不同;丁香能祛寒开胃,而沉之调中止冷者,则有不同;檀香能开发清阳,而沉之升降水火者,则有不同。

⑦《本草新编》:沉香,温肾而又通心,用黄连、肉桂以交心肾者,不若用沉香更为省事,一药而两用之也。但用之以交心肾,须用之一钱为妙,不必水磨,切片为末,调入于心肾补药中同服可也。

⑧《本经逢原》:沉水香专于化气,诸气郁结不伸者宜之。温而不燥,行而不泄,扶脾达肾,摄火归原。主大肠虚秘,小便气淋,及痰涎血出于脾者,为之要药。凡心腹卒痛、霍乱中恶、气逆喘急者,并宜酒磨服之;外命门精冷,宜入丸剂。同藿香、香附,治诸虚寒热;同丁香、肉桂,治胃虚呃逆;同紫苏、白豆蔻,治胃冷呕吐;同茯苓、人参,治心神不足;同川椒、肉桂,治命门火衰;同广木香、香附,治强忍入房,或过忍尿,以致胞转不通;同苁蓉、麻仁,治大肠虚秘。昔人四磨饮、沉香化气丸、滚痰丸用之,取其降泄也;沉香降气散用之,取其散结导气也;黑锡丸用之,取其纳气归元也。但多降少升,久服每致矢气无度,面黄少食,虚证百出矣。

第二部分

沉香医案实录

案一　国医大师何任治疗腹痛便溏医案

王某,男,29岁。

腹痛、便溏泻,已10余年。多则日行4～5次,少则3次,晨间更甚。曾日晡掌蹠发热及盗汗。西医诊断为过敏性结肠炎。以抗生素治疗多日未效。白细胞减少,脉濡苔滑,神疲倦怠。以固涩为治。

处方:党参、沉香、苍术、白术各9g,赤石脂、石莲肉、山药各15g,伏龙肝、薏苡仁各12g,藿梗6g。5剂后便溏次数减少,再循原意去藿梗、薏苡仁,赤石脂减为12g,加破故纸12g,马齿苋15g,黄连4.5g,炮姜3g,广木香6g,伏龙肝增为30g,沉香增为12g,苍术增为15g,白术增为15g。另配桂附八味丸240g,每次9g,每日2次,续服7剂告愈。

医案出处:张介眉,严骏.用药如用兵论今释(十一)[J].湖北中医杂志,2003(11):36-37.

案二　国医大师何任治疗胰腺炎医案

金某某,男,42岁,干部。

初诊:1970年11月16日。本年7月底,曾患急性胰腺炎,初感脘腹剧痛,近来腹痛时作,并见荨麻疹,纳呆,厌油腻,口略苦,四肢无力。舌苔白厚,脉滞。以疏理健脾胃为治。

处方:党参9g,苍、白术各6g,蒲公英15g,佩兰6g,薏米仁12g,冬瓜子12g,藿香6g,赤、白苓各9g,沉香曲9g,乌药4.5g,保和丸(包煎)12g,5剂。

二诊:12月21日。脘部疼痛瘥减,大便基本正常。苔较前薄,脉长,仍宗原意。

处方:蒲公英30g,薏米仁12g,太子参12g,冬瓜子12g,苍、白术各6g,沉香曲9g,郁金6g,赤、白苓各12g,制香附4.5g,藿香4.5g,台乌药6g,保和丸(包煎)12g,5剂。

三诊:12月29日。因饮食不节及未能及时休息,偶有大便溏泄,脘痛隐然,纳一般,苔较净,噫嗳尚多,以疏健并进。

处方:潞党参12g,云茯苓12g,薏米仁12克,苍、白术各9g,鸡内金12g,沉香曲9g,广木香4.5g,台乌药6g,蒲公英30g,佩兰6g,砂仁、叩仁各2.4g,越鞠丸(包煎)12g,5剂。

四诊:1971年1月14日。纳尚欠展,厌进油腻,大便偶见溏泄,腹痛隐隐,噫嗳不多,以疏化健理之。

处方:佩兰9g,冬瓜子12g,沉香曲9g,元胡6g,焦山楂9g,神曲9g,蒲公英30g,广木香4.5g,焦麦芽12g,潞党参12g,砂仁、叩仁各2.4g,5剂。

五诊:1月23日。腹痛瘥减,纳欠展,苔微黄,脉微涩。原方加减。蒲公英30g,焦山楂9g,台乌药9g,党参9g,新会陈皮4.5g,炒延胡9g,炒白芍9g,佩兰6g,范志曲12g,炒焦谷、麦芽各12g,5剂。

六诊:1月31日。纳食较前开展,面色微苍,苔根尚黄腻,脉转平,以健理脾胃为主。

处方:党参12g,台乌药9g,炒白术9g,建曲15g,佩兰9g,查肉9g,鸡内金12g,川楝子9g,炒焦谷、麦芽各12g,5剂。

七诊:2月8日。面色略有好转,苔较净,大便成形,唯进油腻尚欠舒,以健脾和胃为续。

党参 12 g,甘草 6 g,姜半夏 6 g,元胡 6 g,白芍 9 g,川楝子 9 g,制香附 9 g,台乌药 9 g,沉香曲 9 g,干姜 3 g,黄连 3 g,藿香 3 g,建曲 15 g,香砂养胃丸(包煎)18 g,5 剂。

八诊:2 月 14 日。脉象,苔色较稳定,原意再续,以善其后。党参 12 g,甘草 6 g,姜半夏 9 g,元胡 6 g,白芍 9 g,查肉 12 g,制香附 9 g,台乌药 9 g,干姜 4.5 g,藿香 6 g,沉香曲 12 g,鸡内金 12 g,黄连 3 g,香砂养胃丸(分吞)18 g,5 剂。

医案出处:《何任医案》选[J].浙江中医学院学报,1978(3):64-65.

案三 国医大师何任治疗胃下垂医案

尉某某,女,36 岁。

初诊:1971 年 8 月 25 日。夙病胃下垂,4 年来四肢经常抖动不已,近 3 个月伴有游走性肢体疼痛,苔腻,脉浮弦。先予祛风和营通络兼补中气。处方:当归二钱,木瓜二钱,牛膝二钱,桂枝钱半,威灵仙二钱,白术二钱,川芎一钱,丝瓜络三钱,天虫三钱,地龙三钱,羌、独活各钱半,补中益气丸包煎五钱,4 剂。

二诊:8 月 30 日。服上方后,肢体疼痛减轻,抖动亦见好转,腻苔渐化,唯胃脘有胀痛感,仍续原意兼疏通。黄芪四钱,炒白芍三钱,桑枝三钱,地龙二钱,炒天虫三钱,威灵仙四钱,川楝子三钱,沉香曲四钱,延胡三钱,土炒白术三钱,3 剂。

三诊:9 月 3 日。其后,四肢抖动停作,胃脘部亦舒,原方加减。黄芪四钱,炒白芍三钱,桑枝三钱,地龙三钱,炒天虫三钱,威灵仙四钱,白术三钱,沉香曲四钱,当归三钱,延胡二钱,川楝子三钱,5 剂。

医案出处:《何任医案》选[J].浙江中医学院学报,1978(3):64-65.

案四 国医大师王琦治疗前列腺增生症医案

王某,男,81 岁。

2009 年 2 月 8 日初诊:诉患前列腺增生症 10 年,平素有排尿困难、尿无力、尿等待等症,夜尿频多。舌淡暗,苔薄,脉细涩。证属瘀血阻络,治以活血通络,软坚消症。予自拟前列舒通汤,方含《金匮要略》桂枝茯苓丸、水蛭、莪术、泽兰、乌药等品,活血化瘀,缓消症积,加减与之,以观进退。

处方:川桂枝 12 g,茯苓 15 g,牡丹皮 10 g,赤芍 10 g,桃仁 10 g,莪术 20 g,三棱 10 g,昆布 20 g,海藻 20 g,炙水蛭 6 g,泽兰叶 15 g,乌药 20 g。21 剂,水煎服。

2009 年 3 月 2 日二诊:药后排尿困难、尿无力、尿等待等症均有所好转,但夜尿仍频。考虑患者年事已高,原方基础上加益气通络之品。

处方:上方加生黄芪 30 g,炮山甲 10 g,地鳖虫 10 g,川牛膝 15 g,鸡内金 10 g。21 剂,水煎服。

2009 年 3 月 23 日三诊:服药后夜尿由 3~4 次减为 1~2 次,排尿困难等症进一步改善,继以原方加减。

处方:上方减三棱、昆布、海藻,加地龙 10 g、川芎 20 g。21 剂,水煎服。同时单用琥珀粉 3 g,沉香末 3 g,以蜂蜜调服。

医案出处:李英帅,倪诚,王济,等.第六讲 关于"前列舒通汤"治疗前列腺增生症医案的探讨[J].中医药通报,2012,11(6):5-15.

案五 国医大师任继学治疗哮喘医案

李某,男,9岁。

2003年3月9日初诊:患儿1月前因感冒、咳嗽,予以青霉素注射液静滴后,感冒已愈,继而出现咳喘,伴有痰鸣,胸闷闭塞,经多方治疗未见明显好转。近日发作频繁,甚则整日不止,自觉乏力,气促,伴有咳嗽,呼吸困难,胸闷,活动后加剧。诊见:面色隐青、泛红,唇青紫,咽部微红,胸廓正常,呼吸急促,吸气困难较明显,喉间有痰鸣声,心脏(一),四肢无浮,舌质淡红、少苔,脉弦滑。中医诊断:咳喘。证属痰气郁闭,气不摄纳。

处方:川芎、青皮、紫菀、钟乳石、生石膏各5 g,射干、艾叶、百药煎、石韦、沉香、苦杏仁各3 g,醋麻黄2 g。水煎服,每天1次。喘可治1支,每天1次。

3月15日二诊:药后自觉喘息好转,胸闷缓,口唇青紫轻,痰鸣声减,咽红赤,舌淡红、苔少,脉沉弦而滑,继用前法。

处方:川芎、射干、艾叶、沉香、苦杏仁、钟乳石、百药煎各3 g,醋麻黄2 g,生石膏、青皮、款冬花各5 g。水煎服,每天1剂。

3月22日三诊:药后咳喘好转,气促基本平息。昨日鼻出血,已止。自觉喉中似有痰,颜面萎黄隐青,舌淡红、少苔,脉沉弱无力。治以利肺养阴宁血。

处方:川贝母、天冬、金荞麦、青皮、钟乳石、生地黄各5 g,生石膏、麦冬各10 g,醋麻黄2 g,艾叶、百药煎、柿霜(冲)各3 g。水煎服。每天1剂。

3月29日四诊:药后已无不适,活动后易出汗,咽淡红,舌质淡红、少苔,脉沉弦无力。伏邪已祛,肺气通利。

处方:黄芪、沙参各5 g,山茱萸10 g,川芎、青皮、西洋参、钟乳石各3 g,紫衣胡桃(打)1枚。水煎服,每天1剂。以益气养阴固肾善其后。

按:本例患儿感冒后,依赖抗生素治疗,致寒遏太过,苦寒之品损伤肺胃,致邪气内伏而不得透发之故。感冒似愈,实未愈,而邪气伏留,迁延日久,进而损伤肾气。本病的特点为标实本虚,实中夹虚。方从麻杏石甘汤之意治其标,复气之开降,兼祛其夙根,后以补益疏导之法固其本。方中醋浸麻黄去其发汗之力以宣肺,行气之中有敛气之力,使经络得通,里邪外达。苦杏仁降肺气,佐麻黄宣降肺气,气机升降相因,咳喘得平。石膏辛甘大寒,清泄肺经郁热。沉香、钟乳石纳气归元,开中有合,有宣有敛,使肺气宣而不散。百药煎、石韦、射干等清肺化痰,艾叶入肺、脾、肾三经,温通三经,川芎引药上行;又入血分,佐以青皮行气化滞,掘其伏痰夙根,以复肺体之清肃。后以黄芪、山茱萸、西洋参、胡桃、沙参等益气养阴补肾以固其本,咳喘遂平。

医案出处:黄燕,缪晓路.任继学教授验案1则[J].新中医,2003(11):51.

案六 省名老中医顾中欣治疗胃脘痛医案

某某,男,76岁。

患者素有胃脘痛病史10余年,经常反复发作。近1个月来自觉吞咽受阻,且日趋加重,只能进食半流质,伴咳嗽气喘痰多。摄胸片显示:慢性支气管炎伴感染。胃镜检查:食道中段见一范围约2.5 cm×3 cm的黏膜下隆起。外院行超声胃镜检查显示:食管平滑肌瘤。患者因年事已高,又惧怕手术和内镜下治疗,故延请顾中欣老中医诊治。刻诊:精神萎靡,面色欠华,形体消瘦,端坐呼吸,张口抬肩动辄咳喘加剧,胸膈痞闷。舌紫暗、苔白腻,脉细涩,此乃痰血互结、胸膈血行受阻为患。清代徐灵胎评《临证指南医案·噎膈》说:"噎膈之证,必有瘀血、顽痰、逆气阻隔胃气。"治宜逐瘀化痰,软坚消积,并配合抗菌药、抗感染治疗。

处方:绞股蓝50 g,水蛭粉(吞)、川芎、生南星(先煎)、石菖蒲、苏子、枳壳、枳实、生鸡内金各10 g,炮山甲5 g,生黄芪、沉香曲、丹参、百部各15 g,代赭石(先煎)、生牡蛎(先煎)各30 g。水煎服,每日1剂,分2次服。

10天后患者自觉症状减轻,咳喘已平,痰量减少,进食稍顺,停用抗菌药。处方:原方去苏子、百部,加海藻15 g,大贝母10 g。

治疗1周后出院带药,门诊继续治疗8周。患者咳喘均未再发作,除进食较硬食物时稍有梗阻感,其他自觉症状均已消失。

半年后复查胃镜:食道中段见一范围约1.0 cm×1.2 cm的黏膜下隆起。

医案出处:葛勤,李雪峰.顾中欣治疗食管平滑肌瘤验案1则[J].中国民间疗法,2017,25(9):3

案七　省名老中医沈凤阁治疗腹胀医案

顾某,女,32岁。

患者脘腹部胀痛,嗳气,右胁下、左肩背痛。近期胃镜查见:胆汁反流性胃炎,出血糜烂性胃炎;B超查见胆囊壁粗糙。舌苔薄白微腻,脉濡。沈老诊断为湿浊内阻,胃气不和,胆腑失疏。治拟化湿和胃,佐以疏胆。

处方:方用藿朴夏苓汤加减:藿佩梗各15 g,川朴花8 g,法半夏10 g,猪茯苓各12 g,沉香片6 g(后入),醋柴胡6 g,炒枳壳6 g,炒赤白芍各10 g,生甘草4 g,煨木香6 g,蒲公英12 g,炒延胡10 g,炙鸡内金10 g,炒谷麦芽各12 g,炒楂曲各12 g,每日一剂,连服7剂。

二诊:服药后脘部胀痛、嗳气均明显减轻,唯右胁下、肩背仍有痛感,便纳正常,寐可,苔薄白微腻,化而未净,脉濡。治拟前法出入。

方用:醋柴胡6 g,炒枳壳6 g,炒赤、白芍各10 g,生甘草5 g,蒲公英12 g,煨木香6 g,虎杖12 g,藿、佩、梗各15 g,川朴花8 g,法半夏10 g,猪茯苓各12 g,沉香片6 g(后入),青陈皮各6 g,炙鸡内金10 g,每日一剂,共服14剂,以巩固疗效。

医案出处:唐伟华.沈凤阁老教授验案3则[J].光明中医,2008(8):1190-1191.

案八　省名老中医沈继泽治疗噎膈医案

刘某,男,49岁。

1998年1月4日初诊。病历3月余,手术治疗20天,诊断为食道下端癌。刻诊形瘦而萎黄,只能进半流质饮食,纳馒头类食物噎膈较著,甚则呕吐痰涎,嗳气不畅,舌淡有紫斑,苔薄腻水滑,右颈淋巴结肿大,触之3枚大小不等,便解尚可。证属中阳不足,痰饮内停,胃气上逆,治以温中降逆化饮为主。

处方:淡吴萸6 g,沉香片7 g,干姜8 g,炙甘草3 g,法半夏、茯苓各15 g,桂枝、炙鸡内金、炒白术、党参、川朴、枳实各10 g,炙蜈蚣8条。

复诊:7剂后,纳食梗阻1周仅出现一次,余尚可,前方改茯苓20 g,干姜10 g,法半夏20 g,沉香8 g,继进7剂,噎膈逐渐减轻,偶有痰涎呕出,上方改法半夏、茯苓各25 g,沉香10 g,干姜12 g,又进7剂后,纳食未噎,嗳气亦畅,原方改茯苓、法半夏各30 g,干姜18 g,加赤、白芍各10 g,麦冬5 g,再进7剂。

药后能吃米饭,右颈部淋巴结触之仅剩1枚,约黄豆大。

后以前方为基本方随症加减,病情逐渐好转。

医案出处:严敏,赵文斌.经方加味治疗肿瘤验案4则[J].陕西中医,2000(1):24-25.

案九　省名老中医沈继泽治疗肿瘤医案

刘某,男,49岁。

1998年1月4日初诊。病历3月余,手术治疗20天,诊断为食道下端癌。刻诊形瘦而萎黄,只能进半流质饮食,纳馒头类食物噎膈较著,甚则呕吐痰涎,嗳气不畅,舌淡有紫斑,苔薄腻水滑,右颈淋巴结肿大,触之3枚大小不等,便解尚可。证属中阳不足,痰饮内停,胃气上逆,治以温中降逆化饮为主。

处方:淡吴萸6 g,沉香片7 g,干姜8 g,炙甘草3 g,法半夏、茯苓各15 g,桂枝、炙鸡内金、炒白术、党参、川朴、枳实各10 g,炙蜈蚣8条,7剂后,纳食梗阻1周仅出现一次,余尚可,前方改茯苓20 g,干姜10 g,法半夏20 g,沉香片8 g。

继进7剂,噎膈逐渐减轻,偶有痰涎呕出,上方改法半夏、茯苓各25 g,沉香10 g,干姜12 g。

又进7剂后,纳食未噎,嗳气亦畅,原方改茯苓、法半夏各30 g,干姜18 g,加赤、白芍各10 g,麦冬5 g。

再进7剂,药后能吃米饭,右颈部淋巴结触之仅剩1枚,约黄豆大。

后以前方为基本方随症加减,病情逐渐好转。

医案出处:严敏,赵文斌.经方加味治疗肿瘤验案4则[J].陕西中医,2000(1):24-25.

案十　名家治疗胃脘痛案

王某,女,35岁。

胃脘痛反复发作5年余。曾在某综合性医院做消化道钡餐造影,诊断为浅表性胃炎,临床给予雷尼替丁等西药治疗,服药期间症状缓解,停药后稍有情志不舒或饮食不慎即胃脘痛复发,大便不爽。平素虚汗多,易感冒。现症:胃脘部胀闷疼痛,胀甚时攻冲季胁,心烦易怒,嗳气频繁,矢气连连,大便不爽,纳食欠佳,周身乏力。舌质淡红,苔薄白,脉沉细。辨为胃脘痛,证属肝气犯胃,治当疏肝理气、降逆和中。

处方:党参12 g,沉香6 g,乌药12 g,炒槟榔10 g,枳壳9 g,柴胡6 g,木香5 g,鸡内金9 g。3剂,每日1剂,水煎服,分2次空腹温服。

再诊:服药后胃脘胀痛明显减轻,冲气已平,嗳气较多。继以前方加半夏 9 g,砂仁 6 g。5 剂,水煎服。

药后诸症消失,随访半年,未见复发。

医案出处:吴鸿,高水波,王振涛.古方今用四磨汤验案 4 则[J].中国中医药现代远程教育,2012,10(11):93-94.

案十一 名家治疗便秘医案

尤某,男,3 岁。

便秘,依赖开塞露通便 20 余天。患儿平素大便偏干,但是通过调整饮食可以缓解。一月前服用劲得钙片补钙,每日一片,连续服用了 10 天,出现大便不解、腹胀,伴有食欲差,易哭闹,给予开塞露(10 mL)肛内注入后,虽有便意,但是仍排便艰难,出现肛裂,排出黑色坚硬粪球,混有鲜红色血液,患儿哭闹厉害,进而惧怕排便。此后每次都用开塞露辅助排便,曾经口服滋阴润肠口服液 3 盒,双仁润肠口服液 5 盒,均未见效。现症见患儿精神欠佳,腹胀膨满,时有矢气,其气极臭,食欲差,夜寐时有惊醒,小便正常,舌质淡红,苔厚腻微黄,脉数无力。考虑便秘是服用钙片后最普遍发生的不良反应,给患儿带来痛苦。中医认为腑气不通、气机不畅是患儿服用钙片出现便秘的根本所在,治宜行气导滞、理气通腑。

处方:方用四磨汤加减,药用沉香 3 g,乌药 9 g,枳壳 9 g,槟榔 9 g,木香 6 g。3 剂,水煎服,日 1 剂,早晚 2 次空腹温服。

再诊:服药两剂后,肠鸣音增强,矢气增多,患儿要求排便,患儿家长因恐其便硬引起肛裂出血,遂用开塞露引导通便,腹部膨满缓解。第 3 天晨起第 3 付药服用后,患儿要求大便,并且顺利排出大量黑色软便,腹部膨满完全消失,食欲亦恢复正常,夜寐转安。守原方继服 3 付以巩固疗效,并嘱其父母,合理调整患儿的饮食习惯。

随访一个月,大便正常。

医案出处:吴鸿,高水波,王振涛.古方今用四磨汤验案 4 则[J].中国中医药现代远程教育,2012,10(11):93-94.

案十二 名家治疗腹胀、腹痛医案

张某,男,32 岁。

反复腹胀、腹痛,排便后缓解,2 年余。2 年前从外地迁入,即出现便秘和腹泻交替发作,起初以为是水土不服,加上工作压力大导致,未予治疗。近一年来有加重趋势,并出现腹胀、腹痛,伴纳差,稍稍进食辣、热、冷等刺激性食物,亦出现腹痛,有便意,但是临厕努挣而难于排出,只能使用开塞露通便,大便排出后,腹胀、腹痛缓解,但始终有排便不尽之感,通常3~4 天大便一次。患者精神欠佳,面容憔悴,面色萎黄,形体偏瘦,心悸气短,夜寐差,舌质淡红,苔薄白,脉沉细。X 线钡餐灌肠检查可见结肠充盈迅速及激惹征,余未见异常。辨证为气秘,治以疏肝理气、解郁散结。

处方:党参 15 g,柴胡 10 g,乌药 15 g,槟榔 15 g,木香 10 g,沉香 5 g,莱菔子 15 g,炒麦芽 15 g,当归 10 g,柏子仁 10 g,远志 15 g,夜交藤 15 g。3 剂。

再诊:服药当晚感觉肠鸣音增强,次日晨起即有便意,排出大量黑色宿便,大便开始较干,最后出现黄色软便,排便不尽感消失,3 剂药服完,3 天内大便两次,腹胀、腹痛、心悸气短等症状完全消失,周身轻松。为巩固疗效,原方继服 6 剂。并嘱患者养成定时临厕的习惯。

3 个月后介绍别人来就诊,自述未再复发。

医案出处:吴鸿,高水波,王振涛.古方今用四磨汤验案 4 则[J].中国中医药现代远程教育,2012,10(11):93-94.

案十三　名家治疗腹胀、腹痛医案

梁某,女,58 岁。

1 个月前因胆囊多发性结石而接受手术摘取胆囊,2 周前因家庭琐事,多次与家人发生争吵,1 周前出现进食后腹痛、腹胀、排气不畅、嗳气频作,大便干燥,2 天前出现腹痛,并逐渐加重,经检查诊断为术后肠粘连,给予胃肠减压、灌肠等方法治疗,效果欠佳。患者腹满胀痛,恶心欲呕,嗳气频作,心烦易怒,舌质红、苔黄厚而干,脉弦数。辨证为腹痛,属肝郁气滞、瘀热互结、内热炽盛,治以理气开郁、通腑泄热、消积祛瘀。

处方:给予四磨汤加减。沉香 9 g,乌药 10 g,槟榔 10 g,枳实 10 g,大黄 10 g(后下),川厚朴 15 g,柴胡 10 g,鸡内金 15 g,当归 10 g,桃仁 10 g,赤白芍各 10 g。3 剂,水煎服,每日 1 剂,分早晚空腹服用。

再诊:服药第 2 天,患者腹痛肠鸣,排出许多干燥粪块,腹痛减轻,服 3 剂后,大便 1 天 3 次,便后舒服,没有明显的不适感。上方减大黄,加玄参 15 g,生地黄 15 g,继服 6 剂,诸症消失。

医案出处:吴鸿,高水波,王振涛.古方今用四磨汤验案 4 则[J].中国中医药现代远程教育,2012,10(11):93-94.

案十四　名家胡国瑛治疗胃脘痛医案

胡某,男,68 岁。

患慢性肾炎 5 年,形体清癯,终日渐渐恶寒,面色无华,胃痛隐隐,喜温喜按,纳差喜唾,头昏目眩,两耳不聪,大便溏,小便清长,时淋沥不尽,舌淡苔薄白,脉虚细且迟,曾予附子理中汤、吴茱萸汤、黄芪建中汤少效。治以温阳益气、扶正托里。

处方:黄芪、紫河车各 50 g,红参、当归、川芎、松香、甘草各 15 g,白术 20 g,茯苓、皂角刺各 30 g,三七、沉香、白芷、桔梗各 10 g。研末,每服 6 g,每日 2 次,温水送。

1 个月后,胃痛缓解,恶寒亦减。

续上方再服 3 个月,以尽全功。

医案出处:张介眉,严骏.用药如用兵论今释(十一)[J].湖北中医杂志,2003(11):36-37.

案十五　名家颜亦鲁治疗呼吸困难医案

夏某,男,64 岁。

哮喘多年,有肺气肿、肺心病、高血压、心绞痛病史。每年冬季则喘,痰黏难出,气促不能平卧,汗多。1975年再度发作,并发心力衰竭,在上海某医院抢救,病情危笃,特邀颜老会诊。诊见:倚床端坐,气促不平,喉间痰声漉漉,无力咯出,汗多肢冷,脉细弱无力,舌红、少苔。证属肺肾两亏,心阳失守。

处方:高丽参、麦冬各12 g,熟附子、五味子、元精石各9 g,煅龙骨、煅牡蛎各24 g,炙甘草4.5 g,川贝母6 g,沉香1.5 g,煎汁拌炒熟地黄24 g,白芍9 g(桂枝3 g拌炒),蛤蚧尾(研末吞服)1 g,猴枣散(吞服)1 g,3剂。

二诊:咳喘大定,肢冷已和,痰鸣已蠲,神气渐振。唯稍活动则汗出涔涔。舌苔薄,脉细缓。上方已效,再宗原意出入。

处方:高丽参、麦冬各12 g,五味子、川贝母、茯苓、茯神、白术各9 g,远志4.5 g,陈皮、桂枝各3 g,夜交藤15 g,煅龙骨、煅牡蛎各24 g。以糯稻根60 g、谷芽30 g煎汤代水。上方连服15剂,症状渐退,病情稳定出院。

出院后以丸方巩固。处方:姜党参、半夏各90 g,茯苓120 g,桂枝15 g,白术150 g,生甘草、防风各30 g,陈皮60 g,脐带10条,黄芪150 g,沉香拌熟地黄150 g,研末泛丸,每次服6 g,每天2次。

随访3年,身体健康。

医案出处:邢斌,赵昊龙,张保亭.颜亦鲁救治急重症验案2则[J].新中医,2002(8):61.

案十六　名家颜亦鲁治疗少腹急胀医案

曹某,男,70岁。

近月胸闷痰多,下肢清冷不和,小便滴沥不净。今突然点滴不通,少腹急胀,神识有时朦昧。舌边有紫气,苔腐腻,脉沉细。患者年高脾肾真阳暗亏,痰浊困于中焦,上蒙清窍,湿热瘀阻下焦,膀胱气化失司。治宜温运脾肾,化气利水。

处方:熟附子、陈皮各5 g,肉桂、琥珀(研粉冲服)各3 g,白术、猪苓、茯苓、泽泻、姜半夏、郁金、石菖蒲各9 g,车前子(包)12 g,蟋蟀2只(研末冲服)。另:豆豉12 g,黑栀子9 g研末,用青葱1握、食盐1匙共捣成饼,贴于脐下关元穴。

二诊:小便已通,但滴沥不爽,少腹急胀减退,今晨吐出黏痰半碗,胸闷稍畅,神识稍清。下肢清冷未和,大便未通,舌苔腐腻带灰,脉沉,右手濡滑。脾肾功能渐复,中焦痰浊初化,下焦湿瘀有下行之机,肠腑夹有积滞,守原方加入祛瘀通腑之品。

处方:熟附子5 g,桂枝、沉香(人乳磨冲)各3 g,炒白术、猪苓、茯苓、泽泻、大黄各9 g,车前子(包)、桃仁各12 g。滋肾丸(1包)12 g。

三诊:药后大便通润,小便畅行,少腹急胀已退,苔腐腻已化,下肢清冷渐和,脉濡细小滑。脾肾真阳复,膀胱气化有权,湿热瘀滞得下行,病势平稳。再为脾肾同调,以善其后。

处方:熟附片、桂枝、沉香(人乳磨冲)甘草各3 g,白术、茯苓、泽泻各9 g,陈皮5 g,党参12 g。滋肾丸(1包)12 g。

医案出处:邢斌,赵昊龙,张保亭.颜亦鲁救治急重症验案2则[J].新中医,2002(8):61.

案十七　名家宋琴治疗闭经医案

刘某,女,32岁,干部。

患者 1986 年结婚,1989 年 10 月孕 2 月时自愿做人流术,1991 年 3 月确诊孕 2 月时出现阴道少量出血,B 超显示:有胚胎,无胚芽。做人流术,亦未见排出绒毛组织,2 月后月经来潮。1993 年孕 3 月时又出现阴道少量出血,B 超显示同前,出血自止,继发闭经,用西药人工周期则经至,停药则闭止。于 1995 年 10 月 10 日就诊。诊见患者形体瘦弱,纳差,易患感冒,舌淡脉弱。月经史正常,伴痛经,白带正常。丈夫精液检查无异常,无家族遗传病史。辨证当属肾精亏虚,气血不足,治以补益气血、滋补肾精。

处方:方用八珍益母丸加味:熟地、川芎、当归、鹿茸、白术、制首乌各 40 g,酒曲子 6 个,紫河车、西洋参、砂仁、茯苓、沉香、坤草、菟丝子各 30 g,白芍、黄芪各 50 g,甘草 20 g。上方共细末,炼蜜丸,每丸重 9 g,日 3 丸。

1995 年 12 月 6 日复诊,见面色红润,自述精神好,食欲大增,未患感冒,月经正常,BBT 显示有排卵,黄体功能欠佳。上方去沉香、坤草、菟丝子、制首乌,加杜仲、淫羊藿、仙茅、川断各 30 g。仍共细末蜜丸,每丸重 9 g,日 3 丸。服药 1 月后妊娠,1996 年 12 月 1 日剖宫产一男婴(重 3 500 g)。术中同时摘除一个子宫肌瘤 2 cm×3 cm,右侧输卵管囊肿 2 cm×3.5 cm。

母子平安,随访至今,月经正常。

按:此案系"胎萎不长",古代文献早有记载,由于本病发病罕见,故对此病的诊治缺乏系统的资料报道。笔者根据肾为先天之本、元气之根,是女性身体发育、月经孕产的重要物质基础;脾胃为后天之本,气血生化之源,气血亏虚,冲任失养,血海不充、肾气不足则胎萎不长,闭经;针对病机治以补益气血之八珍益母丸加鹿茸、沉香、菟丝子峻补肾气,紫河车大补阴阳气血,西洋参养阴。服药后月经正常,但黄体功能不足,又根据中西结合理论和最新药理研究结果,在原方基础上加入具有促黄体功能的药物(杜仲、淫羊藿、山药、仙茅、川断)而获效。

医案出处:宋琴.验案 2 则[J].新疆中医药,2000(3):64-65.

案十八　名家田炳照治疗乳房胀痛医案

刘某,女,34岁,工人。

1992 年 8 月 21 日初诊。经前 15 天即两侧乳房胀痛,不能触衣,活动受限。月经一月一行,5 天净,量偏少,用卫生纸 1 包半,色黯夹小血块,腹痛。平时白带不多,色淡黄。羔历 12 年,曾经某乳腺病医院查见两侧乳房腺体片状增生。迭进逍遥丸、天冬素片,肌注丙酸睾丸酮等,未效;服中药疏肝理气、活血化瘀、化痰散结等药亦未见好转。今为周期第 12 天,胀痛将作。舌质红、苔薄少,脉细弦。予疏调气血,养阴清肝之法。

药用:生地 10 g,玄参 10 g,女贞子 10 g,墨旱莲 15 g,赤芍 10 g,丹皮 10 g,川楝子 10 g,乌梅 20 g,丹参 15 g,香附 10 g,泽泻 10 g,玄胡 10 g,川牛膝 10 g,沉香(后入)5 g。

医案出处:田炳照.重度乳房胀痛验案二则[J].江苏中医,1995(12):22-23.

案十九　名家田炳照治疗乳房胀痛医案

焦某,女,23岁,工人。

1993年10月13日初诊。经前10天许乳房胀、乳头痛,经前4~5天,痛势难忍,不能上班,甚为痛苦。月经35~60天一行,量少,用纸1包,色黯夹小血块,腹剧痛,腰酸腰痛,病已6年。多方治疗,效果不显。结婚1年,夫妇同居未孕。平时带少,色淡黄,今行经5天。舌质红苔少,脉细。予调气血,滋肝肾。

处方:生地10 g,玄参10 g,女贞子10,甘杞子10 g,丹皮10 g,乌梅10 g,丹参15 g,泽泻10 g,香附6 g,山药15 g。

医案出处:田炳照.重度乳房胀痛验案二则[J].江苏中医,1995(12):22-23.

案二十　名家钟新渊治疗腹胀痛医案

梁某某,女性,55岁。

1989年8月18日初诊:患者自诉1989年8月10日晚突然腹胀痛,往某某医院急诊,检查左下腹可扪及一包块,B超检查,见,左下腹壁有一45×17平方毫米低回声暗区。未能做出明确诊断,试用消炎镇痛药,腹痛未能缓解。8月18日来我院门诊求治:患者腹胀痛,左下腹扪及之包块,表面光滑,按之不移,拒按,压痛明显。形瘦倦怠少气,口干尿少,唇红齿龈微烂,舌红,脉弦细。拟益气养阴,佐以疏肝调气。

处方:白参5 g,麦冬9 g,五味2 g,北芪12 g,莲肉12 g,云苓9 g,柴胡6 g,白芍9 g,谷芽9 g。4剂。

8月25日二诊:口干龈微烂旋愈,精神状态改善,脉舌同前,包块仍存。上方去柴胡,加沉香5 g、当归9 g,4剂。

8月28日三诊:服上方2剂后,腹泻清水3次,量甚多,泄泻时如喷射状,无气味,左下腹包块随之消散,但按之微痛,脉弦细。舌质转淡,拟善后方,柴胡6 g,白芍9 g,当归9 g,太子参10 g,枳壳9 g,沙参15 g,生牡蛎15 g,泽泻9 g,沉香5 g,甘草5 g,4剂。

医案出处:钟继南.疑难病验案述评[J].江西中医药,1992(5):17-18.

案二十一　名家董建华治疗胃脘痛医案

王某,男,45岁。

初诊:1976年7月20日。主诉及病史:病始半年,胃脘不适,昼胀夜痛,手按稍缓,得热痛减,嗳气不爽,口渴欲饮,食谷渐减。形体渐衰,倦怠乏力,睡眠不实。钡餐透视诊为"萎缩性胃炎"。诊查:观患者面色萎黄,舌质红绛,苔白略黄,诊脉弦涩。辨证:证属脾胃不和,寒湿中阻,气滞血瘀。治法:先宜健脾和胃,扶正逐寒。

处方:香砂六君子汤加味。党参12 g,白术10 g,茯苓10 g,半夏10 g,陈皮8 g,砂仁6 g,槟榔12 g,焦楂10 g,麦芽10 g,干姜10 g,石斛10 g,炙草3 g,莱菔子12 g,广木香5 g。

上方加减先后服药1个月,胀痛均减,纳食增加,唯脘中不适,嗳气间有,矢气较多,脉弦减。改用温胃降浊,辛香导滞之法。

处方:党参 15 g,半夏 12 g,良姜 15 g,茯苓 30 g,枳壳 10 g,柿蒂 5 g,麦冬 10 g,白蔻 5 g,丁香 5 g,生赭石 15 g。

服药 15 剂后,脘不作胀,胃痛消失,精神好转,食欲二便正常,睡眠正常,舌红苔白,脉细缓,改用健中和胃,两调气血之法,以资巩固。

处方:党参 45 g,白术 30 g,茯苓 30 g,半夏 30 g,陈皮 24 g,干姜 30 g,附子 24 g,桂枝 45 g,白芍 30 g,泽泻 30 g,川朴 30 g,槟榔 45 g,沉香 20 g,枳壳 24 g,砂仁 30 g,乌药 30 g,莱菔子 45 g,炙甘草 10 g,共为细末,制蜜丸,每丸 12 g,早晚各服 1 丸。

按:本例患者因寒湿滞留于中焦,气血瘀滞形成胃失和降,故先用扶正逐寒之法去除。脾胃不和之因,后用辛香导滞、温胃降浊之法两调脾胃,脾胃和则清有所化而升,浊有所纳而降。

医案出处:董建华. 中国现代名中医医案精粹(第 2 集). 北京:人民卫生出版社,2010.

案二十二 名家董建华治疗水肿医案

段某,男,64 岁。

初诊:1982 年 10 月 20 日。主诉及病史:脘腹胀满,眼睑浮肿,一年有余,时轻时重,外感风寒,水肿复发。诊查:周身浮肿,按之凹陷,腹大如鼓,胸闷气短,口渴喜饮,小便短少,色如浓茶,舌淡苔薄白,脉弦紧。尿检蛋白(＋＋＋),红细胞 2～4 个,白细胞 1～2 个,管型 0～1 个,血压 170/110 mmHg。辨证:综观全证,属外邪犯肺,肺失宣降,水湿泛滥。治法:宜宣肺利水,分化湿热。

处方:麻黄 10 g,紫苏 10 g,焦术 10 g,甘草 3 g,干姜 6 g,大枣 3 枚,茯苓 15 g,桂枝 10 g,大蓟 10 g,槟榔 10 g,腹皮 15 g,车前子 15 g,生石膏 15 g,白茅根 30 g,益母草 20 g。

二诊:水煎服 2 剂,水肿减轻,饮食增加,唯感腹胀气短,小便短少,下肢浮肿不退。舌淡边有齿痕,脉濡滑,此为脾肾阳虚,不能制水,宜温阳健脾,利水消肿。

处方:桑皮 12 g,腹皮 12 g,防己 12 g,沉香 5 g,紫苏 10 g,麦冬 10 g,木瓜 10 g,槟榔 10 g,女贞 10 g,旱莲 10 g,苍术 12 g,藁本 8 g,川朴 10 g,陈皮 8 g,肉桂 6 g,茯苓 30 g,焦术 12 g,猪苓 10 g,泽泻 10 g,丹参 30 g,熟附子 20 g(先煎)。

三诊:先后服药 15 剂,下肢浮肿消退,唯踝部有轻度浮肿,加椒目服药 6 剂而肿消,化验尿常规正常,配服金匮肾气丸 1 个月,病愈出院。

按:本例患者属虚中夹实之证,遵急则治标、缓则治本的原则,先宣肺利水,次健脾温阳利水,后补肾阳而病愈。

医案出处:董建华. 中国现代名中医医案精粹(第 2 集). 北京:人民卫生出版社,2010.

案二十三 名家董建华治疗产后癃闭医案

阚某,女,成人,已婚。

初诊:1959 年 6 月 29 日。主诉及病史:初产妇,产后 9 天。自产后起即小便不利,经多次努力后始能排出;腹胀腰痛,大便干结,眠差。诊查:舌苔白腻,脉象细弦。辨证:三焦为决渎之官,膀胱为州都之府,今三焦膀胱同病,于是气化失宜,水道不利。治法:治以疏利三焦,温通膀胱。

处方:当归 9 g,柴胡 4.5 g,川芎 4.5 g,白术 9 g,茯苓 9 g,炙甘草 3 g,制香附 6 g,小茴香 3 g,橘皮 3 g,3 剂。另:肉桂末 2.7 g,沉香末 1.8 g,琥珀末 6 g,三味相和,分 6 包,日 2 次,每次 1 包。

二诊:7 月 1 日。服药后小便较通,下腹尚胀,腰酸,便干,恶露多色红,自汗少寐,乳汁不多,胃纳不振。舌苔薄白中微黄,脉象细弦。治以养血疏肝,通利膀胱。

处方:当归 9 g,川芎 6 g,炙甘草 3 g,制香附 6 g,小茴香 3 g,橘皮 3 g,茯苓 9 g,桃仁 6 g,姜黄 3 g,泽泻 9 g,木通 3 g,小麦 9 g,2 剂。另:肉桂末 2.4 g,琥珀末 3.6 g,二味相和,分 4 包,早晚各服 1 包。

服上方药 2 剂后,小便畅通。

按:此例由于三焦气化失宜,以致水道不利。故治法以疏利三焦,温通膀胱,用琥珀、肉桂、沉香、小茴香、制香附以温通膀胱,再以逍遥散加减疏利三焦,因此能迅速痊愈。

医案出处:董建华. 中国现代名中医医案精粹(第 2 集). 北京:人民卫生出版社,2010.

案二十四　名家董建华治疗哮喘医案

杨某,男,53 岁。

初诊:1957 年秋。主诉及病史:哮喘加重 3 日。呼吸气促,稍动则心累喘甚,喉中哮鸣如拉锯声,口干喜冷饮,浊痰色黄胶粘,纳差。连续夏秋复发已 14 年,冬春尚好。诊查:苔黄腻,舌质红,面赤,微汗出,脉象滑数。辨证:证系热痰交阻,热哮之候。治法:拟泻肺降逆,清化热痰,内服外贴法。

处方:半夏 15 g,麻黄(先下)9 g,生石膏(先下)24 g,建曲 15 g,大枣 15 g,桑皮 9 g,甘草 6 g,生姜 3 g,葶苈子 15 g,马兜铃 15 g,侧耳根 24 g,水煎,3 剂,日夜分 5 次服。外用白芥子敷贴方(《张氏医通》):先用凤仙花(指甲花)全株二茎,煎浓汁涂肺俞、膏肓穴揉几下再涂,待穴位皮肤发热后,外用下药敷 4 小时左右。贴敷时间最长不得超过 14 小时。组成:白芥子 24 g,延胡索 24 g,甘遂 15 g,北细辛 15 g,2 剂量,共细末,瓶装备用。每次用药粉 4.5 g,面粉 15 g 混匀,以开水 12 mL、白干酒 6 mL 调和,作 2 个小饼,每只小饼中心撒麝香粉 0.075 g,乘穴位处皮肤揉热时,贴在穴位上。10 日左右敷一次,选晴朗天气敷贴为佳。若皮肤因贴药起水疱或化脓时,用空针抽取水液或脓,清洁后用油纱布包扎。

再诊:内服外敷后,咳嗽减半,哮喘减轻,仍有黏痰,饮食略增。

处方:杏仁 9 g,黄芩 9 g,桑皮 9 g,麻黄(去节)6 g,苏子 9 g,京半夏 9 g,油厚朴 6 g,银杏(打)9 g,冬花 6 g,甘草 6 g,建曲 15 g,侧耳根 24 g。

三诊:服上药 4 剂及第 2 次外敷后,哮喘减去大半,饮食尚未复原。苔薄白,舌质淡,脉细弦。

处方:党参 15 g,茯苓 15 g,大枣 15 g,焦白术 9 g,苏子 9 g,桑皮 9 g,当归 9 g,白芍 9 g,陈皮 6 g,广木香 6 g,炙甘草 6 g,生姜 3 g,沉香粉(分 3 次冲服)1.8 g。

四诊:上方药连服 10 剂、外贴 3 次后,哮喘未发,饮食复原。苔薄白,脉平。拟丸药常服。

处方:熟地30 g,川断15 g,地龙15 g,天冬15 g,茯苓15 g,紫河车15 g,北五味24 g,泽泻9 g,枳壳9 g,仙灵脾40 g,黄荆子40 g,家蜂蜜适量。10剂量,低温烘焙,研细末,炼蜜为丸,梧桐子大。每日2次,每次9 g,白开水下。嘱若外感或腹泻时需停药。第2年伏中,再用上外治法贴3次。

4年后来信说:病未复发,多年沉疴得愈。

按:此案属于"哮证"范畴,是一种发作性的,以喉中鸣响、呼吸急促为特征之疾病。哮证发作的病机为内伏之宿痰遇诱因引触,痰随气升,气因痰阻,相互搏结,壅塞气道,肺管狭窄气道通畅不利,肺气宣降失常而致痰鸣如吼、气息喘促。此案为热哮之候,痰热壅肺,肺气上逆,内服清化痰热、泻肺降逆之剂,外用《张氏医通》白芥子敷贴方,症状缓解,哮喘平息。

医案出处:董建华.中国现代名中医医案精粹(第2集).北京:人民卫生出版社,2010.

案二十五　名家董建华治疗癫狂医案

赵某,男,23岁。

初诊:1936年春。主诉及病史:神情抑郁不寐2个月余,一日突然目睛直视,恚怒不语,口角流涎,痰多粘结成块,大便干结。诊查:面色青,目窠黑。舌边尖红绛,白厚苔,脉弦滑。辨证:此为郁怒伤肝,思虑伤脾,肝郁化火,脾虚停湿,湿火相搏,煎炼成痰,痰迷心窍,神不守舍,遂成癫疾。治法:姑且以涤痰之法治之。

处方:猪牙皂角9 g,柴胡6 g,半夏10 g,化橘红10 g,炙远志10 g,盔沉香3 g(分2次冲服),茯神15 g,胆星10 g,1剂,水煎分2次温服。

二诊:服药后排便较多,且夹有大量黏液,流涎减少,咯痰如故,面目之色稍浅,脉象弦滑。证系顽痰仍在,继用前方加味。皂角改为10 g,加煅青礞石15 g,麝香0.02 g(冲服)。2剂,日1剂,服法同前。

三诊:患者能正确回答问话,自觉头晕,欲寐,痰多易出,大便通畅,仍多黏稠之液。目睛灵活,面青大减,目窠仍黑。舌边尖暗红,舌苔如前,脉弦滑。痰邪尚在,继服上方药4剂。

四诊:患者独自前来就诊,神清,头晕已止,可操持工作,纳食增加,夜寐安稳,痰涎已无,时而胸闷,面目颜色正常。舌边尖淡红,脉象弦缓。再投上方药2剂,以防痰邪滞留。

五诊:患者如常人,无何不适。舌尖红,脉弦缓。且以疏肝解郁之法,除致癫之因,投越鞠丸加味。

处方:川芎20 g,苍术20 g,神曲10 g,香附30 g,广木香20 g,盔沉香10 g,焦栀子25 g,枳壳15 g,青皮15 g,柴胡15 g,合欢花20 g,共为细面,炼蜜为丸,6 g重,每日3次,每次1丸,白开水送下。

按:治疗此证,尤妙在猪牙皂角一味,涤顽痰,利九窍,增前人治癫狂之所未备。

医案出处:董建华.中国现代名中医医案精粹(第2集).北京:人民卫生出版社,2010.

案二十六　名家董建华治疗心痛医案

吴某,男,56岁。

初诊:1975年5月8日。主诉及病史:发病近5个月。始发为胸闷,近而心前区痛,一般在夜间发作,昼间疲劳或饱食亦易发作,痛时引肩背。经某医院诊断为冠心病、心绞痛。心烦、头眩晕,夜寐不宁,睡中常憋气而致醒。诊查:面带浮火之象,舌边尖红,苔薄,脉弦数。辨证:素体阴虚,肝阳上亢,手厥阴心包络之脉瘀滞,血流不畅,心失所养之厥心痛。治法:治以滋阴潜阳,活血通络。

处方:丝瓜25 g,当归15 g,生地15 g,石斛15 g,丹参20 g,女贞子10 g,红花15 g,桃仁15 g,沉香5 g,钩藤15 g,水煎2次温服,5剂。

二诊:5月13日。药后肩背痛较瘥,眩晕减轻,心前区痛和胸闷依然。戴阳之象渐平,气血瘀滞未疏,舌边尖红转淡,脉弦不若前之绷急,数势较缓。继宜滋阴潜阳、和畅脉络。

处方:丝瓜25 g,钩藤15 g,红花15 g,乳香15 g,沉香5 g,石斛15 g,丹参20 g,茯苓15 g,女贞子10 g,生地15 g,桃仁15 g,水煎2次温服,5剂。

三诊:5月18日。药后气血瘀滞较前疏畅,心痛渐减,脘闷尚作,脉弦已缓,数势已平,肝肾阴虚,心气仍未充复。再拟滋养肝肾、和畅脉络。守前加减。

处方:丝瓜25 g,女贞子10 g,钩藤15 g,生地15 g,红花15 g,桃仁15 g,元胡15 g,当归15 g,石斛15 g,丹参20 g,瓜蒌25 g,水煎2次温服,7剂。

四诊:5月25日。服药1周后,诊其脉已趋平和,气血亦有协调之机,手厥阴脉疏畅。心阴得育,虚阳自潜,诸症悉平。再进养心阴、摄心阳、理气和络之剂,以事巩固。

处方:丹参25 g,党参20 g,茯苓15 g,麦冬15 g,荷叶10 g,半夏10 g,钩藤15 g,当归15 g,生地15 g,石斛15 g,红花15 g,远志15 g,水煎2次温服,7剂。服药1周后,六脉和缓有神,心气煦复,病获痊愈。

按:厥心痛之症,乃足厥阴肝阴虚,阴虚阳亢上逆,乘手厥阴心包络,致包络之脉瘀浊,血流不畅,滞塞不通,心失濡养,不通则痛,而厥心痛作矣。心阳不振,瘀浊阻滞心络而心胸急剧作痛。手厥阴心包络之脉,起于心胸,循行于左肩背,络于左手中小指,故痛时引及左肩背而肢麻。本例主因,由于素体阴虚,肝阳上亢,脉络失和,血流不畅,故始终以滋阴潜阳为主,活血通络为辅为治疗原则,收到良好的效果。二、三诊之后,气血滞较之前舒畅,而肝肾阴虚显露,气仍未充复,再拟滋养肝肾、和畅脉络。药后阴虚得复,虚阳得潜,心阴得有,气血亦有协调之机。善后养心阴,摄心阳,理气和络,获得良效。

医案出处:董建华.中国现代名中医医案精粹(第2集).北京:人民卫生出版社,2010.

案二十七　名家王永炎治疗席汉综合征医案

王某,女,35岁,干部。

初诊:1989年7月5日。主诉及病史:畏寒,浮肿,闭经,头晕无力,头发阴毛脱落1年。2年前早产,产后大出血经某医院抢救治疗后逐渐出现上症。诊断为席汉综合征。诊查:面色㿠白无华,虚浮,无欲状,神疲乏力,头发稀疏,舌淡嫩,苔薄白,脉细弱。辨证:产后劳,阴阳气血俱虚型。治法:阴阳气血俱补。

处方:紫河车1具,鹿茸25 g,红参50 g,附子50 g,肉桂50 g,肉苁蓉100 g,细辛25 g,沉香25 g,紫豆蔻50 g,山萸肉100 g,覆盆子100 g,麝香5 g,汉三七5 g,当归100 g,共为细末,炼蜜为丸。每丸重9 g,每日3次,每次1丸。

二诊:1989年8月5日,服药后无不良反应,症状明显好转,不甚畏寒,周身有力,食欲大增,舌质淡,苔薄白,脉弦。效不更方,继服上方1个月。

三诊:1989年9月5日。症状全部消失,月经来潮,量正常。已如常人。继服上方1个月巩固疗效。

1年后追访,头发阴毛长出,已如常人,已妊娠5个月,妇产科检查正常。

按:此患者属"产后劳"症,为产后失血过多虚劳已极,阴阳气血同亏,肝脾肾俱虚,既不能濡养清空而头晕、耳鸣、嗜睡无欲;亦不能濡养四肢肌肉,故神疲乏力;阳虚则畏寒浮肿;内不能滋养冲任,而闭经、不孕、性功能低下,外不能润泽肌肤、毛发而脱发、阴毛脱落、面色㿠白无华憔。方中紫河车、红参大补气血;肉桂、细辛、附子补心肾之阳,肉苁蓉、覆盆子、山萸肉温补肾阳,沉香、紫豆蔻温脾化浊;当归补血;汉三七、麝香活血通窍,使补而不滞,补中有活。导师多年临床治疗此病数十例,服药2~3个月者疗效都比较满意。

医案出处:王永炎.中国现代名中医医案精粹(第6集).北京:人民卫生出版社,2010.

案二十八　名家王永炎治疗癃闭医案

陈某,女,57岁。

初诊:1996年7月28日。主诉及病史,有15年泌尿系感染史,尿常规有红、白细胞,病情反复发作。10天前加剧,初起尿频急,静脉滴注抗生素后,尿频急症状全消。但近2日不能小便,小腹坠胀,痛苦不堪。诊查:白细胞(+++),体温37.4 ℃,诊其患者气息短怯,心悸,食少乏力,下肢浮肿,腰痛,舌体胖大,苔薄白,脉沉细。辨证:中气下陷,清气不升,浊气不降。治法:升清降浊,化气利水。

处方:黄芪30 g,党参20 g,茯苓25 g,白术10 g,桂枝10 g,当归15 g,泽泻15 g,猪苓10 g,甘草15 g,柴胡15 g,陈皮15 g,沉香20 g。

该方自28日早9点半服下,至11点即有小便少许。下午4时小溲通利。3剂,浮肿、腰痛诸症大减。继用益气利湿法调理1周,诸症消失。

按:《灵枢·口问》曰:"中气不足,溲便为之变。"外感六淫或劳倦伤脾,致脾虚而清气不能上升,浊阴难降,小便因而不利。本证之癃闭即由中气下陷,清气不升,浊气不降所致。中气不足,故气息短怯;中气下陷,升提无力,故小腹坠胀;脾气虚弱,运化无力,故精神疲惫、食欲不振。中气不足,心失所养,故心悸。中气不能下达于肾,肾失气化之权,则腰痛而加重小便不利。方用芪、参、术、柴升清;茯苓、猪苓、泽泻以降浊。桂枝温阳化气以助利水,沉香温肾纳气,使气化则水行。《汤液本草》言:"东垣云:'沉香,能养诸气,上而至天,下而至泉,用为使,最相宜'。"诸药相伍,上提中气,下温肾气,清升浊降,水道自通。

医案出处:王永炎,陶广正.中国现代名中医医案精粹(第6集).北京:人民卫生出版社,2010.

案二十九　名家王永炎治疗气喘医案

孙某,男,73岁。

咳逆上气,痰多色白,胸痞少气,夜难平卧,劳后即作,苔薄黄,脉缓少力。辨证:高年肺气不充,虚气上逆。治法:补气降逆。

处方:麦门冬、党参、怀山药、旋覆花、代赭石各 10 g,半夏 6 g,降香 3 g,五味子 3 g,大枣 4 枚,炙甘草 5 g。

3 年后再诊:据诉前方有良效,3 年来气喘发作,都用上方治好。近来气喘又发,服原方不应,咳嗽痰多色白,子夜气逆更甚,遇劳则剧,胸略痞,面目微浮,苔薄白滑,舌质淡,脉弦细,两尺沉弱。肺虚及肾,降纳无权,用六君煎加味。

处方:熟地、磁石各 12 g,当归、半夏各 6 g,陈皮、五味子各 5 g,茯苓 10 g,沉香 2 g(冲),炙甘草 3 g。

按:喘分虚实,实者邪气实也,虚为正气虚也。邪多指风寒痰饮,虚多为肺肾气虚,喘证,病机不同故治法各异,列在一起以示区别。郑某案为寒饮实喘,因温州民性偏热,每畏麻、桂、姜、辛等辛热之品,故仿《金匮》治肺胀咳逆上气例加石膏,既可助麻黄上强祛饮之功,又可减少副作用。二诊转为三拗、三子、栝蒌薤白合方,开胸展气,去其痰浊。此为许师常用之经验方,称三三蒌薤汤。对痰浊内阻,肺失宣降,症见喘咳、痰多色白清稀、胸闷者,疗效颇佳,寒去饮蠲,喘咳自平。李某案为肾虚不纳。许师习用补肾纳气法,用人参胡桃汤合七味都气丸,加磁石以镇纳肾气,疗效颇著。气逆者加沉香,痰多加夏、陈。孙某案初属肺虚气逆,遵仲景大气上逆,咽喉不利,止逆下气,麦门冬汤主之之训,许师常以麦门冬汤为主治疗,取得显著疗效。3 年后因肺虚及肾,水冷为痰,故改用景岳六君煎加五味子、磁石、降香以补肾降逆。

医案出处:王永炎,陶广正.中国现代名中医医案精粹(第 6 集).北京:人民卫生出版社,2010.

案三十 名家王永炎治疗咳嗽咯痰医案

梁某,男,61 岁,已婚。

初诊:1984 年 10 月 12 日。主诉及病史:反复咳嗽、咯痰、气喘 10 余年,遇寒则发,一月前因受凉而复发,咳嗽,痰多、痰白质黏,并有胸闷气急,动则更甚,日趋加重,不能工作,退休养病,平素纳差、神疲乏力。诊查:X 片检查提示老慢性肺气肿,舌淡瘀,苔薄白,脉弦而滑。辨证:痰阻血瘀,肾不纳气。治法:化痰祛瘀,补肾纳气。

处方:苏子 10 g,莱菔子 10 g,丹参 30 g,陈皮 5 g,茯苓 10 g,白芥子 10 g,葶苈子(包煎)10 g,沉香木 10 g,琥珀 5 g,5 剂前方加减。

二诊:10 月 17 日。药后诸症得瘥,咳嗽咳痰明显减少,胸痛减轻,仍有气急。纳增。治以前方加减。

处方:苏子 10 g,莱菔子 10 g,白芥子 10 g,草房子 10 g,沉香曲 10 g,紫石英 30 g,丹参 30 g,陈皮 10 g,地鳖虫 10 g,桃仁 5 g,5 剂药后已无咳嗽、咳痰,气急明显缓解,缓则治其本,嘱其服参蛤散(红参 10 g 另炖;蛤蚧 1 对研粉,分 4 次吞服),核桃仁生吃或沾药,并于每年夏天做"冬病夏治"(外治药贴),连续 3 年。患者至今未发,现可从事爬山等运动。

按:咳喘之证,喘更难治,久病不愈,多为肾不纳气之证,治痰活血以祛其标,补肾纳气以固其本。方中以"诸子皆降"之理,用三子养亲汤为基本方,以祛痰浊,并加丹参、琥珀活血化瘀,重用紫石英、沉香木补肾纳气。由于病发时以治标祛邪实为主,故嘱其平日用参蛤散及"冬病夏治"固本,此乃平日治肾之意,若病发时加用参、芪、苁蓉之属,则胶柱鼓瑟未必见效。故凡遇咳喘发时,需以祛痰活血为主,稍佐补肾纳肾之品,若"风雨"过后,则需扶正固本,以防患于未然。

医案出处:王永炎,陶广正.中国现代名中医医案精粹(第6集).北京:人民卫生出版社,2010.

案三十一 名家王永炎治疗便秘医案

陈某,女,35岁,已婚。

初诊:1999年6月10日。主诉及病史:大便难2年。2年前无明显原因出现大便艰涩,数日一次,渐至大便形细如小指状,上腹胀满,月经量亦减少,黄白带下。已服吗丁啉、西沙必利、丽珠肠乐、清宁丸及中药等,初服大便得解,停药后又便艰不畅,即来就诊。诊查:胃镜:慢性浅表性胃炎。肠镜:结肠黏膜未见炎症性改变。B超:肝、胆、脾正常。化验:HBsAg阴性。舌淡红,舌边有齿印,舌苔白腻,脉小缓。辨证:脾胃虚弱,气机不调。治法:调气润肠。

处方:枳壳10 g,川朴10 g,槟榔10 g,大腹皮10 g,沉香曲10 g,莱菔子12 g,车前子(包)20 g,杏仁9 g,浙贝母12 g,红藤15 g,苦参10 g,生白术10 g,3剂。

二诊:1999年6月14日。服药后大便通畅,但有胸闷,上方去红藤加蒌实15 g。

按:大便秘结有热秘、冷秘、气秘、虚秘之分。本例大便难,究其原因,缘于脾胃虚弱、湿邪蕴结,腑气郁滞,通降失常,传导失职,糟粕内停,不得下行所致,拟用六磨汤加减。方中枳壳、川朴、槟榔、大腹皮、沉香曲顺气导滞,其中枳壳配白术补消兼施;杏仁、莱菔子、车前子有宣上化中、渗下润肠的作用;用红藤、苦参、浙贝是取《金匮》当归贝母苦参丸清热润燥之意。如此组方有据,用药中的,故有较好的疗效。

医案出处:王永炎,陶广正.中国现代名中医医案精粹(第6集).北京:人民卫生出版社,2010.

案三十二 名家王晓棣治疗脘痞医案

葛某某,女,29岁,农民。

于1999年3月初诊。患者亲属代诉,病发于情志不畅,症见胸脘痞闷,嗳噫时作,间有叹息,食少,形体渐瘦,眉蹙少欢,时有腹痛便溏,舌淡苔白滑,脉弦细。证属肝气郁结,气郁则肝胆失于疏泄,胃当其中,顺降乖违,冲和失常。治以调肝解郁和胃。

处方:旋覆花9 g(包),代赭石30 g(先煎),太子参20 g,制半夏9 g,吴茱萸6 g,沉香6 g(后下),茯苓12 g,制陈皮10 g,绿萼梅6 g。5剂,水煎服,每日一剂。

服药5剂后二诊,药后胸脘痞闷渐轻,嗳气叹息亦减,时有矢气,此属肝气欲伸。但肝胃不和日久,热必侮脾,脾气少升,清气易陷,故腹痛便溏。当实脾柔肝,参入和胃消化之法。

处方:炒白术10 g,芍药15 g,陈皮12 g,防风9 g,香橼10 g,太子参15 g,茯苓12 g,砂仁6 g,焦神曲10 g,焦山楂10 g,吴茱萸6 g,川连9 g。5剂,煎服法同前。

服药后诸症消失。

医案出处:王晓棣.旋覆代赭汤治疗内科杂病拾零[J].光明中医,2008(1):90-91.

案三十三　名家王晓棣治疗脘痞医案

钱某某,男,48岁,公司职员。

2005年3月初诊。前日旅程疲劳,当晚咳喘即发,经输氧后喘气稍缓解。刻下胸脘痞闷,自咽至膈每感嘈热,或若气填胸膺,大便难,多矢气,舌红润苔微黄,脉沉细弦。此证属久喘伤肾,中兼痰热,聚于胃,熏于膈,逆于肺,肺失治节。治宜化痰清热,降肺肾之逆气。

处方:旋覆花10 g(包),代赭石30 g(先煎),沉香6 g(后下),橘红12 g,橘络10 g,制半夏9 g,茯苓12 g,黄芩9 g,炙苏子12 g,贝母10 g,杏仁10 g。3剂,每日一剂,水煎服。

药后咳喘大定,又拟以补肾健脾益肺之剂调理。

医案出处:王晓棣.旋覆代赭汤治疗内科杂病拾零[J].光明中医,2008(1):90-91.

案三十四　名家治疗泌尿感染医案

苏某,女,39岁。

1997年初诊。自诉素有尿急、尿频、尿痛,时有轻重,近来由于劳累过度,旧恙复发,经某医院诊为急性膀胱炎,经静滴西药抗生素及口服中药清热通淋之剂均乏效,乃求余诊。刻下面色淡白,羸瘦不华,四肢酸软,头目昏眩,少气无力,食少心烦,尿道滞涩,尿意频繁,尿色淡黄,点滴难出,痛如刀割,抽引脐中,左右不离便盆,彻夜不寐,坐卧不安,舌瘦质淡、舌苔薄白,脉沉细无力,诊为淋症。良由积劳日久,耗伤正气,气化不行,膀胱失司,治当补气通淋,嘱停用它药。

处方:止淋汤:生黄芪100 g,沉香20 g,琥珀(冲)10 g,炙甘草15 g。服3剂后病减大半,夜能安卧,既效守方,乃嘱以原方继进3剂,服后诸症悉除,唯食少倦怠,少气脉虚,为杜复发,以益气健脾之剂为丸以善后。

随访至今,数年病未再作。

医案出处:谢焕荣,刘华.止淋汤治疗妇女泌尿系反复感染154例[J].陕西中医,2003(5):410-411.

案三十五　名家治疗消化性溃疡医案

张某,男,32岁,干部。

2000年3月18日因胃脘规律性疼3年为主诉就诊,3年前无明显原因出现胃脘疼,多在进食后疼痛加重,饥饿时缓解,近日来疼痛加重、纳食差,伴柏油样黑便就诊。查体:T 36.8℃,P 82次/min,R 24次/min,BP 13/10 KPa。体质消瘦,面唇苍白,脉细弦,胃脘部压痛阳性,肝脾不肿大。做胃镜检查:胃体部可见2.0×1.5 cm溃疡面,有活动性出血。

处方:用乌贝散每次6 g,每日3次,饭前冲服。

3天后痛缓解,连服4周后消化,道症状消失,饮食正常,8周后复查胃镜,显示溃疡愈合。

医案出处:曹立成,王淑英.乌贝散治疗消化性溃疡120例[J].陕西中医,2002(7):615-616.

案三十六　名家治疗心痛医案

李某,男,52岁,工人。

于2001年8月23日以心口疼5年为主诉就诊,5年前无明显原因感心口疼,时轻时重,同时伴反酸、嗳气、腹胀、纳差,偶见柏油样黑便,未引起注意,近1周来疼痛加重以进餐后为主,自觉全身乏困无力,时感头晕。查体:T 36.5℃,P 72次/min,R 26次/min,BP 13.5/11 KPa。体质消瘦,面色苍白,脉细弦,心肺未见异常。胃脘部压痛,肝脾不大。胃镜检查:胃底部可见1.0×1.5 cm溃疡面,有活动性出血,幽门螺杆菌染色阳性。

处方:用中药乌贝散每次6 g,每日3次,饭前冲服,5天后症状减轻,4周后消化道症状完全消失,治疗2个疗程后复查胃镜溃疡愈合。

医案出处:曹立成,王淑英.乌贝散治疗消化性溃疡120例[J].陕西中医,2002(7):615-616.

案三十七　名家夏先福治疗乙肝医案

徐某,女,58岁,教师。

于1991年2月诊,素性急躁善怒,两胁刺痛,胃脘不适,尿黄,纳差乏力,去地、县医院经肝功、两对半检查:HBsAg、HBeAg、抗-HBe、抗-HBc均阳性,B超探查确诊为乙型肝炎,中期硬变伴腹水症,经治疗西药2个月无效。请余诊治:查脉弦,苔黄,善太息,双胁刺痛,呃逆嗳气,大小便不利,腹胀如鼓,腹围100 cm,中医辨证属湿热蕴结肝肺,火损及气血瘀滞,怒气伤肝化火克土,脾失健运,导致肝脾不调。

基本方去白芍,加赤芍30 g,沉香20 g,黑牵牛、白牵牛、三棱、莪术各50 g(以上用量宜审慎!且应久煎。——编者),丹皮、栀子各10 g。嘱其隔日1剂,水煎服,经服完第1个疗程后,一切症状消失。

再巩固半个疗程后复查:HBsAg转阴,守3个疗程后"三阳"全部转阴,以药制丸服,随访至今已康复。

医案出处:夏先福.复方半莲饮治疗乙型肝炎50例[J].陕西中医,1996(1):3.

案三十八　名家治疗心绞痛医案

李某,男,49岁,农民。

于1992年11月27日,因胸闷气短,心前区刺痛并向左肩部放射,前来本站就诊。心电图示:后壁心梗,GOT 61.4单位,ESR 40mm/h,心功能Ⅲ级。确诊为冠心病后壁急性心肌梗塞伴心绞痛。用西药常规治疗2日后,症状稍缓解,心电图Q波ST-T波无改善。证见患者面浮肢肿,指甲色青,舌红微紫、苔白,脉细软,辨证属于气虚阳衰。治宜益气温阳,化瘀活血通络,补气固脱。

处方:用苏心糖并配合参附汤加减煎剂治疗3周后诸证消失,心电图正常,痊愈出院。

随访2年再无复发。

医案出处:韩锡平.苏心糖治疗冠心病心绞痛56例[J].陕西中医,1995(9):390.

案三十九　名家王学易治疗呕吐医案

刘某,男,42 岁。

初诊:1985 年 7 月 2 日。主诉:近 2 个月来呕吐频繁,不能进食,食水即吐,头晕体倦乏力。曾在某医院住院 1 个月,作 CT 等全面检查及治疗,效不显。故来诊。查:面色㿠白,精神萎靡,舌淡无苔,脉濡弱。诊断:呕吐。病机:脾胃虚弱,气逆不降。治则:温中健脾,降逆和胃。

处方:人参、干姜各 15 g,白术 20 g,砂仁、半夏、陈皮各 15 g,吴芋 10 g,白蔻 15 g,沉香 5 g,降香、木香、附子各 15 g。6 付,水煎日服 2 次。

二诊:症状好转,呕吐次数减少,能进少量饮食。遂拟方药:降香 15 g,檀香 20 g,沉香、附子、干姜、白术、砂仁、白叩、川芎、枳实、藁本各 15 g,蔓荆 20 g,半夏 15 g。3 剂。水煎日服 2 次。

三诊:呕吐已愈,进食正常,身体渐复原。

医案出处:刘伯平. 王学易医案四则[J]. 辽宁中医杂志,1992(12):35-36.

案四十　名家方耕霞治疗谵语医案

杨某。

初诊:肢冷汗出,发热不时,寐则谵语,醒则神清,脉弦细而迟,舌粉而腻,历考诸证,皆脾肾之元阳大虚,湿热蕴结,即胯下外疡,亦湿热之一端,尚不足虑。所虑汗出不止,阳气外越,不救即脱,古人谓正气虚而邪气微者,犹宜补正以祛邪,急扶元温肾,佐以降湿开痞,冀其应手乃吉。

处方:制附子五分,人参一钱,干姜五分,桂枝五分,姜半夏一钱半,陈皮一钱,白蔻仁五分,茯苓三钱,杏仁二钱,泽泻二钱,沉香汁二分。

二诊:冷汗颇减,舌苔渐化,脉尚细弦无力,脾肾之阳较醒,湿邪仍然未化,所以呕恶止而胸尚痞满也,再与温脾肾以开中焦之湿。

处方:附子四分,姜汁炒川连三分,半夏钱半,川朴八分,干姜四分,高丽参一钱,陈皮钱半,赤苓三钱,通草七分,蔻仁五分,檀香汁二分。

三诊:痞开食进,汗止阳回,由蜀道而履康庄矣,中焦湿邪未清,宜辛以化之,淡以渗之,尤须节饮食、慎寒暖为嘱。

处方:高丽参,姜川连,干姜,川朴,半夏,陈皮,车前子,姜皮,红枣,赤苓。

四诊:食苹果而中焦复闷,不思饮食,乃胃中湿浊未清,得寒凉而凝且阻也,脉迟而弦,拟温以沃之。际此正气极虚之时,谨调尚难速愈,若再差误,恐难为力矣,切嘱。

处方:制附子,干姜,半夏,草果,苏叶,杏仁,采芸曲,车前子,陈皮,归身,姜皮,红枣。

五诊:胸脘宽畅,已能纳食,脉尚细,舌尚腻,湿犹未清也,外疡脓多未敛,补托亦不可少。

处方:高丽参,黄芪,归身,白术,干姜,木香,砂仁,陈皮,茯苓,红枣。

医案出处:吴之谦. 方耕霞先生医案摘要[J]. 江苏中医,1965(5):30-33.

案四十一　名家王仲奇治疗小肠病气医案

许某,上海。

初诊:1936 年 8 月 20 日。

少腹右胯间小肠疝气作痛,尚未下坠成癫,脉弦,动则头眩眼黑,日来便溏泻,姑予疏达通调。

台乌药 4.5 g,煨川楝子 4.5 g,炒青皮 4.5 g,广木香 2.4 g,宣木瓜 2.4 g,沉香曲 4.5 g,佛手柑 3 g,缩砂仁 4.5 g,泡吴萸 1.8 g,佩兰叶 9 g,炒五灵脂 9 g,陈大麦 9 g。

二诊:8 月 25 日。

少腹右胯间小肠疝气作痛见愈,唯脐下仍稍作痛,溏泻较瘥,脉濡弦,仍予疏达通调。

台乌药 4.5 g,广木香 2.4 g,煨肉果 4.5 g,煨川楝子 4.5 g,炒山楂 6 g,佛手柑 3 g,炒青皮 4.5 g,缩砂仁 4.5 g,泡吴萸 1.8 g,沉香曲 4.5 g,炒五灵脂 9 g,陈大麦 9 g。

医案出处:王蕙娱,王燕娱,江克明.王仲奇先生医案选(续)[J].中医杂志,1983(2):18-20.

案四十二　名家王仲奇治疗幽门不通医案

陆某,上海。

初诊:1936 年 10 月 10 日。

肠胃幽门之间瘀滞不通,阳明失下行为顺之旨,脘痛胁背胀,大便秘,呕恶吐逆,食亦吐出,脉弦,治以苦辛通降。

处方:法半夏 4.5 g,川连 0.9 g,淡干姜 3 g,陈积壳 4.5 g,苏罗子 6 g,杜苏子 6 g,炒五灵脂 9 g,桃仁 6 g,红花 2.4 g,旋覆花 6 g,沉香曲 4.5 g,麻仁丸 15 g。

二诊:10 月 13 日。

腑通便利,水谷得以下行,呕逆吐食获止,腹能俯仰。唯脘痛胁背胀尚未霍然,脉濡弦,仍予苦辛通降。

上方去苏罗子、苏子、旋覆花,加全瓜蒌 9 g、薤白 6 g、元胡 6 g、佛手柑 3 g。

医案出处:王蕙娱,王燕娱,江克明.王仲奇先生医案选(续)[J].中医杂志,1983(2):18-20.

案四十三　名家治疗肠易激综合征医案

张某,男,32 岁。

反复腹胀、腹痛,排便后缓解,2 年余。2 年前从外地迁入,即出现便秘和腹泻交替发作,起初以为是水土不服,加上工作压力大导致,未予治疗。近一年来有加重趋势,并出现腹胀、腹痛,伴纳差,稍稍进食辣、热、冷等刺激性食物,亦出现腹痛,有便意,但是临厕努挣,排便不出,只能使用开塞露通便,大便排出后,腹胀、腹痛缓解,但始终有排便不尽之感,通常 3～4 日大便一次。患者精神欠佳,面容憔悴,面色萎黄,形体偏瘦,心悸气短,夜寐差,舌质淡红,苔薄白,脉沉细。X 线钡餐灌肠检查可见结肠充盈迅速及激惹征,余未见异常。辨证为气秘,治以疏肝理气、解郁散结,给予:

党参 15 g,柴胡 10 g,乌药 15 g,槟榔 15 g,木香 10 g,沉香 5 g,莱菔子 15 g,炒麦芽 15 g,当归 10 g,柏子仁 10 g,远志 15 g,夜交藤 15 g。3 剂。

再诊:服药当晚感觉肠鸣音增强,次日晨起即有便意,排出大量黑色宿便,大便开始较干,最后出现黄色软便,排便不尽感消失。3 剂药服完,3 日内大便两次,感觉腹胀、腹痛、心悸气短等症状完全消失,周身轻松。为巩固疗效,原方继服 6 剂。并嘱患者养成定时临厕的习惯,3 个月后介绍他人来就诊,自述未再复发。

按语:肠易激综合征是消化系统疾病,临床常表现为腹部不适、大便次数及性状改变等一系列肠道功能紊乱症状。依据其临床表现,属于中医学"便秘""腹痛"之范畴,多因情志不畅、肝气郁结,或横逆犯脾、肝脾不和,导致气机郁滞、通降失常、传导失职。《金匮翼·便秘》曰:"气秘者,气内滞,而物不行也。"后世医家根据六腑特性,提出"六腑气化宜动不宜滞,功在走而不守,以通为用,以降为顺"。本例病位在大肠,与肝、脾关系密切。基本病机是肝郁气滞。笔者选用四磨汤加减,以行气舒肝、解郁散结,获得了满意效果。选用柴胡、乌药、槟榔、木香、沉香等药有调气解郁之功;党参补中益气、健脾助运、理气而不伤气;气滞则血瘀,久病必入络,选用"补中气、行经络、通血脉、治劳伤"之夜交藤和"补血活血、润燥滑肠"之当归以活血行气,标本兼顾;柏子仁养心安神,润肠通便;远志安神益智、祛痰、解郁;炒麦芽消食、和中、下气。诸药合用,共奏理气行滞、通腑达下之功,使气顺、郁解、便通、症除。观当今之世人,生活不规律,工作压力大,或情绪失调,或饮食结构不合理,可引起胃肠神经功能紊乱,出现粪便干燥、排便困难等不适,甚至出现心理负担,属中医"肝胃不和、肠胃结滞"之证候范畴,四磨汤实为治疗此证之良方。

医案出处:吴鸿,高水波,王振涛.古方今用四磨汤验案 4 则[J].中国中医药现代远程教育,2012,10(11):93-94.

案四十四　名家梁正辉治疗失眠医案

患者,男,44 岁,2011 年 7 月初诊。

主诉:心烦不寐 10 年余,加重 1 个月。患者 10 余年来工作繁忙紧张,迫于应酬,终日烟酒、肥甘厚味,渐渐出现夜间难以入眠或眠后易醒,常辗转反侧,甚则彻夜难眠,伴有头身困重、心烦不安、口舌生疮,需服用氯硝安定方能入眠,曾间断服中药数十剂,但效不显。近 1 个月来症状加重,彻夜难眠,头重目眩,心烦焦虑,口苦而黏,时有嗳气,胸胁胀满,大便秘结,2～3 日一行,舌红苔黄腻,脉滑数。辨为痰热郁结扰心之失眠。治宜化痰清热、解郁安神。方选礞石滚痰丸加减:

青礞石 30 g,天竺黄 15 g,半夏 9 g,大黄 6 g,黄连 6 g,黄芩 10 g,栀子 12 g,郁金 12 g,玫瑰花 15 g,沉香 9 g,酸枣仁 30 g。

服用 7 剂后,睡眠好转,未服用西药镇静安眠剂,一夜能睡 4 个多小时,诸症减轻,大便 1～2 日一行,为成形软便,舌红苔薄黄。将上方去半夏,加合欢皮 30 g,柏子仁 12 g,再服 7 剂后诸症好转,睡眠明显改善,夜寐 5～6 小时左右,舌红苔薄白,二便调。在此方基础上化裁巩固治疗 1 个月后,每日睡眠基本 6 小时以上,余症悉除,改为健脾和胃方佐以养心安神之品善后,随访半年基本获愈。

医案出处:梁正辉.礞石滚痰丸加减治疗失眠验案一则[J].中国民间疗法,2013,21(4):41.

案四十五　名家高克俭治疗冠心病房颤医案

金某某,女,79 岁,农民,2010 年 6 月 20 日就诊。

就诊前 2 天生气后出现胸闷、憋气、心慌加重,偶有后背疼痛,夜间阵发呼吸困难,喘息,舌暗,苔白,脉结代。房颤病史 5 年。膀胱癌术后 5 年。心电图示:房颤,心室率 117 次/分,广泛导联 ST 段下移 0.05～0.1 mv,T 波低平、双向。中医诊断:胸痹,证候诊断:瘀血痹阻。治宜:化瘀宽胸,疏肝理气。

处方:逍遥散为主方,配合活血化瘀及展胸阳、温通药物,方药如下:柴胡 10 g,枳壳 10 g,白芍 30 g,川芎 15 g,赤芍 15 g,香附 10 g,木香 8 g,白术 10 g,当归 10 g,川楝子 10 g,延胡索 10 g,三棱 6 g,莪术 6 g,槟榔 10 g,沉香 3 g,党参 15 g,乌药 10 g,瓜蒌 12 g,薤白 10 g,制半夏 10 g,炙甘草 3 g。水煎服,每日 1 剂。

2010 年 6 月 29 日复诊,患者自诉口干,口苦,后背沉紧,胸闷、憋气较前好转,考虑患者瘀象明显,将上方当归、三棱、莪术、沉香均加量使用,改为当归 15 g,三棱 10 g,莪术 10 g,加强活血化瘀治疗,予沉香 5 g,乌药 15 g,天麻 10 g,加强平肝阳、理气治疗,予葛根 30 g 发表解肌。2010 年 7 月 4 日复诊,患者无胸闷、憋气,无后背不适感,无口干、口苦,心电图已恢复窦性心律,心率 75 次/分。嘱患者平素注意情志调节。遵此治法继续随症加减治疗,随访 2 个月,无胸闷、憋气及房颤发作。

按:高主任指出临床应结合辨证进行脏腑燮理治疗,如辨证为气滞血瘀,应在活血化瘀治疗的基础上加用疏肝理气药物以解决脉络瘀阻的问题,称之为心肝同治。研究表明:对于气滞血瘀型绞痛,心肝同治法疗效明显优于单纯活血化瘀法。

医案出处:李衬,高克俭.高克俭治疗冠心病验案 3 则[J].光明中医,2013,28(6):1233-1234.

案四十六　名家王克穷治疗胰腺癌案

宋某,女,50 岁,农民,2012 年 9 月 28 日因"胰腺癌放疗后,胃脘胀痛纳差呕吐半月"前来就诊。

自述 2 月前无明显诱因出现上腹部胀痛不适,2012 年 8 月 7 日西安交大医院 B 超示:胰腺癌,CT 示:①胰头胰体部恶性肿块;②肝总动脉下缘肠系膜上动脉右缘与病变密切相邻,2012 年 9 月 7 日入住本院肿瘤科,以胰腺病灶为靶区行 X 刀照射,拟剂量为:4.5 Gy×11f,隔日照射 1 次,总等效剂量约为 60 Gy。今为第 9 次照射,现症:面色萎黄,形体消瘦,自觉不时有气从少腹上冲胃脘,导致胃脘胀痛,纳差呕吐,伴口苦咽干目眩,腹诊:右胸胁苦满,脐上有动悸。舌暗红、胖大有齿痕,苔薄白,脉沉弦。此乃热证奔豚,方宗小柴胡汤合桂枝加桂汤、茯苓桂枝甘草大枣汤加沉香,组成如下:

柴胡 125 g,生半夏 65 g,人参 45 g,炙甘草 45 g,黄芩 45 g,生姜 45 g,大枣 12 枚,桂枝 75 g,白芍 45 g,茯苓 100 g,白术 45 g,沉香 20 g。

上药以水 2 500 mL,先煎茯苓至 2 100 mL,纳诸药煎煮至 1 200 mL,去滓,再煎煮至 600 mL,日三服,每次 200 mL。

2012 年 10 月 12 日二诊:自述服上药 3 剂诸症锐减,后继用上方 8 剂病告痊愈。

医案出处:刘敬尧,王克穷.王克穷主任医师运用桂枝加桂汤治疗恶性肿瘤验案三则[J].陕西中医学院学报,2013,36(6):40-42.

案四十七　名家庞德湘治疗胃气壅滞医案

闻某,男,23岁。

2012年10月18日初诊。

素喜荤腥,常因饮食不节,则胃脘胀痛,泛酸,嗳气,舌淡、苔薄白,脉右关虚大。曾多次胃镜检查并活检病理,诊断为反流性胃炎。拟沉香散加减:

沉香(后下)6 g、紫苏梗10 g、香附10 g、砂仁(后下)10 g、竹茹10 g、姜半夏10 g、蒲公英15 g、厚朴10 g、浙贝母10 g、煅蛤壳30 g、炒麦芽15 g、焦山楂15 g、代赭石15 g、大枣15 g、生姜3片。7剂,每日1剂,水煎服。

1周后复诊,胃脘胀痛好转,泛酸减轻,仍有嗳气,守方继服。患者服药半月,言胃痛、泛酸止,然嗳气仍有,右关有力,改旋覆代赭汤调服。

按语:患者喜好肥甘厚腻,久则易形成积滞,使胃气壅滞,脾运失司,则水谷无法正常输布,不通则痛,气机不畅,出现泛酸、嗳气等症状,庞老师认为肝乃气机运动之枢机,此型以疏肝理气为法,常用陈皮、香附、川楝子、木香、佛手、紫苏梗等辛香之品,既能理肝气,又能调理脾胃气机,使气机调达顺畅,通则不痛。再因人择焦山楂以消肉积。庞教授认为,右手关脉主脾胃,从关脉强弱虚实可以把握脾胃的虚实,还可根据右关脉象是否好转来判断脾胃病的转归。本案二诊中,庞教授按脉,感右关脉虚大稍敛,守方继服。三诊时,右关有力,无虚大之象,但患者仍有嗳气症状,予旋覆代赭汤调服之。从本案可以看出庞老师因人施治,依右关脉变化,辨证灵活,其效必彰。

医案出处:王维斯,庞德湘.庞德湘治疗胃脘痛病案赏析[J].甘肃中医学院学报,2014,31(4):21-22.

案四十八　名家庞德湘治疗脾胃虚寒医案

陈某,女,65岁,上腹隐痛不适半年余。

患者倦怠乏力,眩晕,时有反酸,纳差,大便稀,舌淡红,脉缓,右关脉虚大,重按无力。胃镜示慢性浅表性、萎缩性胃炎,Hp(+++)。病理示:胃窦出血,腺黏膜中度慢性浅表性胃炎伴小灶性肠化。

方药:党参15 g、白术12 g、茯苓12 g、陈皮10 g、木香6 g、砂仁(后下)6 g、黄芪15 g、升麻6 g、制半夏10 g、厚朴10 g、紫苏梗10 g、沉香(后下)4 g、浙贝母10 g、煅蛤壳30 g、石见穿15 g、炙甘草6 g、生姜3片,7剂,1日1剂,水煎服。

1周后复诊,脘痛大减,胃纳增加,眩晕已愈,仍觉疲乏无力,脉案左关虚弦。

原方加炙黄芪、白芍、柴胡、当归,继服14剂,疗效显著。

按语:患者初诊时倦怠乏力,眩晕,大便稀,诊脉右关虚大,庞老师认为眩晕乃脾胃虚寒、清阳不升所致;虚寒则脾胃失和,久则气机不通,则生脘痛。故施香砂六君子汤,以方中人参、白术、茯苓、甘草、黄芪、升麻升健脾阳,因患者脾胃虚寒,择半夏、陈皮、木香、砂仁、厚朴和降胃腑,温补而不壅气,行气而不伤气。二诊时左关虚弦,庞老师言此乃肝郁血虚之证,加入柴胡、当归、白芍,即合逍遥散之意,以养血柔肝。

医案出处:王维斯,庞德湘.庞德湘治疗胃脘痛病案赏析[J].甘肃中医学院学报,2014,31(4):21-22.

案四十九　名家治疗气虚发热医案

患者,女,68岁,2014年3月8日求治于我院门诊。

该患者反复大便秘结伴排便费力8年,加重7天。10年前无明显诱因出现排便干结、排便费力症状,大便2～4日一行,便质硬结,量少,伴腹胀,偶有嗳气。患者自服番泻叶泡水200 mL后得以缓解,此后上症反复发作,患者均自行番泻叶泡水或开塞露灌肠等对症治疗,未系统诊疗。7天前患者无明显诱因出现大便秘结、排便费力,大便4～7日一行,便质呈羊屎状,量少,胸胁满闷,腹中胀满而痛,偶有嗳气,舌苔薄腻,脉弦。结肠传输试验阳性,排粪造影未见明显异常,大便常规示未见异常。西医诊断为慢传输型便秘,中医诊断为便秘(气秘)。

处方:加味五磨饮子(制乌药6 g、沉香6 g、木香6 g、槟榔10 g、枳壳12 g、党参20 g、黄芪30 g、火麻仁20 g、肉苁蓉20 g、女贞子12 g、甘草6 g),水煎服,每次100 mL,每天分3次服用,连续治疗3个月。

按:便秘之气秘,患者多因七情内伤导致肝失疏泄,肝气郁结,横逆犯胃乘脾,运化功能减退。在上则中焦痞塞不通,不通则痛,则见胸胁满闷、腹中胀满而痛,胃失和降,则见嗳气;在下则肠道积滞,大肠传导失常,可见腹胀、便秘;又因久用泻剂,损伤脾胃,加之久病气虚,脾胃气虚无力运行而致气滞,从而加重便秘。故以行气调中、补中益气、润肠通便为法,方用加味五磨饮子。方中乌药行气疏肝以解郁,枳实行气宽中,木香行气调中,沉香顺气降逆,槟榔行气化滞。五药合用,共奏调理上、中、下三焦之气之功效,另配党参、黄芪补中益气;火麻仁、女贞子、肉苁蓉润肠通便,甘草补脾益气、调和诸药。

医案出处:石佳钰.补中益气汤治疗气虚发热病临床疗效观察[J].亚太传统医药,2014,10(22):122-123.

案五十　名家治疗粉刺医案

陈某某,女,25岁。2014年3月5日初诊。

患者近2年来,面部及背部粉刺频发,皮疹红肿疼痛,瘙痒难忍,并伴渴喜冷饮、便秘口臭等症,迭经各种治疗,粉刺仍不断续发。诊见:毛囊性丘疹遍布颜面及背部,尤以后背为甚,皮损处有色素沉着和疤痕形成,舌红苔黄腻,脉滑数。证属肠胃湿热,上蒸肌肤。治拟通腑泄热,化湿解毒。予四磨汤合黄连解毒汤加减。处方:

沉香(后下)、黄连各6 g,党参、黄芩、野菊花、桑白皮各12 g,生槐花、郁金、丹皮、槟榔各15 g,乌药、生山栀各9 g,忍冬藤、土茯苓、蒲公英、生薏苡仁各30 g。每日1剂,水煎分2次服。

14剂后复诊,粉刺基本消退,未见新疹续发,疼痛、瘙痒明显减轻,大便通畅,腻苔退,脉息平,原方略为增减。前后共进28剂,其病若失。

按:本例患者平素喜食辛辣厚味,气滞湿阻,湿热毒结于肠胃,浊气不能下达,反而上逆,阻于肌肤而成缠绵之症。方中四磨汤行气降浊,祛湿热毒;黄芩、黄连、栀子通泻三焦之火;丹皮、郁金、忍冬藤凉血活血,宣通经脉;桑白皮、野菊花合黄芩、山栀清热宣肺燥湿;生槐花合黄连、槟榔、蒲公英清泄肠胃湿热;生薏苡、土茯苓祛湿止痒利尿,导邪从小便而出。全方切中病机,通过调节中焦气机而奏逆气降、湿热清、皮损愈之功。

医案出处:杨建玲,章晓晨,杨越锴.四磨汤临床验案三则[J].浙江中医杂志,2016,51(6):454.

案五十一　名家治疗不寐医案

傅某某,男,45岁。2014年1月12日初诊。

患者入睡困难,多梦易醒1年多,经中西医治疗效果不显,且近来症状逐渐加重,常常彻夜难眠,晨起则肢倦烦躁,胸闷口苦,恶心痰多。诊见:心烦不安,面赤口臭,舌红苔黄腻,脉滑实。证属气滞痰郁,湿热内蕴。治拟降气导滞,化痰清热。予四磨汤合温胆汤加减。

处方:沉香(后下)、黄连各5g,姜半夏、陈皮、乌药、山栀各9g,薏苡仁30g,茯苓、礞石、竹茹各15g,党参、槟榔、枳壳各12g,灯心草3g。每日1剂,水煎分2次服。

剂后复诊,每夜已能安睡5小时左右,舌苔转薄,余症均有改善。后以调理脾胃之剂而愈。

按:《景岳全书·不寐》云:"不寐证虽病有不一,然惟知邪正二字则尽矣。……其所以不安者,一由邪气之扰,一由营气之不足耳。"本例患者平素饮食不节,肠胃受伤,宿食停滞,酿为痰热,壅遏于中,痰热上扰,胃气不和,以致失眠。方中四磨汤行气导滞,恢复肠胃的通降功能;温胆汤清胆利湿,和胃化痰;黄连、山栀泻火燥湿,除烦安神;礞石消痰下气,镇惊安神;灯心草利水泄热,清心除烦。方以行气和中、清热化痰为主,稍佐安神之品,药证相符,故收桴鼓之效。

医案出处:杨建玲,章晓晨,杨越锴.四磨汤临床验案三则[J].浙江中医杂志,2016,51(6):454.

案五十二　名家沈艳莉治疗高血压伴双向情感障碍医案

患者,男,28岁。

2012年被诊断为"双向情感障碍",2013年曾2次癫痫大发作,均服药控制。2015年9月8日因"阵发性头痛伴心慌半月"就诊。刻下:头痛阵发,头昏沉,发作时伴心慌、胸闷、耳鸣、双侧太阳穴胀痛,发作前无征兆,平素心烦急躁,易暴怒,口干口苦,眠差多梦,口周痤疮较多,有白色脓点,大便可,小便黄,舌边尖红,苔黄腻,脉弦滑。血压140/90 mmHg(1 mm-Hg=0.133 kPa),最高165/105 mmHg,心率105次/min。西医诊断:高血压病2级。将其原口服美托洛尔每日25 mg/次改为12.5 mg/次,每日2次。中医诊断:头痛,辨证为心肝火旺、痰火扰窍。治法:逐痰开窍、降逆泻火。方以礞石滚痰丸合龙胆泻肝汤加减。

处方:煅青礞石(先煎)15g,黄芩15g,酒大黄10g,沉香曲6g,龙胆9g,栀子9g,柴胡

9 g,珍珠母(先煎)30 g,白芍 30 g,黄连 9 g,生地黄 30 g,蛤壳(先煎)30 g,钩藤 9 g,天麻 9 g,丹参 12 g,合欢花 9 g。每日 1 剂,水煎服,每日 2 次。

服药 7 剂后未再头痛、心慌,无口干口苦,心烦急躁明显好转,眠安,口周痤疮明显消退,无脓点,无新发,舌淡红,苔薄白,脉沉滑。复查血压示 110/75 mmHg,心率 82 次/min。临床痊愈出院。

医案出处:沈艳莉.滚痰丸临床治验三则[J].中国中医药信息杂志,2017,24(1):116-118.

案五十三 名家林天东治疗不育症医案

男,28 岁,2017 年 6 月 18 日因"未避孕 3 年未育"前来就诊。

患者诉 3 年来规律性生活,女方一直未怀孕,曾在外院查 CASA 示:弱精子症,女方 25 岁,各项检查未见异常,现症见:患者一般情况可,勃起硬度及同房时间可,二便调。舌质淡,苔薄白,脉弦细。查体:外生殖器未见异常。前列腺液镜检:卵磷脂小体:+++,WBC:0~5;血浆性激素六项(-);生殖器及泌尿系 B 超(-);支原体及衣原体(-);精浆及血液抗精子抗体:阴性。现查精液分析(CASA):量 3 mL,液化时间:30 min,密度:20.26(百万/毫升),总活力 28.45%,A 级:10.32%,B 级:8.56%,C 级:9.57%,D 级:71.55%。西医诊断:不育症,中医诊断:不育症。证属脾肾亏虚,精失所养。治以益气健脾、补肾益精、种嗣衍宗。方药如下:

菟丝子 30 g,枸杞子 30 g,覆盆子 15 g,五味子 15 g,乌药 10 g,车前子 15 g,细辛 3 g,沉香 10 g。

30 剂,每日 1 剂,水煎服,2 次/剂,饭后温服,嘱患者 1 个月后复查精液,日常生活中放松心情,勿过度忧虑。

7 月 17 日二诊:患者诉服药后,二便调,纳眠佳,复查 CASA:量:3 mL,液化时间:30 min,密度:20.37(百万/毫升),总活力 43.28%,A 级:14.56%,B 级:9.75%,C 级:18.97%,D 级:56.72%。精子活力较前提升,予再续前方 30 剂,煎服法同前,并指导患者同房时间。

8 月 18 日三诊:患者诉服药后无特殊不适,复查 CASA:量:4 mL,液化时间:30 min,密度:21.76(百万/毫升),总活力 55.76%,A 级:21.89%,B 级:14.74%,C 级:19.13%,D 级:44.24%。精子密度及活力较前明显好转,再予续前方 30 剂,煎服法同前,嘱女方监测排卵并指导同房时间。

9 月 15 日四诊:患者诉现无特殊不适,复查 CASA:量:5 mL,液化时间:30 min,密度:20.02(百万/毫升),总活力 61.34%,A 级:26.36%,B 级:21.24%,C 级:13.74%,D 级:38.66%。精子密度及活力恢复如常,再续前方 30 剂巩固疗效,煎服法同前,嘱女方监测排卵并指导双方同房时间。于 10 月 28 日告知女方已怀孕。

医案出处:黄显勋.运用林天东教授经验方"消抗丸"治疗免疫性男性不育 42 例[J].中医研究,2005(1):47-48.

案五十四　名家治疗子宫腺肌病医案

句某某,女,34 岁。2019 年 12 月 17 日初诊。

月经紊乱伴行经腹痛逐渐加重 8 个月。2019 年 4 月始患者月经周期经期紊乱,伴经期下腹胀痛,9 月因异常子宫出血予诊断性刮宫。术后病理示:子宫内膜不规则增生,小病灶单纯性增生。10 月 20 日月经来潮量多,腹痛较刮宫术前加重,予优思明治疗,11 月 20 日月经来潮量未减,痛未轻。12 月 7 日查 B 超示:子宫大小约 6.8 cm×7.9 cm×8.3 cm,子宫前壁及底部见回声不均匀区,较大者位于子宫前壁大小约 3.9 cm×3.8 cm×2.7 cm;子宫内膜回声不均匀厚 0.89 cm,提示:子宫腺肌病、合并多发子宫腺肌瘤。患者平素月经周期30~35 天,经期 5 天,量多,色红,夹有血块,痛经(+)。LMP:2019 年 11 月 20 日,量多,色黯,夹有血块,痛经(++)。孕产史:孕 2 产 1(剖宫产)。刻诊:优思明停药 3 天,无腹痛,无阴道出血,纳差,寐欠安,舌黯淡,苔薄白,脉沉弦。治拟活血化瘀、散结止痛。药用:

桂枝、当归、醋香附、葫芦巴、九香虫、土鳖虫、制巴戟天、醋延胡索、川楝子、大血藤各10 g,制吴茱萸 3 g,白芍、麦冬、丹参各 15 g,盐小茴、沉香(后下)各 5 g,甘草 6 g。7 剂。每日 1 剂,水煎服。

12 月 24 日二诊:17 日月经来潮,服上药后月经量较上次月经稍有减少,腹痛程度减轻,疼痛时间缩短。现无腹痛,阴道少量出血,纳可,寐安,舌淡苔薄白,脉沉弦。治拟活血化瘀,止血消症。药用:

桂枝、当归、醋香附、制巴戟天、醋延胡索、大血藤、醋鳖甲各 10 g,仙鹤草、鹿衔草、马鞭草、白芍、麦冬、丹参、夏枯草、煅牡蛎各 15 g,甘草 6 g,沉香(后下)5 g。7 剂。

12 月 31 日三诊:服药当日经血净,无明显不适,纳寐佳,二便调,舌红、苔薄,脉沉细。治拟滋阴养血,活血消症。药用:

桂枝、当归、醋香附、制巴戟天、醋延胡索、大血藤、女贞子、半夏、醋鳖甲、陈皮各 10 g,夏枯草、煅牡蛎、旱莲草、白芍、麦冬、丹参各 15 g,甘草 6 g,沉香(后下)5 g。14 剂。

2020 年 1 月 14 日四诊:患者服药平和,月经即将来潮,舌淡红苔薄白,脉沉细。治拟活血化瘀、散结止痛。药用 12 月 17 日初诊方,14 剂。

2020 年 2 月 5 日五诊:1 月 25 日月经来潮月经量较上次减少 1/2,色红无血块,痛经(±)。治拟滋阴养血,活血消癥。药用三诊方,14 剂。

医案出处:包红霞,李军.平治于权衡、去宛陈莝法治疗子宫腺肌病 1 例[J].山西中医,2020,36(6):45.

案五十五　名家陈意治疗重度水肿医案

张某某,女,80 岁。2018 年 8 月 28 日初诊。

糖尿病史,颜面浮肿如斗,腹部胀满如鼓,足跗按之如泥。大便数日未下,面色无华,脉沉细。治拟温阳益气,前后分消。予大黄附子汤合小承气辈。

附片(先煎)、大黄、郁李仁、猪苓、防己、沉香曲、醋香附各 12 g,黄芪、益母草各 30 g,生晒参、桂枝、槟榔、姜厚朴、炒枳实各 15 g,芦荟 0.5 g。

2018 年 8 月 31 日复诊：

药后大便已下数次,小便通利,面部浮肿已退,腰部胀满得蠲,仍有酸楚。治拟益气补肾,疏理通腑。

生晒参 10 g,黄芪、牛膝各 30 g,肉苁蓉、鲜铁皮石斛、麦冬、制大黄、沉香曲各 12 g,姜厚朴、炒枳实各 15 g,芦荟 0.5 g。

按:患者久病消渴,迁延不愈,肾元虚损,且久病脾气受损,终致脾肾两脏之气俱虚。脾虚不能制水,肾元虚衰,阳不化水,水湿之邪壅于肌肤经隧之间,故遍身浮肿。肾与膀胱互为表里,肾阳不足,膀胱气化不行,故尿量减少。阳气亏虚,寒自内生,肠道传送无力,故大便干结。治疗予大黄附子汤合小承气辈加减。复诊时患者全身浮肿消失,腰部酸楚。故予牛膝、肉苁蓉、鲜铁皮石斛、麦冬来加强补肾作用。

医案出处:徐首航,徐浩娟.陈意临床治验拾零[J].浙江中医杂志,2020,55(12):897.

案五十六　　名家陈意治疗顽固性呃逆呕吐医案

叶某某,女,50 岁。2018 年 8 月 24 日初诊:

因"反复呃逆,呕吐,上腹部不适伴眠差 1 月余"在当地医院住院治疗,胃镜示:慢性非萎缩性胃炎伴糜烂;食道炎 A 级。病理报告示:(胃窦)黏膜慢性中度浅表性炎,HP⁻。予对症治疗后病情无好转,来陈师处就诊。诊见:反复嗳气呕吐,面色无华,神疲倦怠,双目欲闭,纳谷不思,食而泛出,大便数日未行,苔薄白,脉细。治拟温运中阳,降逆和胃。予良附丸合旋覆代赭小承气辈:

高良姜、甘松、阳春砂、白豆蔻各 6 g,醋香附、姜厚朴、炒枳实、炙甘草各 12 g,制大黄、沉香曲、乌药、生晒参各 10 g,旋覆花 9 g,煅赭石、炒白芍各 30 g,丁香、吴茱萸各 3 g。

2018 年 8 月 27 日复诊:

服用 3 剂后每餐进粥 2 两,嗳气呕吐已止,胃气有甦和之兆,大便多日一行。治拟黄芪建中汤合旋覆代赭小承气辈。

黄芪、炒白芍、代赭石各 30 g,炙甘草、桂枝、生晒参、厚朴、炒枳实、姜半夏各 12 g,制大黄、生姜各 15 g,红枣 20 g,旋覆花 9 g,丁香、吴茱萸各 3 g,沉香曲 10 g,砂仁 6 g。

按:患者 1 月来反复呕吐,不能进食,神疲乏力,面色苍白。此为中阳不足,阴寒内盛,水谷熟腐运化无权,反而上逆,故呕吐不能纳谷。胃虚则脾亦弱,气血生化乏源,因而面色无华。津液亏乏,肠失濡润,腑气不通。舌淡嫩,脉沉细无力。故予温运中阳,降逆和胃。予良附丸合旋覆代赭小承气辈。复诊时患者嗳气呕吐已止,胃气渐渐恢复,此为中阳亏虚,胃气上逆。治予黄芪建中汤合旋覆代赭小承气辈。

医案出处:徐首航,徐浩娟.陈意临床治验拾零[J].浙江中医杂志,2020,55(12):897.

第三部分

沉香处方集英

一、【方名】阿魏丸

【原方组成】延胡索、苏木、莱菔子、五灵脂、天仙子、蓬莪术、广皮、枳实、山棱、厚朴、槟榔、姜黄、乌药、降香、沉香、阿魏、香附、卜子

【出处】《痧胀玉衡》

【原方功效与主治】治食积壅阻,痧毒气滞血凝,疼痛难忍,头面黑色,手足俱肿,胸腹胀闷。

二、【方名】阿魏丸

【原方组成】京三棱、莪术、自然铜、蛇含石、雄黄、蜈蚣、木香、辰砂、沉香、天花粉、天竺黄、阿魏、全蝎、芦荟、冰片

【出处】《金匮翼》

【原方功效与主治】治肉积虫积,一应难消难化,腹中饱胀疼痛。

三、【方名】艾附丸

【原方组成】白艾叶、枳壳、肉桂、附子、当归、赤芍药、没药、木香、沉香

【出处】《杨氏家藏方》

【原方功效与主治】治妇人血海虚冷,月水不行,脐腹疼痛,筋脉拘挛。及积年坚瘕、积聚渐成等疾。

四、【方名】安神滚痰丸

【原方组成】煅礞石、风化硝、朱砂、沉香、珍珠

【出处】《类证治裁》

【原方功效与主治】降痰。

五、【方名】安息香丸

【原方组成】安息香、沉香、木香、丁香、藿香、八角茴香、香附子、缩砂仁、炙甘草

【出处】《圣惠方》

【原方功效与主治】小儿肚痛,曲脚而啼。

六、【方名】安息香丸

【原方组成】肉桂、诃子、阿魏、茯苓、当归、干姜、肉豆蔻、川芎、丁香、缩砂仁、五味子、巴戟、益智、白豆蔻、硇砂、槟榔、荜澄茄、芍药、莪术、三棱、安息香、香附、茴香、胡椒、高良姜、木香、沉香、乳香

【出处】《太平惠民和剂局方》

【原方功效与主治】治一切冷气,心腹疼痛,胸膈噎塞,胁肋膨胀,心下坚痞,腹中虚鸣,哕逆恶心,噫气吞酸,胃中冷逆,呕吐不止,宿饮不消,胸膈刺痛,时吐清水,不思饮食。

七、【方名】安息香丸方

【原方组成】安息香、肉苁蓉、白附子、羌活、当归、茴香子、木香、天麻、桂、沉香、槟榔、干蝎、白花蛇、芎䓖、桃仁、阿魏、硇砂、硫黄

【出处】《圣济总录》

【原方功效与主治】治风冷及虚风头昏、心胸痓闷、痰唾不下、饮食气胀、腰腹疼痛。

八、【方名】八白饮

【原方组成】沉香、藿香叶、人参、草果、白川干姜、半夏曲、白芍药、白槟榔、白豆蔻、白茯苓、白术、白扁豆、白芷

【出处】《活幼口议》

【原方功效与主治】治婴孩小儿脾虚胃弱，膈有风痰，水谷入口悉皆呕哕，体羸气乏，饮食不下，霍乱吐利，神情恍惚，心胸膨满，中脘不和。

九、【方名】八宝回春汤

【原方组成】附子、人参、麻黄、黄芩、防己、香附子、杏仁、川芎、当归、茯神、陈皮、防风、白芍药、沉香、半夏、川乌、桂、白术、天台乌药、干姜、黄芪、甘草、熟地黄、生干地黄

【出处】《类编朱氏集验医方》

【原方功效与主治】治男子妇人一切诸虚不足，风疾血气交攻，凝滞脉络，拘急挛拳，气不升降，瘫中疼痛，痰涎壅盛，脾胃不和，饮食不进。此药一则去风，二则和气，三则活血。

十、【方名】八宝蠲痛汤

【原方组成】延胡索、乳香、甘草、沉香、官桂、陈皮、当归、白豆蔻

【出处】《丹台玉案》

【原方功效与主治】治七情伤感，六气为病，心疼腹痛，不可忍者。

十一、【方名】八宝坤顺丹

【原方组成】人参、益母草、全当归、川芎、白芍、白术、茯苓、黄芩、缩砂、川牛膝、乌药、阿胶、生地、香附、橘红、熟地、紫苏、广木香、琥珀、沉香、甘草

【出处】《太医院秘藏膏丹丸散方剂》

【原方功效与主治】专治妇人百病。

十二、【方名】八宝坤顺丹

【原方组成】益母草、白芍、当归、川芎、黄芩、白术、茯苓、乌药、缩砂、牛膝、橘红、香附、阿胶、生地、熟地、紫苏、木香、党参、甘草、琥珀、沉香

【出处】《太医院秘藏膏丹丸散方剂》

【原方功效与主治】治胎前产后，经血不调，妇人百病。

十三、【方名】八味顺气散

【原方组成】人参、白术、甘草、青皮、白芷、乌药、天麻、沉香、紫苏、木瓜、姜

【出处】《医学入门》

【原方功效与主治】中风不语，口眼㖞斜，半身不遂，腰腿疼痛，手足挛拳。

十四、【方名】八味坠毒沉香饮

【原方组成】沉香、木香、牛膝、槟榔、胆草、生地、木瓜、二花

【出处】《万氏秘传外科心法》

十五、【方名】八物大温经汤

【原方组成】当归、鹿茸、人参、川芎、白术、山茱萸、小茴香、砂仁、陈皮、甘草、芍药、熟地、沉香、葱、姜

【出处】《妇科秘方》

【原方功效与主治】凡妇人二十一岁，经水不通，或赤白带下，淋沥成户，或间三、四月。此气血虚弱，潮热咳嗽，饮食少进，四肢无力，日久成劳。

十六、【方名】八仙丹

【原方组成】巴霜、朱砂、郁金、乳香、没药、沉香、木香、雄黄

【出处】《串雅内外编》

【原方功效与主治】治小儿百病。

十七、【方名】八仙长寿丸

【原方组成】紫河车、青铅、真沉香、砂仁

【出处】《顾松园医镜》

【原方功效与主治】喘因阴虚而火乘金者宜之，如气从脐逆冲而上者。

十八、【方名】八珍散

【原方组成】白豆蔻仁、石莲肉、白茯苓、薏苡仁、沉香、白扁豆、陈皮、甘草、姜

【出处】《普济方》

【原方功效与主治】治脾痛不进饮食。

十九、【方名】巴戟天丸方

【原方组成】巴戟天、附子、天麻、牛膝、防风、桂、芎䓖、独活、石斛、肉苁蓉、补骨脂、干蝎、萆薢、蜀椒、仙灵脾、沉香、安息香、木香

【出处】《圣济总录》

【原方功效与主治】治风冷气，补虚损，暖脏腑，利腰脚。

二十、【方名】巴戟丸

【原方组成】巴戟天、干姜、沉香、附子、木香、桂、肉苁蓉、茴香子、牛膝、硇砂

【出处】《普济方》

【原方功效与主治】治肾虚中寒气。补下元。

二十一、【方名】巴戟丸方

【原方组成】巴戟、天门冬、五味子、肉苁蓉、柏子仁、牛膝、菟丝子、远志、石斛、薯蓣、防风、白茯苓、人参、熟干地黄、覆盆子、石龙芮、萆薢、五加皮、天雄、续断、石南、杜仲、沉香、蛇床子

【出处】《太平圣惠方》

【原方功效与主治】治肾劳腰脚酸疼,肢节苦痛,目暗,心中恍惚,夜卧多梦觉,则口干食不得味,恒多不乐,常有恚怒,心腹胀满,四体痹疼,多吐酸水,小腹冷痛,尿有余沥,大便不利,悉皆主之。

二十二、【方名】菝葜散

【原方组成】菝葜、土瓜根、黄芪、白龙骨、牡蛎、附子、沉香、五味子、肉苁蓉

【出处】《普济方》

【原方功效与主治】膀胱虚冷,小便滑数,其色白浊。

二十三、【方名】白沉香散

【原方组成】川白姜、半夏曲、白茯苓、附子、诃子肉、干山药、沉香、白术、木香、人参、丁香、甘草

【出处】《太平惠民和剂局方》

【原方功效与主治】治一切冷气攻冲心腹,胁肋胀满,噫醋吞酸,胸膈噎塞,饮食减少,常服坠气,和脾胃。

二十四、【方名】白豆蔻散

【原方组成】沉香、缩砂仁、白豆蔻仁、干生姜、木香、人参、白术、白茯苓、丁香

【出处】《杨氏家藏方》

【原方功效与主治】治脾胃不和,中脘痞闷,气不升降,痰逆恶心,不思饮食。

二十五、【方名】白豆蔻散

【原方组成】白豆蔻仁、厚朴、白术、沉香、陈皮、甘草

【出处】《御药院方》

【原方功效与主治】治脾胃气弱,不进饮食。

二十六、【方名】白豆蔻散方

【原方组成】白豆蔻、高良姜、青橘皮、木瓜、沉香、当归、甘草、桂心

【出处】《太平圣惠方》

【原方功效与主治】治肝风冷转筋,四肢厥冷。

二十七、【方名】白豆蔻丸

【原方组成】白豆蔻、丁香、木香、沉香、肉豆蔻、槟榔、甘草、青皮、白术、茯苓、诃子皮、人参、桂、干姜、麝香

【出处】《鸡峰普济方》

【原方功效与主治】治气和胃。

二十八、【方名】白茯苓散方

【原方组成】白茯苓、前胡、桂心、黄芩、白术、沉香、鳖甲、生干地黄、五味子、枳实

【出处】《太平圣惠方》

【原方功效与主治】治肝气不足,筋脉不遂,心膈壅滞,左肋妨胀,不思饮食。

二十九、【方名】白芥子丸方

【原方组成】白芥子、防风、安息香、沉香、补骨脂、槟榔

【出处】《太平圣惠方》

【原方功效与主治】治肝风筋脉拘挛,骨髓疼痛。

三十、【方名】白龙膏

【原方组成】沉香、白檀、白茯苓、木香、白附子、桔梗、白及、白蔹、白芷、白薇、白术、黄芪、川芎、甘草、防风、白芍药、当归、生干地黄、栝蒌根、杏仁、桑白皮、桃仁、木鳖子、人参、木通、独活、川升麻、槐白皮、零陵香叶、苦参、芝麻油、瓦粉

【出处】《御药院方》

【原方功效与主治】治一切恶疮赤肿痛。

三十一、【方名】白术沉香散

【原方组成】沉香、人参、白茯苓、半夏曲、木香、诃子肉、干姜、干山药、白术、丁香、附子、甘草

【出处】《奇效良方》

【原方功效与主治】坠气,益脾胃。

三十二、【方名】白术散方

【原方组成】白术、人参、陈橘皮、大腹皮、黄芪、枳壳、甘草、诃黎勒、沉香

【出处】《太平圣惠方》

【原方功效与主治】治时气后胃虚宿食不消,心胸壅闷,乍寒乍热。

三十三、【方名】白术散方

【原方组成】白术、诃黎勒、丁香、人参、草豆蔻、黄芪、附子、白茯苓、荜澄茄、麦蘖、沉香、

陈橘皮、木香、枳实、甘草

【出处】《太平圣惠方》

【原方功效与主治】治脾气不足,心腹胀满,不欲饮食。若食则气滞体重,四肢无力。

三十四、【方名】白术丸方

【原方组成】白术、五味子、陈橘皮、人参、桂心、白茯苓、沉香、厚朴、紫苏子、草豆蔻、枳实

【出处】《太平圣惠方》

【原方功效与主治】治上气胃中不和、呕吐,不能下食,虚弱无力。

三十五、【方名】白牙散

【原方组成】石膏、香附子、防风、白芷、甘松、山奈子、藿香、沉香、零陵香、川芎、细辛

【出处】《济阳纲目》

【原方功效与主治】揩齿,莹洁令白,及治口臭。

三十六、【方名】白牙药

【原方组成】石膏、香附子、甘松、山奈子、藿香、零陵香、沉香、川芎、细辛、防风

【出处】《普济方》

【原方功效与主治】祛风,莹白牢牙。

三十七、【方名】白芷散

【原方组成】白芷、升麻、藁本、细辛、沉香、丁香、石膏、贝齿、麝香、悬水石、猪牙皂角

【出处】《普济方》

【原方功效与主治】如常揩牙齿,去恶气。

三十八、【方名】百杯丸

【原方组成】沉香、丁香、缩砂仁、白豆蔻仁、红豆、干葛、陈皮、甘草、干生姜

【出处】《御药院方》

【原方功效与主治】治酒不散,胸膈滞闷,呕吐酸水,心腹疼痛。

三十九、【方名】百病紫霞丹

【原方组成】沉香、丁香、甘松、广木香、薄荷、砂仁、檀香、豆蔻、百药煎、硼砂

【出处】《广嗣要语》

【原方功效与主治】清气化痰,宽胸除秒,止呕吐,安五脏。

四十、【方名】百益煮砂丹

【原方组成】朱砂、山茱萸、远志、柏子仁、熟地黄、石菖蒲、破故纸(又名补骨脂)、菟丝子、五味子、茯神、莲子肉、穿心巴戟、附子、沉香、山药

【出处】《叶氏录验方》

【原方功效与主治】养心气,补元脏久虚,益肾经虚损不足。

四十一、【方名】柏叶膏

【原方组成】人参、黄芪、桑寄生、当归、沉香、荆芥穗、麦门冬、黄连、槐实
【出处】《鸡峰普济方》
【原方功效与主治】治咳嗽唾血久不效。

四十二、【方名】柏子仁丸

【原方组成】柏子仁、干地黄、茯苓、枳实、覆盆子、北五味、附子、石斛、鹿茸、酸枣仁、桂心、沉香、黄芪
【出处】《妇人大全良方》

四十三、【方名】柏子仁丸方

【原方组成】柏子仁、黄芪、白茯苓、楮实、覆盆子、五味子、附子、石斛、酸枣仁、鹿茸、桂、白术、沉香、枳实、熟干地黄
【出处】《圣济总录》
【原方功效与主治】治肝虚寒筋急,腹满胀。

四十四、【方名】半夏礞石丸方

【原方组成】半夏、巴豆、杏仁、猪牙皂荚、礞石、丁香、木香、沉香、槟榔、腻粉、硇砂、粉霜
【出处】《圣济总录》
【原方功效与主治】治症块气积,下结胸,一切积滞。

四十五、【方名】半夏散方

【原方组成】半夏、人参、白术、厚朴、陈橘皮、附子、沉香、桂心
【出处】《太平圣惠方》
【原方功效与主治】治七气,脏腑虚冷,心胸气上,劳乏不能饮食。

四十六、【方名】半夏五香丸

【原方组成】半夏、丁香、沉香、麝香、龙脑、藿香、木香、槟榔、甘草、丹砂
【出处】《普济方》
【原方功效与主治】治膈气痰结,和胃气,进饮食。

四十七、【方名】半夏五香丸方

【原方组成】丁香、木香、沉香、肉豆蔻、桂、京三棱、当归、陈橘皮、槟榔、荜澄茄、附子、安息香、乳香、硇砂、丹砂、巴豆
【出处】《圣济总录》
【原方功效与主治】治膈气痰结,和胃气,进饮食。

四十八、【方名】半夏饮方

【原方组成】半夏、丁香、木香、白术、沉香、陈橘皮、草豆蔻、炙甘草、青橘皮

【出处】《圣济总录》

【原方功效与主治】治虚劳胃气寒,中脘痞闷,呕吐多痰,不思饮食。

四十九、【方名】宝带围腰

【原方组成】艾绒、生附子、上肉桂、麝香、沉香、公丁香、檀香、川椒、甘遂、甘松、北细辛、山奈、白芷

【出处】《经验良方全集》

【原方功效与主治】暖脐。

五十、【方名】宝鉴沉香桂附丸

【原方组成】沉香、附子、川乌、干姜、良姜、官桂、吴茱萸、茴香

【出处】《医灯续焰》

【原方功效与主治】治中气虚弱甚,脾胃虚寒,脏腑积冷,心腹疼痛,手足厥逆冷,便利无度,七疝,引痛不可忍,喜热熨少缓者。

五十一、【方名】宝鉴沉香桂附丸

【原方组成】沉香、附子、川乌、干姜、良姜、官桂、吴茱萸

【出处】《玉机微义》

【原方功效与主治】治中气虚弱,脾胃虚寒,脏腑积冷,心腹疼痛,手足厥逆冷便利无度,七疝,引痛不可忍,喜热熨少缓者。

五十二、【方名】宝鉴天真丹

【原方组成】沉香、穿心巴戟、茴香、萆薢、葫芦巴、破故纸、杜仲、琥珀、黑牵牛、官桂

【出处】《医灯续焰》

【原方功效与主治】治上焦阳虚。

五十三、【方名】宝灵丹

【原方组成】珍珠、滴乳香、广木香、真血珀、没药、沉香、冰片、西牛黄、辰砂、真胎骨、滴乳石

【出处】《疡医大全》

【原方功效与主治】毋论梅疮初起已溃,服此神效,并治结毒下疳串毒,以及男女内外不可明言之处恶毒等证。

五十四、【方名】保安丸

【原方组成】赤茯苓、牡丹皮、白芍药、石茱萸、沉香、人参、桂、当归、牛膝、吴白芷、木香、藁本、麻黄、川芎、细辛、黑附子、兰香叶、甘草、寒水石、防风、桔梗、蝉壳、马鸣退、生干地黄

【出处】《御药院方》

【原方功效与主治】治妇人产前产后三十六种冷血风,半身不遂,手脚疼痛,诸疾并宜服之。

五十五、【方名】保和汤

【原方组成】知母、贝母、天冬、麦冬、冬花蕊、天粉、苡仁、五味子、当归、生地、桔梗、甘草、真苏子、桑皮、橘红、沉香

【出处】《简明医彀》

【原方功效与主治】治嗽痰肺痿,喘。

五十六、【方名】保命丹

【原方组成】胡桃肉、小红枣、白蜜、苍术、陈皮、厚朴、白术、香附、当归、砂仁、生地、乌药、赤白何首乌、麦门冬、破故纸、白芍、牛膝、枳壳、半夏、人参、五加皮、杏仁、川椒、虎胫骨、甘草、小茴香、独活、防风、木香、沉香、川芎、乌药、白茯苓、荆芥

【出处】《万氏家抄济世良方》

【原方功效与主治】治虚损,风气湿痹,心、腹、胃、胁、膀胱疼痛,腰膝无力及膈噎肤燥,疮癣一切恶症。并妇女赤白症瘕。久服益精润肌。

五十七、【方名】保命延寿烧酒方

【原方组成】人参、当归、白茯、乌药、杏仁、砂仁、川乌、川草乌、何首乌、五加皮、枸杞子、牛膝、杜仲、肉桂、苍术、肉苁蓉、破故纸、甘草、木香、枳壳、干姜、虎骨、香附、白芷、厚朴、陈皮、白术、川芎、麻黄、独活、羌活、川椒、白芍、生地、熟地、天冬、麦冬、防风、荆芥、五味子、小茴香、细辛、沉香、白蔻、枣肉、真蜜、核桃仁、真酥油、天麻、生姜

【出处】《仁术便览》

【原方功效与主治】治男子妇人远年近日一切诸虚百损,及五劳七伤,左瘫右痪,口眼歪斜,半身不遂,语言謇涩,筋脉拘挛,手足顽麻。浑身疮癣,伤风,痔漏紫白。中风,风寒湿脚气,二十四般积气,痰气,膀胱疝气。十膈五噎,身体羸瘦,腰膝腿疼,四肢无力,耳聋眼花,丹田虚冷。诸般淋痛,妇人经水不调,脐腹疼痛,胁肋虚张,面黄肌瘦,口苦舌干,饮食无味,四肢倦怠,头晕眼花,神思惊悸,夜多盗汗,时发潮热,月事不匀,或多或少,或前或后,或崩漏,或止,经脉不通,子宫积冷,赤白带下,或久无子嗣,并皆治之。此药互相制伏,药性和暖,其味香甜。能除万病,和缓脾胃,补养丹田,强壮筋骨,益精补髓,身体康健,耳目聪明,定五脏,安魂魄,润肌肤,和容颜,强阴壮阳。

五十八、【方名】保真广嗣丹

【原方组成】鹿角胶、鱼胶、熟地、山药、茯苓、山萸、五味、杜仲、远志、益智仁、川楝子、巴戟、故纸、葫芦巴、沉香、肉苁蓉

【出处】《寿世编》

【原方功效与主治】治肾气虚寒不能生育,培补元阳。

五十九、【方名】葆真丸

【原方组成】鹿角胶、杜仲、干山药、白茯苓、熟地黄、菟丝子、山茱萸肉、北五味子、牛膝、益智仁、远志、小茴香、川楝子、川巴戟、破故纸、葫芦巴、柏子仁、穿山甲、沉香、全蝎

【出处】《证治准绳》

【原方功效与主治】命门火衰,阳痿遗精,精少精冷,不能育子,头晕耳鸣,肌肤不泽,腰膝酸软,畏寒肢冷,神疲倦怠,舌淡苔白,脉沉细弱。

六十、【方名】抱龙丸

【原方组成】天竺黄、胆南星、辰砂、雄黄、琥珀、珍珠、麝香、檀香、人参、木香、沉香、金箔

【出处】《医方考》

【原方功效与主治】痘前发惊者。

六十一、【方名】备急沉香散方

【原方组成】沉香、丁香、干姜、京三棱、蓬莪术、藿香、木香、肉豆蔻、桂、人参、赤茯苓、高良姜、胡椒、甘草

【出处】《圣济总录》

【原方功效与主治】治霍乱吐泻,气逆结胸,膈气刺痛,不思饮食。

六十二、【方名】备急方

【原方组成】沉香、木香

【出处】《普济方》

【原方功效与主治】治脏寒疝气,腹疼。

六十三、【方名】备急六味熏衣香方

【原方组成】沉香、麝香、苏合香、丁香、甲香、白胶香

【出处】《外台秘要》

【原方功效与主治】熏衣。

六十四、【方名】备急六味熏衣香方

【原方组成】沉香、白檀香、麝香、丁香、苏合香、甲香、薰陆香、甘松香

【出处】《外台秘要》

【原方功效与主治】熏衣。

六十五、【方名】备急裛衣香方

【原方组成】泽兰香、甘松香、麝香、沉香、檀香、苜蓿香、零陵香、丁香

【出处】《外台秘要》

六十六、【方名】备急裹衣香方

【原方组成】麝香、苏合香、郁金香、沉香、甲香、丁香、吴白胶香、詹糖香

【出处】《外台秘要》

六十七、【方名】倍参生化汤

【原方组成】人参、沉香末、陈皮、香附

【出处】《普济方》

【原方功效与主治】气短似喘。

六十八、【方名】本事珍珠母丸

【原方组成】珍珠、当归、熟地黄、人参、酸枣仁、柏子仁、犀角、茯神、沉香、龙齿

【出处】《保婴撮要》

【原方功效与主治】治肝胆二经,因虚内受风邪,卧则魂散而不守,状若惊悸。

六十九、【方名】逼瘟丹

【原方组成】广零陵香、小零陵香、苍术、茅香、藿香、香附子、山柰子、川芎、藁本、细辛、白芷、甘松、防风、远志、檀香、沉香、降真香、樟脑、乳香、辰砂、焰硝、安息香、鬼箭草、大皂角

【出处】《鲁府禁方》

七十、【方名】荜茇丸

【原方组成】荜茇、沉香、附子、肉豆蔻、茴香子、木香、石斛、诃黎勒皮、山茱萸、桂心、干姜、补骨脂、巴戟、荜澄茄、槟榔

【出处】《太平圣惠方》

【原方功效与主治】治下元虚急遂积冷气暖脾肾脏。

七十一、【方名】荜茇饮

【原方组成】荜茇、沉香、草豆蔻、丁香、桃仁、青橘皮、大腹子(槟榔)、生姜、甘草、枳壳、诃黎勒皮

【出处】《普济方》

【原方功效与主治】治膈气,心腹痞满,全不思食。

七十二、【方名】荜澄茄散方

【原方组成】荜澄茄、白豆蔻、丁香、沉香、木香、高良姜、桂心、白术、人参、陈橘皮、干姜、半夏、厚朴、诃黎勒

【出处】《太平圣惠方》

【原方功效与主治】治脾胃气弱虚,不思饮食,胸中气满,四肢不和,食即呕吐。

七十三、【方名】荜澄茄丸

【原方组成】荜澄茄、沉香、木香、丁香、槟榔、肉豆蔻、官桂、当归、川苦楝子、高良姜、茴香、蓬莪术

【出处】《博济方》

【原方功效与主治】治心腹冷,气不和,绞刺疼痛。

七十四、【方名】碧霞浆

【原方组成】羌活、独活、白芷、川乌、细辛、菖蒲、苍术、风藤、苦参、当归、防风、升麻、藁本、蒺藜、荆芥、木瓜、薄荷、茄根、防己、天麻、川芎、射干、麻黄、水萍、胡麻、葳蕤、首乌、木香、檀香、沉香、仙灵脾、威灵仙、蛇床子、枭实、金银花、羊踯躅花

【出处】《解围元薮》

七十五、【方名】遍气汤方

【原方组成】荜茇、连皮大腹、沉香、荜豆蔻、木香、干姜、诃黎勒、甘草、青橘皮、桂、枳壳、桃仁、槟榔

【出处】《圣济总录》

【原方功效与主治】治气上逆,胸膈痞塞,饮食不下,及积气心腹胀满,大肠虚秘。

七十六、【方名】遍身疼痛丸

【原方组成】当归、羌活、木香、木通、陈皮、青皮、枳壳、川芎、白术、肉桂、独活、香附、桔梗、沉香、枳实、甘草

【出处】《鲁府禁方》

【原方功效与主治】痛风。

七十七、【方名】鳖甲煎丸

【原方组成】黄芪、柴胡、枳壳、知母、白茯苓、沉香、人参、附子、木香、升麻、肉桂、胡黄连、杏仁、当归、常山、羌活、京三棱、乌梅肉、安息香

【出处】《妇人大全良方》

【原方功效与主治】治男子、妇人、童男、室女五劳七伤,传疰飞尸,尸注、八极,骨蒸,肺痿黄瘦,虚劳无力,肌肉不生。妇人血蒸;五心烦热,血风劳气;室女月闭黄瘦,气块腹痛,经脉不调,干嗽,咽膈不利,症瘕积块,脸赤,口疮。

七十八、【方名】鳖甲散方

【原方组成】鳖甲、槟榔、沉香、漏芦、牛蒡子、使君子、赤芍药、诃黎勒皮、甘草

【出处】《太平圣惠方》

【原方功效与主治】治小儿无辜疳项细肚大,毛发干竖作穗。

七十九、【方名】鳖甲丸

【原方组成】鳖甲、青皮、麦蘖、肉豆蔻、沉香、神曲、大黄、京三棱、槟榔、丁香、木香、厚朴、桂心、柴胡

【出处】《奇效良方》

【原方功效与主治】治久积痃癖。

八十、【方名】鳖甲丸方

【原方组成】鳖甲、柴胡、人参、白术、诃黎勒皮、黄芪、五味子、沉香、麦门冬、赤芍药、茯神、生干地黄、木香、枳实

【出处】《圣济总录》

【原方功效与主治】治虚劳,肌体羸瘦,发热减食,四肢少力。

八十一、【方名】槟沉饮

【原方组成】槟榔、沉香、官桂、广木香、大腹皮、青皮、香附、小茴香、生姜

【出处】《丹台玉案》

【原方功效与主治】治妇人小腹近阴之处,结聚胀痛,或皮内顶起始鸡子大者阴疝也。

八十二、【方名】槟榔散方

【原方组成】槟榔、五味子、白术、桔梗、酸枣仁、附子、鳖甲、沉香、白茯苓、陈橘皮

【出处】《太平圣惠方》

【原方功效与主治】治肝气不足,虚寒,胸胁下痛,胀满气,急目昏浊,视物不明。

八十三、【方名】槟榔散方

【原方组成】槟榔、独活、赤茯苓、枳壳、羚羊角屑、沉香、川大黄、芎劳、甘草

【出处】《太平圣惠方》

【原方功效与主治】治脚气,春夏防发宜服此疏风调气。

八十四、【方名】槟榔汤方

【原方组成】槟榔、诃黎勒皮、荜澄茄、赤茯苓、人参、青橘皮、甘草、沉香、麦蘖、厚朴、京三棱、白术

【出处】《圣济总录》

【原方功效与主治】治诸膈气,心胸烦结,噎塞不通,饮食日减。

八十五、【方名】丙丁圆

【原方组成】附子、川乌、当归、赤芍药、沉香

【出处】《类证普济本事方续集》

【原方功效与主治】生血养气,升降水火,化精补肾。

八十六、【方名】病机紫沉丸

【原方组成】半夏曲、代赭石、砂仁、杏仁、沉香、木香、白术、乌梅肉、丁香、槟榔、橘皮、肉果、巴豆霜

【出处】《玉机微义》

【原方功效与主治】治中焦,吐食由食积与寒气相假,故吐而痛。

八十七、【方名】补肝柏子仁丸方

【原方组成】柏子仁、黄芪、白茯苓、赭实、覆盆子、五味子、附子、石斛、酸枣仁、鹿茸、桂心、白术、沉香、枳实、熟干地黄

【出处】《太平圣惠方》

八十八、【方名】补肝丹

【原方组成】柏子仁、熟干地黄、沉香、干山药、金钗石斛、石麻、覆盆子、牛膝、黄芪、蔓荆子

【出处】《鸡峰普济方》

【原方功效与主治】治肝经风气上攻,头脑昏重,目暗,项背拘急,脚膝少力,四肢多倦。久服养精血,明目注颜。

八十九、【方名】补宫丸

【原方组成】当归、熟地、肉苁蓉、菟丝子、牛膝、肉桂、沉香、荜茇、吴茱萸、肉果、真血竭、艾叶

【出处】《扁鹊心书》

【原方功效与主治】治女人子宫久冷,经事不调致小腹连腰痛,面黄肌瘦,四肢无力,减食发热,夜多盗汗,下赤白带,久服且能多子。

九十、【方名】补骨脂煎丸方

【原方组成】补骨脂、附子、葫芦巴、巴戟天、白槟榔、桃仁、沉香

【出处】《圣济总录》

【原方功效与主治】补虚,益血脉。

九十一、【方名】补骨脂丸

【原方组成】补骨脂、菟丝子、胡桃肉、乳香、没药、沉香

【出处】《本草纲目》

【原方功效与主治】治下元虚败,脚手沉重,夜多盗汗。壮筋骨,益元气。

九十二、【方名】补骨脂丸方

【原方组成】补骨脂、葫芦巴、青橘皮、茴香子、沉香、槟榔

【出处】《圣济总录》

【原方功效与主治】治肾藏虚冷,气攻心腹疼痛,脐下绞刺,腰膝沉重,行步无力,不思饮食。

九十三、【方名】补筋丸

【原方组成】五加皮、蛇床子、好沉香、丁香、川牛膝、白云苓、白莲蕊、肉苁蓉、菟丝子、当归、熟地黄、牡丹皮、宣木瓜、怀山药、人参、广木香

【出处】《正骨心法要旨》

【原方功效与主治】此药专治跌仆踒闪,筋翻筋挛,筋胀筋粗,筋聚骨错,血脉壅滞,宜肿青紫疼痛等证。

九十四、【方名】补经汤

【原方组成】人参、白术、川芎、香附、当归、熟地、元胡、肉桂、吴(茱)黄、砂仁、茯神、沉香、阿胶、黄芪、小茴、陈皮、白芍

【出处】《女科切要》

九十五、【方名】补经汤

【原方组成】当归、鹿茸、香附、白芍、川芎、熟地、黄芪、白术、白茯苓、黄芩、陈皮、砂仁、人参、阿胶、小茴、山茱萸、沉香、粉甘草、延胡索

【出处】《竹林女科证治》

【原方功效与主治】妇人二十五六岁,血海虚冷,经脉不调,腰腹疼痛。或下白带,或如鱼脑,或如米泔,信期不定,每月淋漓不止。面色青黄,四肢无力,头晕眼花,此气血两虚也。补经汤主之。

九十六、【方名】补母汤

【原方组成】当归、伏苓、桔梗、柴胡、木香、芍药、莪术、藿香、芎䓖、人参、黄芪、肉桂、桂心、萹蓄、沉香、乳香、熟地黄、丁子、石膏、滑石、大黄、升麻、缩砂、槟榔、黄芩、甘草、安息香

【出处】《名家方选》

【原方功效与主治】治产前产后,或金疮打扑,凡从血症变出者。

九十七、【方名】补脾黄芪丸

【原方组成】神曲、附子、诃黎勒、厚朴、荜茇、丁香、白豆蔻、白术、人参、荜澄茄、沉香、陈橘皮

【出处】《太平圣惠方》

【原方功效与主治】治脾虚,肌肉消瘦,面色黄萎,心腹胀满,水谷不化,饮食无味,四肢少力。

九十八、【方名】补脾散

【原方组成】肉豆蔻、肉桂、白术、诃子、人参、附子、白茯苓、厚朴、干姜、丁香、沉香、甘草、藿香叶

【出处】《鸡峰普济方》

【原方功效与主治】治脾胃虚冷,不思饮食,心胸满闷,多倦乏力,肌肤羸瘦。

九十九、【方名】补肾巴戟丸方

【原方组成】巴戟、石斛、鹿茸、当归、白石英、石苇、石长生、桂心、天雄、远志、菟丝子、白茯苓、钟乳粉、肉苁蓉、五味子、牛膝、蛇床子、牡蛎、柏子仁、附子、补骨脂、薯蓣、沉香、荜澄茄、熟干地黄、黄芪、川椒

【出处】《太平圣惠方》

【原方功效与主治】治肾脏气虚,胸中短气,腹胁腰脚疼痛,心(志)意不乐,视听不明,肌肤消瘦。

一百、【方名】补肾磁石散方

【原方组成】磁石、当归、黄芪、五味子、牛膝、白茯苓、陈橘皮、桂心、石斛、白芍药、附子、川椒、枳壳、沉香、人参

【出处】《太平圣惠方》

【原方功效与主治】治肾虚,两胁下胀,小腹急痛,胸中短气。

一百〇一、【方名】补肾肾沥汤

【原方组成】黄芪、五味子、沉香、附子、巴戟、人参、泽泻、石斛、牛膝、杜仲、桂心、石南、丹参、当归、棘刺、茯神、肉苁蓉、磁石

【出处】《太平圣惠方》

【原方功效与主治】治肾虚,嘘吸短气,腰背疼痛,体重无力,食少赢瘦。

一百〇二、【方名】补肾石斛散方

【原方组成】石斛、当归、人参、杜仲、五味子、附子、干地黄、白茯苓、沉香、黄芪、白芍药、牛膝、棘刺花、桂心、防风、萆薢、肉苁蓉、磁石

【出处】《太平圣惠方》

【原方功效与主治】治肾气虚,腰胯脚膝无力,小腹急痛,四肢酸疼,手足逆冷,面色萎黑,虚弱不足。

一百〇三、【方名】补肾熟干地黄散方

【原方组成】熟干地黄、五味子、桂心、当归、白芍药、牛膝、杜仲、石斛、人参、附子、荜澄茄、厚朴、白术、沉香

【出处】《太平圣惠方》

【原方功效与主治】治肾虚少气,腹胀腰疼,小腹急痛,手足逆冷,饮食减少,面色萎黑,百节酸疼。

一百〇四、【方名】补肾汤

【原方组成】人参、茯苓、白术、黄芪、附子、沉香、木瓜、羌活、甘草、芎䓖、紫苏

【出处】《活人事证方后集》

【原方功效与主治】治寒疝入腹,上实下虚,小腹绞痛,时复泄泻,胸膈痞满,不进饮食。

常服温脾补肾。

一百○五、【方名】补肾汤方

【原方组成】磁石、附子、黄芪、五味子、当归、白茯苓、石斛、芍药、人参、沉香、桂、陈橘皮、枳壳、蜀椒

【出处】《圣济总录》

【原方功效与主治】治肾脏虚冷,腹胁胀满。

一百○六、【方名】补肾养脾丸

【原方组成】人参、黄芪、白术、熟地、当归、知母、苁蓉、黄柏、桂、白茯、杜仲、山药、故纸、白芍、牛膝、五味子、沉香、甘草

【出处】《仁术便览》

【原方功效与主治】治肾经虚损,腰脚无力,脾土虚弱,饮食少进,常服补肾养脾,益气血,长精神。

一百○七、【方名】补天膏

【原方组成】云术、当归、生地、牛膝、沉香、人参、沙参、天门冬、阿胶、山茱萸、核桃肉、龙眼肉、紫河车、黍米金丹

【出处】《丹台玉案》

【原方功效与主治】治肾气不足,下元虚乏,脐腹疼痛,脚膝缓弱,肢体倦怠,面色萎黄,腰疼背胀。

一百○八、【方名】补泄石斛丸方

【原方组成】石斛、牛膝、草薢、独活、附子、芎䓖、羚羊角屑、天麻、海桐皮、桂心、干蝎、沉香、山茱萸、白蒺藜、酸枣仁、补骨脂、五加皮、当归、川大黄、枳壳、生干地黄、槟榔、鹿茸、郁李仁

【出处】《太平圣惠方》

【原方功效与主治】主治脚气。肝肾脏久积风虚,每遇春夏发动,脚膝烦疼,心胸烦闷,膀胱气攻心腹虚胀。

一百○九、【方名】补虚沉香丸方

【原方组成】沉香、诃黎勒皮、人参、赤茯苓、肉豆蔻仁、荜茇、干姜、胡椒、桂、葫芦巴

【出处】《圣济总录》

【原方功效与主治】治下经虚寒,小便滑数,不欲饮食,腹胁胀满,或时疼痛。

一百一十、【方名】补血顺气药酒方

【原方组成】天门冬、麦门冬、怀生熟地黄、人参、白茯苓、甘州枸杞子、砂仁、木香、沉香

【出处】《医便》

【原方功效与主治】清肺滋肾,和五脏,通血脉。

一百一十一、【方名】补益钟乳天雄丸

【原方组成】钟乳粉、天雄、巴戟、茴香子、肉苁蓉、菟丝子、补骨脂、木香、天门冬、续断、沉香、石斛、丁香、山茱萸、附子、肉桂、当归、麝香、白术、人参、仙灵脾、薯蓣、牛膝、厚朴、熟干地黄、石龙芮、磁石

【出处】《普济方》

【原方功效与主治】治虚劳。水脏久惫,腰膝疼冷,筋骨无力,梦寐不安,阳道劣弱,面色萎黄,饮食不得,日渐羸瘦。

一百一十二、【方名】补阴益阳汤

【原方组成】熟地、山药、枣皮、枸杞、肉桂、附子、沉香

【出处】《罗氏会约医镜》

【原方功效与主治】治右尺脉弱,命门真阳亏损,以致肾不化气,上冲似喘。

一百一十三、【方名】补真丹

【原方组成】沉香、丁香、白豆蔻仁、檀香、肉豆蔻、肉苁蓉、牛膝、巴戟、白术、香附子、缩砂仁、木香、乳香、干山药、穿山甲、青皮、附子、补骨脂、桂、没药、姜黄、茴香、甘草、苍术

【出处】《御药院方》

【原方功效与主治】接真养气,健脾益胃,升降阴阳,调顺三焦。常服宽利胸膈,消进饮食,性平不燥。

一百一十四、【方名】补真膏

【原方组成】人参、山药、芡实、莲肉、红枣、杏仁、核桃肉、真沉香、蜂蜜、真酥油

【出处】《万病回春》

【原方功效与主治】大补真元,其功不能尽述。

一百一十五、【方名】补真丸

【原方组成】葫芦巴、附子、阳起石、川乌、菟丝子、沉香、肉豆蔻、肉苁蓉、五味子、鹿茸、川巴戟、钟乳粉

【出处】《严氏济生方》

【原方功效与主治】胸膈痞塞,或不食而胀满,或已食而不消,大腑溏泄。

一百一十六、【方名】补真丸

【原方组成】厚朴、苍术、陈橘皮、鳖甲、石斛、丁香、肉苁蓉、木香、巴戟天、当归、草豆蔻、诃子皮、肉桂、五味子、槟榔、山茱萸、杜仲、破故纸、人参、附子、柴胡、茯苓、沉香、黄芪

【出处】《鸡峰普济方》

【原方功效与主治】治脾元脏虚冷,四肢无力,吃食不得,心腹满胀,或时下痢,虚惊盗汗,冷劳玄癖。

一百一十七、【方名】不常安处方

【原方组成】桔梗、贝母、黄芩、独活、麦门冬、桑寄生、沉香、茯苓、荆芥穗、玄参、朱砂、升麻

【出处】《普济方》

【原方功效与主治】治肝邪传心,日夜烦躁,忽如癫狂。

一百一十八、【方名】擦牙散

【原方组成】藿香、北细辛、沉香、白芷、青盐、广木香、破故纸、石膏

【出处】《疡医大全》

【原方功效与主治】固齿。

一百一十九、【方名】擦牙至宝散

【原方组成】雄鼠骨、北细辛、破故纸、香白芷、白石膏、全当归、怀生地、绿升麻、没石子、真沉香、骨碎补、旱莲草

【出处】《冯氏锦囊秘录》

【原方功效与主治】牙齿动摇者,仍可坚固,不动者,永保不动,甚之少年有去牙一二,在三年以内者,竟可复生,颇小而白,久则如故,妙不可言。

一百二十、【方名】参附大正气散

【原方组成】附子、人参、木香、藿香叶、缩砂仁、槟榔、白术、白茯苓、益智仁、草果仁、丁香、陈皮、粉草、香附子、肉桂、乌药、枳壳、青皮、黄芪、沉香、厚朴、姜、枣

【出处】《普济方》

【原方功效与主治】治男子妇人虚弱,及疟安后体虚。常服顺气快脾,进美饮食。

一百二十一、【方名】参苓露

【原方组成】牛膝、熟地、枸杞、黄芪、桐皮、茯苓、人参、沉香、檀香、白糖

【出处】《太医院秘藏膏丹丸散方剂》

【原方功效与主治】此酒专治男子禀气不足,阳气虚弱,或损伤太过,以致阴精枯涸,年老无子。能扶阳益阴,添精壮气,养血宁神,暖丹田,壮元阳,滋肾水。

一百二十二、【方名】参香散

【原方组成】人参、山药、黄芪、白茯苓、石莲肉、白术、乌药、缩砂仁、橘红、干姜、丁香、南木香、檀香、沉香、甘草

【出处】《太平惠民和剂局方》

【原方功效与主治】治心气不宁,诸虚百损,肢体沉重,情思不乐,夜多异梦,盗汗失精,恐怖烦悸,喜怒无时,口干咽燥,渴欲饮水,饮食减少,肌肉瘦瘁,渐成劳瘵。常服补精血,调心气,进饮食,安神守中。

一百二十三、【方名】参香散

【原方组成】人参、沉香、丁香、藿香、南木香
【出处】《活幼心书》
【原方功效与主治】治胃虚作吐，投诸药不止。

一百二十四、【方名】柴胡当归汤

【原方组成】甘松、沉香、柴胡、麦门冬、人参、木香、麻黄、犀角屑、黄芩、玄参、贝母、天灵盖、鳖甲
【出处】《奇效良方》
【原方功效与主治】治心火之盛，来铄金精，金得火邪，喘嗽不安，血气逆行，上为咯衄。

一百二十五、【方名】柴胡秦艽汤方

【原方组成】柴胡、秦艽、白芷、藿香、桔梗、甘草、莎草根、沉香、麻黄
【出处】《圣济总录》
【原方功效与主治】治虚劳身体疼痛，咳嗽发热。

一百二十六、【方名】柴胡柿蒂汤

【原方组成】半夏、砂仁、黄连、竹茹、柿蒂、苏子、陈皮、贝母、甘草、生姜、乌梅、沉香
【出处】《明代本草》
【原方功效与主治】治胃中痰火发呃逆。

一百二十七、【方名】柴胡汤方

【原方组成】柴胡、鳖甲、秦艽、知母、桂、人参、白茯苓、附子、黄芪、五味子、羌活、木香、沉香、枳壳、枸杞子、槟榔
【出处】《圣济总录》
【原方功效与主治】治五劳七伤，四肢少力，肌瘦盗汗，遗精心忪，不思饮食，咳嗽唾脓血。

一百二十八、【方名】缠金丹

【原方组成】木香、丁香、沉香、槟榔、官桂、胡椒、硇砂、白丁香、肉豆蔻、飞矾、马兜铃、南星、五灵脂、栝蒌根、半夏、朱砂
【出处】《普济本事方》
【原方功效与主治】治五种积气及五噎，胸膈不快，停痰宿饮。

一百二十九、【方名】蟾蜍丸

【原方组成】沉香、槟榔、雄鼠粪、大香附子、干蟾
【出处】《普济方》
【原方功效与主治】治齿不生。

一百三十、【方名】蟾酥丸

【原方组成】杜蟾酥、明雄黄、丁香、木香、沉香、茅山苍术、朱砂、当门子、西牛黄
【出处】《随息居重订霍乱论》
【原方功效与主治】治暑月贪凉饮冷,食物不慎,兼吸秽恶,成痧胀腹痛,或霍乱吐泻。

一百三十一、【方名】菖蒲散方

【原方组成】菖蒲、远志、附子、桂心、防风、人参、山茱萸、杜仲、熟干地黄、天麻、石斛、沉香、黄芪、磁石
【出处】《太平圣惠方》
【原方功效与主治】治肾脏风虚,耳中常鸣或如风雨声。

一百三十二、【方名】常服散子

【原方组成】人参、黄芪、当归、白术、木香、陈橘皮、甘草、青橘皮、沉香
【出处】《洪氏集验方》
【原方功效与主治】苦心腹痛,久之腹中结块,遇痛作时,往往闷绝,移时方苏,而常在夜间。

一百三十三、【方名】厂嗣丸

【原方组成】沉香、丁香、吴萸、官桂、白及、蛇床子、木鳖子、杏仁、砂仁、细辛
【出处】《女科要旨》

一百三十四、【方名】车水葫芦丸

【原方组成】木香、丁香、沉香、黑白丑、枳壳、乌药、白芷、当归
【出处】《脉因证治》

一百三十五、【方名】辰砂丹

【原方组成】辰砂、蝎梢、沉香、生麝
【出处】《奇效良方》
【原方功效与主治】治足掌疼。

一百三十六、【方名】沉附汤

【原方组成】附子、沉香、辣桂、荜澄茄、甘草、香附
【出处】《仁斋直指方论》
【原方功效与主治】小肠气痛,头额、小腹、外肾时冷,兼治湿证。

一百三十七、【方名】沉附汤

【原方组成】附子、沉香
【出处】《严氏济生方》

【原方功效与主治】治上盛下虚,气不升降,阴阳不和,胸膈痞满,饮食不进,肢节痛倦。

一百三十八、【方名】沉附汤

【原方组成】附子、干姜、沉香、白术、甘草
【出处】《奇效良方》
【原方功效与主治】治虚寒无阳,胃弱干呕。

一百三十九、【方名】沉乳感应丸

【原方组成】沉香、乳香、杏仁、木香、丁香、肉豆蔻、百草霜、巴豆
【出处】《医学入门》
【原方功效与主治】一切积痛、盘肠、虫痛者。

一百四十、【方名】沉麝鹿茸丸

【原方组成】沉香、麝香、鹿茸
【出处】《御药院方》
【原方功效与主治】大补益脾肾,强壮筋骨,辟除一切恶气。令人内实五脏,外充肌肤,补益阳气,和畅营卫。

一百四十一、【方名】沉麝汤

【原方组成】木香、沉香、藿香、连翘
【出处】《类编朱氏集验医方》
【原方功效与主治】

一百四十二、【方名】沉麝丸

【原方组成】没药、辰砂、血蝎、木香、麝香、沉香
【出处】《苏沈良方》
【原方功效与主治】治一切气痛不可忍。

一百四十三、【方名】沉麝香茸丸

【原方组成】沉香、麝香、南木香、乳香、八角茴香、小茴香、鹿茸、莲肉、晚蚕砂、苁蓉、菟丝子、牛膝、川楝子、地龙、陈皮、仙灵脾
【出处】《瑞竹堂经验方》
【原方功效与主治】治五劳百损,诸虚精怯,元气不固。

一百四十四、【方名】沉苏饮子

【原方组成】沉香、紫苏叶、干木瓜、人参、赤茯苓、生粟黄、甘草、白檀香、肉桂
【出处】《御药院方》
【原方功效与主治】治胸膈塞滞,气不宣通,津液缺少。

一百四十五、【方名】沉檀香茶饼

【原方组成】檀香、沉香、芽茶、甘草、孩茶、百药煎、龙脑

【出处】《鲁府禁方》

一百四十六、【方名】沉香阿魏丸

【原方组成】五灵脂、广皮、青皮、天仙子、姜黄、蓬术、三棱、枳实、白豆仁、乌药、木香、沉香、阿魏

【出处】《痧胀玉衡》

【原方功效与主治】治痧气壅、血阻、昏迷不醒，遍身沉重，不能转侧。

一百四十七、【方名】沉香阿魏丸

【原方组成】沉香、木香、芎䓖、当归、蓬莪术、陈橘皮、延胡索、槟榔、吴茱萸、益智仁、桂、白术、附子、干姜、草豆蔻、阿魏

【出处】《普济方》

【原方功效与主治】治脾胃冷热气不和，食毒，脾胃中宿积。

一百四十八、【方名】沉香阿魏丸方

【原方组成】沉香、木香、芎䓖、当归、蓬莪术、陈橘皮、延胡索、槟榔、吴茱萸、益智仁、桂、白术、附子、干姜、草豆蔻、阿魏

【出处】《圣济总录》

【原方功效与主治】治脾胃冷热气不和，食毒，脾胃中宿积。

一百四十九、【方名】沉香阿魏丸方

【原方组成】沉香、木香、丁香、荜澄茄、茴香子、青橘皮、干姜、陈橘皮、槟榔、阿魏

【出处】《圣济总录》

【原方功效与主治】治胃心痛，腹胁虚胀，胸膈不利，痰逆不思食，呕吐酸水。

一百五十、【方名】沉香阿魏丸方

【原方组成】沉香、阿魏、桃仁、槟榔、蓬莪术、青橘皮、吴茱萸、青木香、茴香子、硇砂

【出处】《圣济总录》

【原方功效与主治】治肾藏风虚劳气，奔冲闷乱。

一百五十一、【方名】沉香安神丸

【原方组成】官拣参、漂白术、真广皮、陈枳壳、芽桔梗、青礞石、炙甘草、上沉香、镜辰砂、真川连

【出处】《幼幼集成》

【原方功效与主治】治内因客忤。

一百五十二、【方名】沉香白豆蔻散

【原方组成】沉香、桂、白豆蔻、石斛、木香、巴戟天、附子、赤茯苓、人参、芎蒡、五味子、荜澄茄、青橘皮、白术、厚朴、黄芪、藿香叶、肉豆蔻

【出处】《普济方》

【原方功效与主治】治肝气上攻头目昏眩,肩背拘急,兼治脾气不和。

一百五十三、【方名】沉香白牙散

【原方组成】沉香、麝香、细辛、升麻、藁本、藿香叶、甘松、白芷、石膏、寒水石

【出处】《济阳纲目》

【原方功效与主治】揩齿,莹洁令白,及治口臭。

一百五十四、【方名】沉香百补丸

【原方组成】熟地黄、菟丝子、杜仲、知母、黄柏、人参、山药、当归、苁蓉、沉香

【出处】《丹溪心法》

【原方功效与主治】补损。

一百五十五、【方名】沉香百消丸

【原方组成】香附米、五灵脂、黑丑、白丑、沉香

【出处】《良朋汇集经验神方》

【原方功效与主治】治一切积聚痞块。此药消而不见,响而不动,药力寻常,其功甚捷。

一百五十六、【方名】沉香保生丸

【原方组成】沉香、母丁香、巴戟、莲蕊、木香、莲心、菟丝子、葫芦巴、八角茴香、肉苁蓉、韭子、红花、雄蚕蛾、川椒、仙灵脾、穿山甲、水蛭、青盐、细墨、益智仁、牛膝、麝香、蛤蚧、川楝子

【出处】《普济方》

【原方功效与主治】治男子精气不固,余涩常流,小便血浊,梦中频数泄出。口干耳鸣,腰膝痛,阴囊湿痒,阳事不举。及治妇人血海久冷,胎气不盛,赤白带漏下。男子小便如泔。常服固精气,益精髓,驻颜色、安魂定魄,延年不老,长壮阳事,妇人暖子宫下元。

一百五十七、【方名】沉香荜芨丸方

【原方组成】沉香、荜芨、附子、肉豆蔻、木香、茴香子、石斛、诃黎勒皮、山茱萸、桂、干姜、补骨脂、巴戟天、荜澄茄、槟榔

【出处】《圣济总录》

【原方功效与主治】治下元虚惫,逐积冷,暖脾肾。

一百五十八、【方名】沉香荜澄茄散

【原方组成】荜澄茄、沉香、葫芦巴、舶上茴香、破故纸、官桂、川苦楝子、木香、紫巴戟、桃

仁、川乌头、黑附子

【出处】《博济方》

【原方功效与主治】治一切冷气不和,及膀胱小肠气疾,常服即大妙,能补护。

一百五十九、【方名】沉香荜澄茄汤

【原方组成】沉香、南木香、丁香、檀香、荜澄茄、片子姜黄、陈橘红、青皮、粉大甘草、藿香、白豆蔻仁、天台乌药、人参、缩砂仁

【出处】《洪氏集验方》

【原方功效与主治】治腰腿间寒湿作痛。

一百六十、【方名】沉香鳖甲散

【原方组成】木香、沉香、鳖甲、常山、当归、半夏、官桂、柴胡、人参、白茯苓、槟榔、炙甘草、青皮、陈皮、生地黄

【出处】《博济方》

【原方功效与主治】治室女营卫不调,经候凝滞,或时头目昏闷,上膈积涎,肢体不利,五心虚烦,饮食进退,多困少力。

一百六十一、【方名】沉香鳖甲煮散

【原方组成】沉香、木香、人参、黄芪、紫巴戟、牛膝、秦艽、柴胡、茯苓、川当归、荆芥、半夏、羌活、肉豆蔻、附子、桂心、鳖甲、干地黄、干蝎

【出处】《博济方》

【原方功效与主治】治脾肾风,劳气攻痒背膊,四肢烦倦,百骨节酸疼,吃食减少,心胸不快,涕唾稠黏,多困少力,面色黑黄,肌肤瘦瘁。

一百六十二、【方名】沉香槟榔丸

【原方组成】沉香、槟榔、檀香、木香、丁皮、三棱、莪术、神曲、谷芽、厚朴、苍术、使君子肉、青皮、陈皮、缩砂仁、益智仁、净香附、枳壳、良姜、粉草

【出处】《活幼心书》

【原方功效与主治】伤食停寒在里,面黄肌瘦,脾胃气滞,脘腹冷痛,不思饮食,呕吐、腹泻、虫积等。

一百六十三、【方名】沉香饼子

【原方组成】京三棱、蓬莪术、青皮、陈皮、红豆、诃子、缩砂仁、半夏、芫花、干姜、槟榔、姜黄、巴豆、益智、桂、木香、藿香叶、沉香、硇砂

【出处】《御药院方》

【原方功效与主治】治食饮停积,胸膈痞满,腹胁疼痛,呕吐不止。

一百六十四、【方名】沉香陈曲丸方

【原方组成】沉香、陈曲、木香、槟榔、半夏、陈橘皮、人参、白豆蔻、麦糵、诃黎勒皮、厚朴、

白术、丁香、荜澄茄

【出处】《圣济总录》

【原方功效与主治】治脾胃气虚，食少无力。

一百六十五、【方名】沉香除气丸

【原方组成】当归、青皮、甘草、木香、沉香、白豆蔻、槟榔

【出处】《普济方》

【原方功效与主治】治水气。

一百六十六、【方名】沉香磁石丸

【原方组成】沉香、磁石、葫芦巴、川巴戟、阳起石、附子、椒红、山茱萸、山药、青盐、甘菊花、蔓荆子

【出处】《严氏济生方》

【原方功效与主治】治上盛下虚，头目眩晕，耳鸣耳聋。

一百六十七、【方名】沉香苁蓉煎丸方

【原方组成】沉香、五味子、鸡头实、桑螵蛸、金樱子、薰草、鹿茸、菟丝子、附子、牛膝、肉苁蓉

【出处】《圣济总录》

【原方功效与主治】治固真气，止脐腹疼痛，脏腑不调，小便滑数。

一百六十八、【方名】沉香大腹皮汤

【原方组成】沉香、陈皮、良姜、附子、丁香、川芎、白豆蔻、草豆蔻仁、厚朴、大腹皮、白术

【出处】《类编朱氏集验医方》

【原方功效与主治】治肿。

一百六十九、【方名】沉香大丸

【原方组成】沉香、木香、川楝子肉、茴香、肉桂、附子、青橘皮、硇砂、雄黄

【出处】《杨氏家藏方》

【原方功效与主治】治男子、妇人脾气虚弱，腹胀满闷，脐下刺痛。

一百七十、【方名】沉香导气散

【原方组成】沉香、人参、槟榔、白术、乌药、麦芽、神曲、紫苏叶、大腹皮、厚朴、诃子皮、香附、姜黄、橘红、甘草、京三棱、广术、益智、红花

【出处】《证治准绳》

【原方功效与主治】一切气郁，气不升降，胁肋痞塞胀痛。

一百七十一、【方名】沉香导气汤

【原方组成】羌活、白芍、槟榔、川芎、香附、枳壳、苏叶、苏子、木瓜、姜、炙草、沉香

【原方功效与主治】满阻。

一百七十二、【方名】沉香导气汤

【原方组成】羌活、白芍、槟榔、甘草、抚芎、香附、枳壳、紫苏、苏子、木瓜、生姜、沉香、木香

【出处】《张氏医通》

【原方功效与主治】治脚气入腹冲心，疼痛肿满，大小便秘。

一百七十三、【方名】沉香导气丸

【原方组成】沉香、木香、丁香、白豆蔻仁、白檀、缩砂仁、藿香叶、香附子、麝香

【出处】《御药院方》

【原方功效与主治】消食顺气，止逆，升降阴阳。

一百七十四、【方名】沉香定痛丸

【原方组成】沉香、乳香、没药、大黄、延胡索、莪术、瓦楞子

【出处】《万氏家抄济世良方》

【原方功效与主治】治胃脘痛、胸中满闷、停痰积块、滞气壅塞。

一百七十五、【方名】沉香豆蔻散

【原方组成】沉香、肉桂、白豆蔻、石斛、巴戟、黑附子、赤茯苓、木香、川芎、五味子、吴白术、青橘皮、厚朴、黄芪、藿香、荜澄茄、肉豆蔻、人参

【出处】《鸡峰普济方》

【原方功效与主治】治肝元风虚上攻，头目昏眩，肩背拘急，兼治脾气不和。

一百七十六、【方名】沉香豆蔻丸

【原方组成】当归、木香、白术、沉香、白芍药、人参、蓬莪术、缩砂仁

【出处】《是斋百一选方》

【原方功效与主治】治小儿乳哺失宜，冷热不调，热冲上膈，冷归下焦，致虚实不等，水谷不化，遂伤脾胃，胃气虚则呕吐，脾气虚则泄利，夹积则变为下痢脓血。

一百七十七、【方名】沉香断红丸

【原方组成】沉香、当归、川芎、白芍药、熟干地黄、阿胶、续断

【出处】《杨氏家藏方》

【原方功效与主治】小儿下利，赤多白少，或纯便血，或如豆汁。

一百七十八、【方名】沉香堕痰丸

【原方组成】半夏曲、木香、沉香、青皮、槟榔

【出处】《御药院方》

【原方功效与主治】治宿饮不消,咽膈不利,咳嗽痰涎,头目昏晕,呕逆恶心,胸膈不快。

一百七十九、【方名】沉香茯苓丸方

【原方组成】沉香、半夏、槟榔、陈橘皮、白茯苓、肉豆蔻、甘草、丁香、人参
【出处】《圣济总录》
【原方功效与主治】治留饮,温脾胃,利胸膈,调顺气血。

一百八十、【方名】沉香膏

【原方组成】沉香、黄丹
【出处】《太平圣惠方》
【原方功效与主治】治小儿无辜核。

一百八十一、【方名】沉香桂附丸

【原方组成】沉香、附子、川乌、姜、良姜、茴香、官桂、吴茱萸
【出处】《卫生宝鉴》
【原方功效与主治】中气虚弱,脾胃虚寒,心腹疼痛,胁肋膨胀,腹中雷鸣,面色不泽,手足厥冷,便利无度,又治下焦阳虚,及疗七疝,痛引小腹不可忍,腰屈不能伸,喜热熨稍缓者。

一百八十二、【方名】沉香滚痰丸

【原方组成】黄芩、大黄、沉香、礞石
【出处】《奇方类编》
【原方功效与主治】治一切怪症,痰火颠狂,胡言乱语,称鬼说神,气喘咳嗽,唾痰稠粘,头眩耳响,烦躁欲狂,大便不通,喉干口苦。

一百八十三、【方名】沉香海金砂丸

【原方组成】沉香、海金砂、轻粉、牵牛头末
【出处】《卫生宝鉴》
【原方功效与主治】治一切聚积。散脾湿肿胀、肚大、青筋、羸瘦恶证。

一百八十四、【方名】沉香和中丸

【原方组成】沉香、丁香、木香、肉豆蔻、半夏、人参、吴茱萸、白茯苓、水银、硫黄
【出处】《御药院方》
【原方功效与主治】治痰饮气痞,呕吐涎沫。

一百八十五、【方名】沉香琥珀煎

【原方组成】沉香、琥珀、附子、川芎、肉桂、五味子、石斛、辰砂、阿胶、没药、续断、苁蓉、人参、当归、牛膝、木香、地黄
【出处】《妇人大全良方》
【原方功效与主治】益荣卫,滋气血。经脉不调,心忪倦乏,腰膝疼痛,赤白带下,五心烦

热,面无颜色,血海久冷,胎孕不固,憎寒壮热,妇人诸疾,并能治之。

一百八十六、【方名】沉香琥珀散

【原方组成】沉香、琥珀、通草、忘忧根、萹蓄、小茴香、木通、麒麟竭、滑石、海金沙、木香
【出处】《奇效良方》
【原方功效与主治】治诸淋不通皆可服。

一百八十七、【方名】沉香琥珀丸

【原方组成】琥珀、杏仁、赤茯苓、泽泻、紫苏、沉香、葶苈、郁李仁、橘皮、防己
【出处】《普济方》
【原方功效与主治】治水肿一切急难证,小便不通者;宣肺降气,通窍利湿。

一百八十八、【方名】沉香化气丹

【原方组成】香附子、黑牵牛、苍术、青皮、陈皮、山药、枳壳、枳实、川厚朴、三棱、莪术、紫苏、木香、沉香、丁香、丁皮、官桂、干姜、砂仁、良姜、白豆蔻、南星、半夏、人参、草果、槟榔、白茯苓、石菖蒲、萝卜子、神曲、山楂
【出处】《寿世保元》
【原方功效与主治】此药蠲积聚,化滞气,逐利病原,疏风顺气,和胃健脾,消酒化食,宽中快膈,消磨痞块。

一百八十九、【方名】沉香化气丸

【原方组成】大黄、黄芩、人参、白术、沉香
【出处】《医灯续焰》
【原方功效与主治】专攻赤、白、青、黄等色痢疾,诸般腹痛,饮食伤积,酒积,痰积血积、跌扑损伤,五积六聚,胸膈气逆痞塞,胃中积热,中满腹胀,疟痞茶癖,及中诸毒恶气,伤寒大便不通,下后遗积未尽,感时疫气,瘴气,并诸恶肿疮疡肿毒,及食诸般牛畜等物中毒,不问妇人小儿,并皆治之。

一百九十、【方名】沉香化气丸

【原方组成】茯苓、人参、木香、青皮、丁香、沉香、白术、山药、砂仁、三棱、莪术、菖蒲、槟榔、橘皮、白豆蔻、官桂、萝卜子、香附子、黑牵牛
【出处】《奇效良方》
【原方功效与主治】治诸气。

一百九十一、【方名】沉香化滞定痛丸

【原方组成】沉香、没药、大黄、瓦楞子、莪术、延胡索、乳香
【出处】《万病回春》
【原方功效与主治】专治胃脘痛,胸中满闷,停痰积块,滞气壅塞,不拘远年近日,心胃痛。

一百九十二、【方名】沉香化滞丸

【原方组成】沉香、蓬术、香附、陈皮、甘草、木香、砂仁、藿香、麦芽、神曲

【出处】《扶寿精方》

【原方功效与主治】消结滞,化痰饮,去恶气,解酒积,中满呕哕恶心。

一百九十三、【方名】沉香黄芪散

【原方组成】沉香、绵黄芪、参、当归、赤芍药、木香、桂心

【出处】《叶氏录验方》

【原方功效与主治】小儿盗汗。

一百九十四、【方名】沉香活血丸

【原方组成】沉香、广术、诃子、肉豆蔻、丁香、良姜、麝香、椒红、当归、白术、附子

【出处】《普济方》

【原方功效与主治】治血气不调,脏腑积冷,脐腹疼痛,肌体日瘦。

一百九十五、【方名】沉香既济丸

【原方组成】沉香、木香、青盐、川楝子、枳壳、巴戟、韭子、白茯苓、八角茴香、麝香、肉苁蓉

【出处】《奇效良方》

【原方功效与主治】滋补下元,调顺诸气,能令阳事壮健,饮食加进。

一百九十六、【方名】沉香煎丸

【原方组成】桔梗、沉香、前胡、柴胡、荆芥穗、麻黄、白芍药、茴香、陈橘皮、甘草、木香、川芎、当归、青蒿子、肉桂、天仙藤、香白芷、干姜

【出处】《杨氏家藏方》

【原方功效与主治】治妇人一切血虚,羸瘦等疾。

一百九十七、【方名】沉香煎丸方

【原方组成】沉香、附子、白附子、巴戟天、硇砂、补骨脂、肉苁蓉、干蝎、木香、防风、当归、桂、槟香子、牛膝、楝实、青橘皮

【出处】《圣济总录》

【原方功效与主治】治肝元气虚,面多青黄,腹胁胀满,悒悒不乐,口苦头痛,饮食减少。

一百九十八、【方名】沉香煎丸方

【原方组成】沉香、丁香、木香、胡椒、没药、丹砂、高良姜、槟榔、硇砂、青橘皮、石硫黄、阿魏、缩砂、吴茱萸、巴豆

【出处】《圣济总录》

【原方功效与主治】治饮食不消,噫气生熟,面黄腹胀,脏腑不调。

一百九十九、【方名】沉香降气汤

【原方组成】沉香、木香、丁香、藿香叶、人参、白术、甘草、肉豆蔻、桂花、槟榔、陈皮、缩砂、川姜、枳实、白檀香、白茯苓、青皮、白豆蔻

【出处】《奇效良方》

【原方功效与主治】治三焦痞滞,气不宣畅,心腹痛,呕吐痰沫,五噎五膈,并皆治之。

二百、【方名】沉香降气汤

【原方组成】香附、沉香、缩砂仁、甘草

【出处】《太平惠民和剂局方》

【原方功效与主治】治阴阳壅滞,气不升降,胸膈痞满,心腹胀满,喘促短气,干哕烦满,咳嗽痰涎,口中无味,嗜卧减食又治胃痹留饮,噫醋闻酸,胁下支结,常觉妨闷,及中寒咳逆,脾湿洞泄,两胁虚鸣,脐下撮痛,皆能治之。患脚气人,毒气上升,心腹坚满,肢体浮肿者,尤宜服之。常服开胃消痰,散壅思食。

二百〇一、【方名】沉香降气丸

【原方组成】沉香、木香、荜澄茄、枳壳、缩砂仁、白豆蔻仁、青皮、陈皮、广术、枳实、黄连、半夏、萝卜子、白茯苓、香附子、白术、乌药

【出处】《瑞竹堂经验方》

【原方功效与主治】治胸膈痞满,升降水火,调顺阴阳,和中益气,推陈致新,进美饮食。

二百〇二、【方名】沉香降气丸

【原方组成】沉香、木香、缩砂仁、白豆蔻仁、青皮、陈皮、广术、枳实、萝卜子、黑牵牛、大黄

【出处】《儒门事亲》

【原方功效与主治】理气宽中,消积化滞。

二百〇三、【方名】沉香交泰丸

【原方组成】沉香、白术、陈皮、枳实、吴茱萸、白茯苓、泽泻、当归、木香、青皮、大黄、厚朴

【出处】《医学发明》

【原方功效与主治】浊气在上而扰清阳之气,郁而不伸,以为胀。

二百〇四、【方名】沉香开膈散

【原方组成】沉香、京三棱、蓬莪术、白豆蔻仁、人参、缩砂仁、丁皮、荜澄茄、草果仁、益智仁、丁香、川白姜、木香、白茯苓、香附、藿香叶、青皮、半夏曲、陈皮、甘草

【出处】《普济方》

【原方功效与主治】治五膈五噎,痞满呕吐,心腹痛刺,两胁肋胀。

二百〇五、【方名】沉香沥方

【原方组成】沉香、柏节、杉节、松节

【出处】《圣济总录》

【原方功效与主治】治一切干湿。

二百〇六、【方名】沉香沥涂敷方

【原方组成】沉香、松节

【出处】《圣济总录》

【原方功效与主治】治病疮,燥湿。

二百〇七、【方名】沉香鹿茸丸

【原方组成】沉香、附子、巴戟、鹿茸、熟干地黄、菟丝子

【出处】《太平惠民和剂局方》

【原方功效与主治】治真气不足,下元冷惫,脐腹绞痛,胁肋虚胀,脚膝缓弱,腰背拘急,肢体倦怠,面无精光,唇口干燥,目暗耳鸣,心忪气短,夜多异梦,昼少精神,喜怒无时,悲忧不乐,虚烦盗汗,饮食无味,举动乏力,夜梦鬼交,遗泄失精,小便滑数,时有余沥,阴间湿痒,阳事不兴。

二百〇八、【方名】沉香鹿茸丸

【原方组成】鹿茸、附子、沉香、麝香

【出处】《杨氏家藏方》

【原方功效与主治】补虚,益真气,暖下焦。助老扶弱,久服强健。

二百〇九、【方名】沉香鹿茸丸

【原方组成】沉香、附子、鹿茸、熟地黄、巴戟、菟丝子、麝香

【出处】《松厓医径》

二百一十、【方名】沉香鹿茸圆

【原方组成】沉香、大附子、鹿茸、苁蓉、菟丝子、熟地黄

【出处】《传信适用方》

【原方功效与主治】补益下元,滋养真气,明目驻颜,治诸虚不足。

二百一十一、【方名】沉香磨脾散

【原方组成】沉香、人参、丁香、藿香叶、檀香、甘草、白豆蔻仁、木香、缩砂仁、白术、肉桂、乌药

【出处】《杨氏家藏方》

【原方功效与主治】治脾胃虚寒,心腹胀满,呕逆恶心,泄利腹痛。

二百一十二、【方名】沉香牡丹丸

【原方组成】沉香、牡丹皮、赤芍药、当归、桂心、川芎、黄芪、人参、茯苓、山药、白芷、橘红、吴茱萸、白巴戟、木香、牛膝、枳壳、肉豆蔻、制厚朴、生干姜、白龙骨

【出处】《妇人大全良方》

【原方功效与主治】治妇人血海久虚，经候不利，赤白带下，血气冲心，多发刺痛，四肢困烦。

二百一十三、【方名】沉香牡丹丸方

【原方组成】沉香、牡丹皮、赤芍药、当归、芎䓖、黄芪、人参、白茯苓、山芋、白芷、吴茱萸、巴戟天、陈橘皮、木香、牛膝、枳壳、厚朴、干姜

【出处】《圣济总录》

【原方功效与主治】治妇人内挟瘀血，经候淋沥不断，或多或少，四肢烦倦。

二百一十四、【方名】沉香内消丸

【原方组成】沉香、木香、葫芦巴、小茴香

【出处】《奇效良方》

【原方功效与主治】治小肠疝气，阴囊肿大，或左右偏肾结核，疼痛难忍，下元虚冷，久不愈者，并治之。

二百一十五、【方名】沉香羌活散

【原方组成】沉香、羌活、木香、白芍药、槟榔、川芎、枳壳、青皮、甘草、紫苏叶、紫苏子、木瓜

【出处】《奇效良方》

【原方功效与主治】治脚气，大小便秘，或入腹冲心，疼痛肿满。

二百一十六、【方名】沉香如意丸

【原方组成】沉香、檀香、丁香、木香、全蝎、茴香、青盐、木通、山药、穿山甲、韭子、莲花蕊、五味子、白茯苓、陈皮、鹿茸、山茱萸、小茴香、川楝子、葫芦巴、破故纸、苣胜子、菟丝子、肉苁蓉、知母、远志

【出处】《普济方》

【原方功效与主治】补虚壮阳，暖水脏，益精髓。脐腹小便痛滑，房室不举。

二百一十七、【方名】沉香三棱煎丸方

【原方组成】沉香、人参、京三棱、青橘皮

【出处】《圣济总录》

【原方功效与主治】治脏腑久积，气块冷痞，不思饮食。

二百一十八、【方名】沉香三味散

【原方组成】槟榔、甘草、木香、陈皮、芎䓖、白术、大腹皮、羌活、紫苏叶、宣木瓜、沉香

【出处】《普济方》

【原方功效与主治】治脚气初发。去风湿。

二百一十九、【方名】沉香散

【原方组成】沉香、石韦、滑石、王不留行、当归、葵子、白芍药、甘草、橘皮

【出处】《医灯续焰》

【原方功效与主治】治气淋多因五内郁结,气不舒行,阴滞于阳,而致壅滞,小腹胀满,便尿不通,大便分泄,小便方利。

二百二十、【方名】沉香散

【原方组成】沉香、槟榔、大附子、人参、茯苓、当归、官桂、前胡、黄芪、枳壳、干姜、柴胡、诃子、甘草、五味子、雀脑芎、半夏、草豆蔻

【出处】《博济方》

【原方功效与主治】治丈夫女人五劳七伤,热无力,小便黄赤,吃食无味,心多惊悸,骨节酸疼,心胸痞闷,两胁疼痛,散滞气。

二百二十一、【方名】沉香散

【原方组成】乌药、沉香、木香、人参、白术、白茯苓、甘草、丁香、檀香、白豆蔻、青橘皮、京三棱、蓬莪术、香附子

【出处】《杨氏家藏方》

【原方功效与主治】治中脘气塞,元脏虚冷,胸膈痞闷,脐腹疠痛,气噎不快,绕脐虚鸣,呕吐酸水,泄利虚滑,心痛气刺,手足逆冷,倦怠少力,不美饮食,口苦舌涩,呕逆恶心,噫气吞酸,胁肋疼痛,喘满气逆,小便频数。又治妇人脾血冷气,发作不常及中恶腹痛,蛊毒痊忤。

二百二十二、【方名】沉香散

【原方组成】沉香、木香、薰陆香、丁香、大黄、麝香

【出处】《仙传外科集验方》

【原方功效与主治】治诸发肿毒入腹,心烦胀满,不进饮食。

二百二十三、【方名】沉香散

【原方组成】沉香、石韦、滑石、当归、王不留行、瞿麦、葵子、赤芍药、白术、甘草

【出处】《太平圣惠方》

【原方功效与主治】理气调血,渗湿通淋。

二百二十四、【方名】沉香散

【原方组成】沉香、白术、茯苓、木通、当归、橘皮、青皮、大腹皮、槟榔、芍药、甘草、白芷、紫苏叶、枳壳

【出处】《三因极一病证方论》

【原方功效与主治】五噎、五膈,胸中久寒,诸气结聚,呕逆噎塞,食饮不化,结气不消。

二百二十五、【方名】沉香散方

【原方组成】沉香、桂心、附子、白龙骨、木香、当归、枳实

【出处】《太平圣惠方》

【原方功效与主治】治小肠虚冷,脐下急痛,小便滑数。

二百二十六、【方名】沉香神曲煎

【原方组成】沉香、神曲、干姜、桂心、吴茱萸、椒、白术

【出处】《鸡峰普济方》

【原方功效与主治】治脾虚食少迟化,胸膈痞满,腹胁膨胀,噫气吞酸,呕逆恶心,四肢倦怠,心腹疼痛,饮食减少,大便泄泻。此药大能补养脾胃,助气消谷,若禀受怯弱饮食易伤者最宜服之。

二百二十七、【方名】沉香升气散

【原方组成】沉香、槟榔、人参、白术、乌药、诃子、麦蘖、神曲、香附子、紫苏叶、红皮、姜黄、京三棱、蓬莪术、益智、大腹皮、甘草、厚朴

【出处】《御药院方》

【原方功效与主治】治一切气不升降,胁肋刺痛,胸膈痞塞。

二百二十八、【方名】沉香圣饼子

【原方组成】沉香、檀香、丁香、木香、桂花、缩砂仁、槟榔、吴白芷、甘松、京三棱、蓬莪术、甘草

【出处】《御药院方》

【原方功效与主治】治一切冷气上攻心腹,胁肋胀满刺痛,胸膈噎闷,痰逆恶心,噫气吞酸,不思饮食,胃中虚冷,呕吐不止。及治五膈、五噎,宿食宿饮不散。

二百二十九、【方名】沉香石斛汤

【原方组成】沉香、石斛、陈曲、赤茯苓、巴戟、桂心、五味子、白术、川芎、木香、肉豆蔻

【出处】《奇效良方》

【原方功效与主治】治肾脏积冷,奔豚气攻,少腹疼痛,上冲胸胁。

二百三十、【方名】沉香石斛丸方

【原方组成】沉香、石斛、人参、白茯苓、菟丝子、麦门冬、山芋、肉苁蓉、五味子、熟干地

黄、百合、陈橘皮、枸杞子、黄芪、巴戟天、柏子仁、牛膝

【出处】《圣济总录》

【原方功效与主治】治三焦虚痞,心胸刺痛,安和五藏,化痰利膈,止逆进食。

二百三十一、【方名】沉香顺气散

【原方组成】沉香、茯神、紫苏叶、人参、甘草

【出处】《冯氏锦囊秘录》

【原方功效与主治】治物触。

二百三十二、【方名】沉香汤

【原方组成】沉香、水马、飞生鸟毛、零陵香、粗(詹)唐香、龙骨(脑)、瞿麦、苏合香、苜蓿香

【出处】《太平圣惠方》

【原方功效与主治】令产安稳。

二百三十三、【方名】沉香汤

【原方组成】沉香、甘草、檀香、白豆蔻仁、缩砂仁、木香、麝香

【出处】《杨氏家藏方》

【原方功效与主治】温中快膈,进饮食,除呕逆。

二百三十四、【方名】沉香汤

【原方组成】沉香、青橘皮、陈橘皮、胡椒、小茴香、楝实、荜澄茄

【出处】《圣济总录》

【原方功效与主治】伤寒虚痞,气逆呕吐。

二百三十五、【方名】沉香汤方

【原方组成】沉香、虎骨、槟榔、生干地黄、当归、芎䓖、白芷、鬼箭羽、地龙、芍药、羌活

【出处】《圣济总录》

【原方功效与主治】治白虎风骨中疼痛不可忍,入夜即甚,走注不定。

二百三十六、【方名】沉香桃胶散

【原方组成】桃胶、沉香、蒲黄

【出处】《三因极一病证方论》

【原方功效与主治】治产后利下赤白,里急后重,刺疼痛等证。

二百三十七、【方名】沉香天麻煎丸

【原方组成】五灵脂、附子、白术、赤小豆、天麻、全蝎、羌活、防风、沉香

【出处】《杨氏家藏方》

【原方功效与主治】治风气不顺,流入骨节,疼痛无力。或生瘾疹,久而不治,渐加冷痹,

节骨缓弱。

二百三十八、【方名】沉香天麻汤

【原方组成】沉香、川乌、益智、甘草、姜屑、独活、羌活、天麻、黑附子、半夏、防风、当归

【出处】《卫生宝鉴》

【原方功效与主治】大恐,惊搐,痰涎壅塞,目多白睛,项背强急,喉中有声。

二百三十九、【方名】沉香天麻丸

【原方组成】沉香、益智、川乌、天麻、防风、半夏、附子、羌活、甘草、当归、僵蚕、独活

【出处】《赤水玄珠》

【原方功效与主治】治小儿恐惧发搐,痰涎有声,目多白睛,强项背,一时许方醒,后每见皂衣人即发。

二百四十、【方名】沉香丸

【原方组成】沉香、木香、青橘皮、草豆蔻仁、缩砂仁、川椒、肉桂、白豆蔻仁、白术、陈橘皮、干姜、高良姜、香附子、小麦、半夏、京三棱、蓬莪术、厚朴、吴茱萸

【出处】《杨氏家藏方》

【原方功效与主治】治脾胃虚弱,食久不化,胸膈痞满,腹胁膨胀,噫醋吞酸,恶心呕逆,四肢倦怠,心腹疼痛,饮食减少,泄泻无度。大能补养脾胃,助气消谷;若禀受怯弱,饮食易伤,最宜服之。

二百四十一、【方名】沉香丸方

【原方组成】沉香、桂心、海桐皮、鹿茸、附子、萆薢、干蝎、牛膝、槟榔

【出处】《太平圣惠方》

【原方功效与主治】治肾脏风毒流注,腰脚疼痛及腹胁滞闷。

二百四十二、【方名】沉香丸方

【原方组成】沉香、木香、桂心、白术、诃黎勒皮、高良姜、附子、荜澄茄、厚朴、当归、肉豆蔻、槟榔、青橘皮

【出处】《太平圣惠方》

【原方功效与主治】治久虚积冷,脾肾气上攻,心腹壅胀,不思饮食,四肢无力。

二百四十三、【方名】沉香丸方

【原方组成】沉香、丁香、薰陆香、犀角屑、升麻、木香、羚羊角屑、黄芩、栀子仁、麝香、鬼臼、芒硝、大黄

【出处】《圣济总录》

【原方功效与主治】治时行瘟疫,恶气热毒攻心胁,气满胀急,及注忤鬼气。

二百四十四、【方名】沉香丸方

【原方组成】雄黑豆、附子、吴茱萸、青橘皮、生姜、沉香、肉苁蓉、白附子、巴戟天、牛膝、海桐皮、独活、芎䓖、泽泻、山芋、生干地黄、羌活

【出处】《圣济总录》

【原方功效与主治】治风毒脚气。上冲脏腑,散入四肢,虚肿无力。

二百四十五、【方名】沉香万应丸

【原方组成】沉香、没药、茯苓、川芎、当归、官桂、白术、白芷、白薇、延胡索、牡丹皮、赤石脂、藁本、赤芍药

【出处】《普济方》

【原方功效与主治】专治男子妇人,妊娠伤寒,诸虚百损。或气滞不匀,饮食不化,遍身走疼……自幼年无孕。每日一服,至一个月,便有神验。治妇人血气。

二百四十六、【方名】沉香温脾汤

【原方组成】沉香、木香、丁香、附子、官桂、人参、缩砂、川姜、白豆蔻、甘草、白术

【出处】《卫生宝鉴》

【原方功效与主治】治脾胃虚冷,心腹疼痛,呕吐恶心,腹胁胀满,不思饮食,四肢倦怠,或泄泻吐利。

二百四十七、【方名】沉香温胃丸

【原方组成】附子、巴戟、干姜、茴香、官桂、沉香、甘草、当归、吴茱萸、人参、白术、白芍药、白茯苓、良姜、木香、丁香

【出处】《内外伤辨》

【原方功效与主治】中焦气弱,脾胃受寒,饮食不美,气不调和;脏腑积冷,心腹疼痛,大便滑泄,腹中雷鸣;霍乱吐泻,手足厥逆,便利无度;下焦阳虚,脐腹冷痛及伤寒阴湿,形气沉困,自汗。

二百四十八、【方名】沉香温胃丸

【原方组成】沉香、陈皮、青皮、人参、大麦、干姜、神曲、白茯苓、桂、甘草、丁香、木香、白豆蔻仁、高良姜、丁香皮、荜茇、缩砂仁、红豆、白术、大椒

【出处】《御药院方》

【原方功效与主治】治脾胃虚弱,三焦痞塞,中脘气滞,胸膈满闷,宿寒留饮,停积不消,心腹刺痛,胁肋膨胀,呕吐痰逆,噫气吞酸,肠鸣泄利,水谷不化,肢体倦怠,不思饮食。常服可益脾胃,大进饮食。温中消痞,宽膈顺气。

二百四十九、【方名】沉香乌药丸

【原方组成】沉香、乌药、青橘皮、白术、白芷、白茯苓、五味子、甘草、人参

【出处】《普济方》

【原方功效与主治】治哕逆不止，不思饮食。

二百五十、【方名】沉香下气丸

【原方组成】茯苓、人参、木香、丁香、沉香、青皮、白术、砂仁、三棱、蓬术、槟榔、陈皮、官桂、香附、牵牛、石菖蒲、白豆蔻、萝卜子

【出处】《医方集宜》

【原方功效与主治】治一切气痰。

二百五十一、【方名】沉香消化丸

【原方组成】青礞石、明矾、猪牙皂角、南星、半夏、白茯苓、陈皮、枳壳、枳实、薄荷、黄芩、沉香

【出处】《仁斋直指方论》

【原方功效与主治】治热痰壅盛。

二百五十二、【方名】沉香消痞丸

【原方组成】沉香、木香、陈皮、青皮、三棱、蓬术、砂仁、香附、乌药、槟榔、干姜

【出处】《普济方》

【原方功效与主治】治脾积痞气。

二百五十三、【方名】沉香续断丸

【原方组成】沉香、续断、牛膝、石斛、茴香子、补骨脂、荜澄茄、山茱萸、防风、熟地黄、白茯苓、杜仲、肉苁蓉、桂、大枣、附子

【出处】《普济方》

【原方功效与主治】治骨髓伤败。补虚益气。

二百五十四、【方名】沉香续断丸

【原方组成】沉香、续断、石斛、牛膝、茴香子、补骨脂、荜澄茄、山茱萸、防风、熟地黄、白茯苓、肉苁蓉、杜仲、官桂、鹿茸、菟丝子、附子、石龙芮、泽泻、巴戟天、桑螵蛸、五味子、川芎、覆盆子、木香

【出处】《奇效良方》

【原方功效与主治】治骨髓伤败，补虚益气。

二百五十五、【方名】沉香寻气散

【原方组成】沉香、人参、槟榔、白术、乌药、麦蘖、神曲、紫苏叶、大腹皮、厚朴、诃子皮、香附、姜黄、橘红、甘草、京三棱、广术、益智、红花

【出处】《证治准绳》

【原方功效与主治】治一切气不升降，胁肋痞塞。

二百五十六、【方名】沉香延龄散

【原方组成】沉香、木香、檀香、香附子、白芷、龙骨、甘松、川芎、生地黄、荜茇、升麻、防风、当归、何首乌、藁本、青盐、人参、石膏、白茯苓、白蒺藜、杜蒺藜、海浮石、藿香、熟地黄、细辛、丁香、荆芥穗、菖蒲、槐角子、白僵蚕、天麻、桂心、露蜂房、麝香、柳枝

【出处】《普济方》

【原方功效与主治】刷染髭髯。

二百五十七、【方名】沉香延龄散

【原方组成】沉香、川芎、生地黄、藁本、零陵香、砂仁、人参、熟地黄、防风、没石子、荆芥、藿香、片脑、木香、石膏、地骨皮、白蒺藜、桂心、母丁香、檀香、白芷、杜蒺藜、石菖蒲、当归、天麻、诃子、细辛、何首乌、枸杞子、青盐、甘松、乳香、龙骨、槐角子、香附子、露蜂房、荜茇、柳枝、胆矾、石燕子、海浮石、麝香

【出处】《普济方》

【原方功效与主治】风牙肾虚,牢牙补肾生津液。

二百五十八、【方名】沉香养脾散

【原方组成】制厚朴、舶上茴香、肉豆蔻仁、桂、白术、丁香、荜澄茄、赤石脂、五味子、黄芪、木香、沉香、白檀、良姜、陈皮、胡椒、草豆蔻仁、人参、甘草、诃子皮

【出处】《鸡峰普济方》

【原方功效与主治】治脾胃久虚,大腑寒滑,全不思食,益气补虚损。

二百五十九、【方名】沉香养脾丸

【原方组成】沉香、木香、缩砂仁、丁香、白术、肉豆蔻、人参、甘草、干姜

【出处】《杨氏家藏方》

【原方功效与主治】益脾养胃,助气温中,进饮食,疗吐利。

二百六十、【方名】沉香养血丸

【原方组成】白术、川芎、当归、川续断、熟干地黄、白干姜、香白芷、大叶真艾、沉香

【出处】《叶氏录验方》

【原方功效与主治】治女人冲任久虚,风冷乘于子宫,不作孕或成孕多致损堕,月事或不调匀,脐腹疼痛,或时漏下赤白,淋沥不断,肌肤黄瘦,一切血气不调疾。

二百六十一、【方名】沉香饮

【原方组成】沉香、芍药、槟榔、青橘皮、附子、茴香子、桂、吴茱萸

【出处】《普济方》

【原方功效与主治】治肾脏积冷气,攻心腹痛,四肢逆冷,不思饮食,或吐冷沫,面青不乐。

二百六十二、【方名】沉香饮

【原方组成】沉香、丁香、南木香、藿香叶、陈皮、白术、半夏、白茯苓、肉豆蔻、粉草

【出处】《活幼心书》

【原方功效与主治】治吐痢后,神昏卷怠,饮食减少,脾胃气虚,水谷不化,或随时直下,五心烦热,盗汗常出,或闻食心恶。

二百六十三、【方名】沉香饮子

【原方组成】沉香、紫苏叶、白茯苓、人参

【出处】《御药院方》

【原方功效与主治】治饮冷过多,短气喘促,心胸妨闷,全不思食。

二百六十四、【方名】沉香永寿丸

【原方组成】莲肉、茅山苍术、白茯苓、沉香、木香、熟地黄、五味子、小茴香、川楝子、枸杞子、山药、柏子仁、破故纸

【出处】《普济方》

【原方功效与主治】大补元阳,滋益脾胃,调顺血气,添补精髓不老。

二百六十五、【方名】沉香郁金散

【原方组成】沉香、木香、郁金、乌药、降香、细辛

【出处】《种福堂公选良方》

【原方功效与主治】痧气寒凝,以及腹痛。

二百六十六、【方名】沉香枳壳散方

【原方组成】沉香、枳壳、前胡、乌药、木香、槟榔、人参、甘草

【出处】《圣济总录》

【原方功效与主治】治气逆往来,喘急噎闷。

二百六十七、【方名】沉香至珍丸

【原方组成】沉香、巴豆霜、陈皮、青皮、莪术、广木香、乌梅肉、黄连、槟榔、丁香

【出处】《箓竹堂集验方》

【原方功效与主治】通利湿气。

二百六十八、【方名】沉香猪肚丸

【原方组成】石斛、荜茇、诃子、沉香、丁香、木香、人参、白术、肉桂、白豆蔻、肉豆蔻、荜澄茄、茴香、葫芦巴、破故纸、乌药、当归、川芎、附子、干姜、胡椒、缩砂仁、川椒、牛膝、巴戟、硫黄、青盐、厚朴、猪肚、槟榔

【出处】《鸡峰普济方》

【原方功效与主治】治脾肾虚损不思食。

二百六十九、【方名】沉香猪肚丸

【原方组成】沉香、丁香、木香、川椒、荜澄茄、陈皮、葫芦巴、破故纸、食茱萸、桂、巴戟、茴香、牛膝、肉苁蓉、附子、槟榔、肉豆蔻

【出处】《是斋百一选方》

【原方功效与主治】男子药,妇人久病气虚。

二百七十、【方名】沉香煮散方

【原方组成】沉香、桂、白豆蔻仁、石斛、巴戟天、附子、赤茯苓、木香、人参、芎䓖、五味子、白术、青橘皮、厚朴、黄芪、藿香叶、荜澄茄、肉豆蔻

【出处】《圣济总录》

【原方功效与主治】治肝元虚风上攻,头目昏眩,肩背拘急,兼治脾气不和。

二百七十一、【方名】陈橘皮煎丸方

【原方组成】陈橘皮、沉香、干姜、桂、附子、草薢、当归、京三棱、厚朴

【出处】《圣济总录》

【原方功效与主治】治脾胃虚弱,面黄肌瘦,腰膝疼痛,寒痰呕逆,腹胁玄癖、气痛。

二百七十二、【方名】陈橘皮丸

【原方组成】陈橘皮、厚朴、肉豆蔻、干姜、木香、吴茱萸、白术、诃黎勒皮、桂、枳壳、沉香、丁香、芍药、甘草、阿魏

【出处】《普济方》

【原方功效与主治】脾胃气虚弱,呕吐不食,腹中虚鸣。

二百七十三、【方名】陈橘皮丸方

【原方组成】陈橘皮、厚朴、神曲、木香、槟榔、人参、桂心、柴胡、白术、诃黎勒、白豆蔻、高良姜、白茯苓、沉香、枳实

【出处】《太平圣惠方》

【原方功效与主治】治气劳脾胃乏弱,饮食不消,四肢羸瘦。

二百七十四、【方名】橙皮丸

【原方组成】沉香、白术、木瓜、乌梅肉、橙皮、白茯苓、糖霜、干生姜

【出处】《御药院方》

【原方功效与主治】调中顺气,生津止渴。

二百七十五、【方名】橙香饼儿

【原方组成】新橙皮、沉香、白檀、缩砂、白豆蔻仁、荜澄茄、南硼砂、龙脑、麝香

【出处】《饮膳正要》

【原方功效与主治】宽中顺气,清利头目。

二百七十六、【方名】吃力迦丸方

【原方组成】吃力迦、光明砂、麝香、诃黎勒皮、香附子、沉香、青木香、丁子香、安息香、白檀香、荜茇、犀角、薰陆香、苏合香、龙脑香

【出处】《外台秘要》

【原方功效与主治】疗传尸骨蒸，殗殜肺痿，疰忤鬼气，卒心痛，霍乱吐痢，时气鬼魅瘴疟，赤白暴痢，瘀血月闭，痃癖丁肿，惊痫鬼忤中人，吐乳狐魅。

二百七十七、【方名】赤茯苓散方

【原方组成】赤茯苓、白术、桔梗、槟榔、吴茱萸、木香、沉香、当归、枳实

【出处】《太平圣惠方》

【原方功效与主治】治脾脏冷气，胸膈不利，腹内虚鸣，少思饮食。

二百七十八、【方名】赤茯苓汤

【原方组成】赤茯苓、半夏、茯神、陈皮、麦子、沉香、甘草、槟榔

【出处】《类编朱氏集验医方》

【原方功效与主治】治停饮于胃，怔忡不已。

二百七十九、【方名】冲和汤

【原方组成】人参、厚朴、当归、防风、白芷、肉桂、桔梗、川芎、白芍药、沉香、檀香、乳香、藿香叶、紫苏叶、黄芪、甘草

【出处】《原幼心法》

二百八十、【方名】丑宝丸

【原方组成】牛黄、琥珀、辰砂、雄黄、胆星、礞石、沉香、犀角、黄芩、大黄、天麻、石菖蒲、僵蚕、蝉蜕、猪心

【出处】《古今医鉴》

【原方功效与主治】祛风清火，顺气豁痰，益志除惊，安魂定魄。一切怔忡痫痉，难状之疾。

二百八十一、【方名】除痛丸

【原方组成】木香、乳香、沉香、藿香叶、肉桂、青橘皮、枳实、吴茱萸、京三棱、蓬莪术、黑牵牛、麝香、陈橘皮

【出处】《杨氏家藏方》

【原方功效与主治】治中焦积寒，心腹疼痛，呕哕清水，自汗短气。

二百八十二、【方名】除瘟化疫汤方

【原方组成】藿香、陈皮、沉香、建曲、苍术、川朴、茯苓、郁金、川连、雄黄

【出处】《重订温热经解》

【原方功效与主治】瘟疫病发于冬,身热恶寒体痛呕逆。

二百八十三、【方名】触饮丸

【原方组成】苍术、茯苓、制半夏、蒸透西洋参、蛤壳、猪苓、葶苈、白芍、泽泻、沉香、蓬莪、橘红、郁金、干姜、公丁香、小川连

【出处】《鸡鸣录》

【原方功效与主治】饮食畏冷,恶甜吞酸吐水,心下时痛。

二百八十四、【方名】炊饼丸

【原方组成】川附、人参、白术、五味子、当归、续断、山茱萸、破故纸、肉苁蓉、白芍药、莲肉、菟丝子、鹿茸、沉香、肉桂

【出处】《丹溪治法心要》

【原方功效与主治】男子补益脾胃肾虚弱。

二百八十五、【方名】磁石荸苊丸

【原方组成】荸苊、大豆、茯苓、磁石、玄参、石斛、花粉、地骨皮、鹿茸、沉香、人参、熟地

【出处】《证治汇补》

【原方功效与主治】治强中消渴,不交精泄者。

二百八十六、【方名】磁石散

【原方组成】磁石、黄芪、杜仲、五味子、白石英、白茯苓、白术、当归、沉香

【出处】《普济方》

【原方功效与主治】治膀胱虚冷,饥不欲食,面色萎黑,腰胁疼痛。

二百八十七、【方名】磁石汤方

【原方组成】磁石、黄芪、人参、沉香、芎劳、桂、菖蒲、当归、补骨脂、熟干地黄、肉苁蓉、附子、羌活、五味子、干姜、覆盆子

【出处】《圣济总录》

【原方功效与主治】治脾肾风虚,下元久冷,眼生黑花,或时昏暗,补诸不足。

二百八十八、【方名】磁石丸

【原方组成】黄芪、青盐、人参、巴戟、附子、木香、苁蓉、沉香、防风、牛乳、牛膝、桂心、干姜、覆盆子、远志、熟地、茯苓、磁石、苍术、陈皮、大腹皮、白术、川芎、槟榔、白芷、青皮、乌药、独活

【出处】《金匮启钥》

二百八十九、【方名】磁石丸方

【原方组成】磁石、肉苁蓉、钟乳粉、黄芪、巴戟、石斛、白茯苓、桂心、杜仲、当归、鹿茸、五味子、天门冬、续断、木香、菟丝子、阳起石、牛膝、远志、附子、泽泻、覆盆子、沉香、熟干地黄、

丹参、干漆

【出处】《太平圣惠方》

【原方功效与主治】肾气虚损,骨萎羸瘦,耳鸣心烦,小腹里急,气引膀胱,腰膝疼痛,不欲饮食。

二百九十、【方名】磁州张七郎家橙香饼子

【原方组成】木香、橘皮红、白檀、甘松、白豆蔻仁、橙皮、荜澄茄、沉香、姜黄、龙脑

【出处】《御药院方》

【原方功效与主治】温脾益胃,降气宽中,生津液,止烦渴,消逐痰饮,大治中酒不散。

二百九十一、【方名】赐方腽肭脐丸

【原方组成】腽肭脐、精羊肉、羊髓、沉香、神曲、酒、肉苁蓉、附子、肉桂、槟榔、大腹子、沙苑蒺藜、巴戟、荜澄茄、舶上茴香、木香、丁香、肉豆蔻、紫苏子、葫芦巴、川芎、人参、青橘皮、天麻、枳壳、补骨脂、成炼钟乳粉、阳起石、山药、白豆蔻

【出处】《杨氏家藏方》

【原方功效与主治】补虚壮气,温暖下元,益精髓,调脾胃,进饮食,悦颜色。治五劳七伤,真气虚惫,脐腹冷痛,肢体酸疼,腰背拘急,脚膝缓弱,面色黧黑,肌肉消瘦,目暗耳鸣,口苦舌干,腹中虚鸣,胁下刺痛,饮食无味,心常惨戚,夜多异梦,昼少精神,小便滑数,时有遗沥,房室不举,或梦交通,及一切风虚痼冷。

二百九十二、【方名】赐方五香汤

【原方组成】木香、沉香、滴乳香、藿香叶、吴茱萸、麝香

【出处】《杨氏家藏方》

【原方功效与主治】治积寒攻冲,腹胁疼痛。

二百九十三、【方名】苁蓉茸附丸

【原方组成】鹿茸、苁蓉、菟丝子、牛膝、熟干地黄、真乌药、川五味子、附子、白术、天麻、补骨脂、葫芦巴、茴香、干淡木瓜、沉香、木香、丁香

【出处】《洪氏集验方》

【原方功效与主治】平补真元,益养脾肾,固精壮气,暖胃思食。

二百九十四、【方名】葱白散

【原方组成】当归、川芎、枳壳、官桂、青皮、川白姜、茴香、川楝子、陈皮、紫苏、三棱、蓬莪术、白芍药、茯苓、木香、人参、沉香、甘草

【出处】《普济方》

【原方功效与主治】治肾气刺痛,七气通用。

二百九十五、【方名】葱白丸

【原方组成】归尾、枳壳、厚朴、青木香、三棱、苏梗、延胡索、香附、青皮、沉香

【出处】《医门补要》

【原方功效与主治】治肝气筋梗。

二百九十六、【方名】崔氏大五香汤

【原方组成】青木香、鸡舌香、沉香、升麻、藿香、犀角、吴茱萸、桂心、麻黄、甘草、薰陆香、细辛

【出处】《外台秘要》

【原方功效与主治】疗毒气,苦肌肉中肿痛,结脉寒热。

二百九十七、【方名】崔氏松脂膏

【原方组成】松脂、白芷、天雄、莽草、踯躅花、秦艽、独活、乌头、辛夷仁、甘松香、零陵香、香附子、藿香、甘菊花、蜀椒、芎䓖、沉香、牛膝、青木香、松叶、杏仁

【出处】《外台秘要》

【原方功效与主治】疗头风,鼻塞头旋,发落复生,长发去白屑方。

二百九十八、【方名】催铅方

【原方组成】牡丹皮、红花、当归、肉桂、槟榔、沉香、乳香、青皮、丁香、麝香

【出处】《古今医统大全》

【原方功效与主治】补气和血,凡经过期者服之。

二百九十九、【方名】寸金丸方

【原方组成】雄黄、京三棱、石三棱、鸡爪三棱、蓬莪术、桂、木香、沉香、干漆、半夏、丁香、肉豆蔻、槟榔、硇砂、巴豆、茴香子、金铃子、大麦糵

【出处】《圣济总录》

【原方功效与主治】治阴阳气不升降,心腹鼓胀,胁肋刺痛,倦怠嗜卧,全不思食。

三百、【方名】大半夏丸方

【原方组成】半夏、生姜、蜜、青州枣、木香、沉香、青橘皮、白术、陈橘皮、干姜、附子、肉豆蔻、红豆蔻

【出处】《圣济总录》

【原方功效与主治】治支饮,膈脘不利,咳嗽喘满。

三百〇一、【方名】大荜茇丸

【原方组成】荜茇、神曲、附子、白豆蔻仁、人参、白术、丁香、荜澄茄、沉香、诃黎勒、陈橘皮、厚朴

【出处】《鸡峰普济方》

【原方功效与主治】治脾虚,心腹胀满,食少无力,服此补脾。

三百〇二、【方名】大鳖甲汤

【原方组成】鳖甲、防风、麻黄、白术、石膏、知母、当归、茯苓、橘皮、芎䓖、杏仁、人参、半夏、芍药、葳蕤、甘草、麦门冬、羚羊角、大黄、犀角、青木香、雄黄、大枣、贝齿、乌头、生姜、薤白、沉香、赤豆、吴茱萸

【出处】《普济方》

【原方功效与主治】治脚弱风毒挛痹气上，及伤寒恶气温毒，山水瘴气热毒，四肢痹弱。

三百〇三、【方名】大补经汤

【原方组成】当归、川芎、白芍、熟地黄、人参、白术、白茯、黄芪、陈皮、砂仁、香附、阿胶、沉香、小茴、延胡索、吴茱萸、肉桂、粉草

【出处】《古今医鉴》

【原方功效与主治】治妇人气血虚弱，血海寒冷，经水不调，或时心腹疼痛，或下白带如鱼脑髓，或似米泔，不分信期，每月淋漓不已，面色萎黄，四肢无力，头目眩晕，肌体羸瘦。

三百〇四、【方名】大补摩腰膏

【原方组成】木香、丁香、沉香、零陵香、附子、干姜、官桂、吴茱萸、腻粉、白矾、麝香、舶上硫黄

【出处】《奇效良方》

【原方功效与主治】治五劳七伤，腰膝疼痛，鬓发早白，面色痿黄，水脏久冷，疝气下堕，耳聋目暗，痔瘘肠风。凡百疾病，悉能除疗。兼治女人子宫久冷，头发疏薄，面生皯黯，风劳血气，产后诸疾，赤白带下。

三百〇五、【方名】大补肾丸

【原方组成】磁石、菟丝子、五味子、熟地黄、枸杞子、楮实、覆盆子、苁蓉、车前子、石斛、沉香、青盐

【出处】《世医得效方》

【原方功效与主治】治肾气不足，眼目昏暗，瞳仁开缩，渐成内障。

三百〇六、【方名】大补益摩膏方

【原方组成】木香、丁香、零陵香、附子、沉香、吴茱萸、干姜、舶上硫黄、桂、白矾、麝香、腻粉

【出处】《圣济总录》

【原方功效与主治】治五劳七伤，腰膝疼痛，鬓发早白，面色萎黄，水脏久冷，疝气下坠，耳聋眼暗，痔瘘肠风，凡百疾病，悉能疗除，兼治女人子宫久冷，头鬓疏薄，面生皯黯，风劳血气，产后诸疾，赤白带下。

三百〇七、【方名】大沉香降气汤

【原方组成】沉香、木香、丁香、紫苏子、白术、茯苓、橘红、肉豆蔻、檀香、厚朴、半夏、五味

子、人参、当归、藿香叶、白豆蔻仁

【出处】《类编朱氏集验医方》

【原方功效与主治】治男子、妇人气不升降，气聚衰弱，脾胃不和，饮食不进，呕逆恶心，自痢腹痛，虚喘气促，虚阳上攻，及男子、妇人气血不调，流注脚气。

三百〇八、【方名】大沉香丸

【原方组成】沉香、白檀香、胡桃肉、枸杞子、木香、大茴香、小茴香、丁香、破故纸、葫芦巴、全蝎、穿山甲、川楝子、远志、韭子、木通、肉苁蓉、巴戟、干山药、知母、山茱萸、白茯苓、黄精、天门冬、麦门冬、菟丝子、熟地黄、乳香、细墨、北五味、生地黄、巨胜子、人参、莲花蕊、陈皮、仙灵脾、牛膝、青皮

【出处】《奇效良方》

【原方功效与主治】辟山岚瘴气，进饮食，厚肠胃，令人肥白，填精补髓，去浑身走注，活经脉，轻身健体，百病不生。

三百〇九、【方名】大沉香丸

【原方组成】天台乌药、白芷、甘松、甘草、姜黄、檀香、干姜、肉桂、白豆蔻、沉香、香附子

【出处】《太平惠民和剂局方》

【原方功效与主治】治一切冷气攻心腹刺痛，胸膈噎塞，呕吐痰水，噫气吞酸，口苦舌涩，不思饮食；膀胱、肾间冷气攻冲，腰背拘急，脐腹绞痛，手足逆冷，小便滑数。又治猝暴心痛，霍乱吐利，疝瘕气痛，妇人血气刺痛。

三百一十、【方名】大沉香煨姜丸方

【原方组成】沉香、硇砂、木香、附子、黑三棱、鸡爪三棱、京三棱、青橘皮、当归

【出处】《圣济总录》

【原方功效与主治】治寒癖积气，痛下利。

三百一十一、【方名】大沉香尊重丸

【原方组成】滑石、沉香、丁香、人参、槟榔、车前子、葶苈、青皮、白牵牛、枳实、木通、胡椒、木香、海金砂、蝎尾、茯苓、肉苁蓉、萝卜子、白丁香、郁李仁

【出处】《普济方》

【原方功效与主治】治蛊症，腹满水肿，遍身仰满，气逆呕哕，喘乏，小便赤涩，大便不调，一切中满、下虚危困病证。

三百一十二、【方名】大沉香尊重丸

【原方组成】沉香、丁香、人参、车前子、葶苈、槟榔、青皮、白牵牛、枳实、木通、胡椒、海金沙、蝎梢、木香、茯苓、肉豆蔻、白丁香、萝卜子、滑石、郁李仁

【出处】《奇效良方》

【原方功效与主治】治蛊胀腹满，水肿遍身，肿满气逆，呕哕喘乏，小便赤涩，大便不调，一切中满下虚，危困之病。

三百一十三、【方名】大腹皮散

【原方组成】大腹皮、干宣木瓜、紫苏子、槟榔、荆芥穗、乌药、橘红、紫苏叶、萝卜子、沉香、桑白皮、枳壳

【出处】《严氏济生方》

【原方功效与主治】治诸证脚气肿满,小便不利。

三百一十四、【方名】大腹皮散方

【原方组成】大腹皮、槟榔、木香、赤茯苓、桂心、半夏、青橘皮、沉香、枳壳、芎䓖、前胡、白芷、人参

【出处】《太平圣惠方》

【原方功效与主治】治上焦虚寒,气壅攻注,头痛胸膈不利。

三百一十五、【方名】大腹皮散方

【原方组成】大腹皮、赤茯苓、木香、丁香、芎䓖、白术、沉香、陈橘皮、人参、草豆蔻、厚朴、桂心、甘草

【出处】《太平圣惠方》

【原方功效与主治】治膈气,心胸壅滞妨闷。

三百一十六、【方名】大腹汤

【原方组成】大腹皮、紫苏茎叶、干木瓜、桑根白皮、沉香、木香、茴香子根、槟榔、莱菔子、陈橘皮、羌活、枳壳、青橘皮

【出处】《普济方》

【原方功效与主治】治风毒脚气上攻,头目昏眩时痛,脚膝痹弱,不能履地。或时发寒热,呕吐痰涎。

三百一十七、【方名】大腹汤方

【原方组成】大腹皮、紫苏茎叶、干木瓜、桑根白皮、沉香、木香、茴香子根、羌活、木通、枳壳、青橘皮、陈橘皮、槟榔、莱菔子

【出处】《圣济总录》

【原方功效与主治】治风毒脚气上攻,头目昏眩时痛,脚膝痹弱,不能履地。或时发寒热,呕吐痰涎。

三百一十八、【方名】大黑虎丹方

【原方组成】蛤蚧、哈蟆、丹砂、金箔、银箔、白藓皮、苦参、蛇蜕皮、白狗粪、皮巾子、金刚子、乌驴蹄、硫黄、雄黄、天灵盖、麝香、沉香、甲香、乳香、夜明砂、人中白

【出处】《太平圣惠方》

【原方功效与主治】治传尸复连,及一切劳证,不问冷热大小。

三百一十九、【方名】大厚朴丸方

【原方组成】厚朴、白术、陈曲、陈橘皮、麦蘖、人参、沉香、木香、丁香、炙甘草、缩砂仁、草豆蔻、槟榔

【出处】《圣济总录》

【原方功效与主治】治脾胃虚冷，食已胀满，水谷不化。

三百二十、【方名】大黄揭汤

【原方组成】大黄、甘草、当归、芎䓖、白芷、独活、黄芩、芍药、升麻、沉香、青木香、木兰皮、芒硝

【出处】《普济方》

【原方功效与主治】治小儿肿丹方。

三百二十一、【方名】大活络丹

【原方组成】白花蛇、乌梢蛇、威灵仙、两头尖、草乌、天麻、全蝎、麻黄、首乌、龟板、贯众、炙草、羌活、官桂、藿香、乌药、黄连、熟地、大黄、木香、沉香、细辛、赤芍、丁香、白僵蚕、没药、乳香、天南香、青皮、骨碎补、安息香、白蔻仁、黑附子、黄芩、茯苓、香附、玄参、白术、人参、防风、葛根、虎胫骨、当归、地龙、犀角、麝香、松脂、血竭

【出处】《中风斠诠》

【原方功效与主治】治一切中风瘫痪，痿痹痰厥，拘挛疼痛，痈疽流注，跌扑损伤，小儿惊痫，妇人停经。

三百二十二、【方名】大活络丹

【原方组成】白花蛇、乌梢蛇、威灵仙、两头尖、草乌、天麻、全蝎、何首乌、龟板、麻黄、贯仲、甘草、羌活、官桂、藿香、乌药、黄连、熟地、大黄、木香、沉香、细辛、赤芍、没药、丁香、乳香、僵蚕、天南星、青皮、骨碎补、白豆蔻、安息香、黑附子、黄芩、茯苓、香附、玄参、白术、防风、葛根、虎胫骨、当归、血竭、地龙、犀角、麝香、松脂、牛黄、片脑、人参

【出处】《兰台轨范》

【原方功效与主治】中风瘫痪，痿痹痰厥，拘挛疼痛，痈疽流注，跌扑损伤，小儿惊痫，妇人停经。

三百二十三、【方名】大金箔丸

【原方组成】金箔、银箔、辰砂、牛黄、犀角屑、丁香、龙脑、沉香、珍珠末、木香、麝香、琥珀末、白附子、硼砂、乌蛇、天麻、雄黄、天南星、蝎梢、白僵蚕、防风、附子、炙甘草、细松烟墨

【出处】《杨氏家藏方》

【原方功效与主治】治大人、小儿癫痫，无眩发动，口吐涎沫，项背强直，神志昏愦。

三百二十四、【方名】大金箔丸

【原方组成】金银箔、辰砂、牛黄、生犀、丁香、沉香、珍珠、木香、脑麝、琥珀、硼砂、乌蛇

肉、天麻、雄黄、蝎梢、白僵蚕、附子、天南星、防风、白附子、甘草、香墨

【出处】《幼幼新书》

【原方功效与主治】治一切风及大人小儿诸痫。解心胸壅热,消痰坠涎。

三百二十五、【方名】大金丹

【原方组成】当归、白茯苓、白术、延胡索、蕲艾、川芎、川藁本、丹皮、赤石脂、茵陈、鳖甲、黄芩、白芷、人参、大地黄、益母草、香附、桂心、大粉草、没药、北五味子、沉香、阿胶

【出处】《慈幼新书》

三百二十六、【方名】大九宝饮

【原方组成】天雄、南星、薄荷叶、地龙、木香、全蝎、防风、沉香、麝香

【出处】《世医得效方》

【原方功效与主治】治挟气中风,已微微去其痰,或非重热气实者,亦可服。

三百二十七、【方名】大麦煎散

【原方组成】九肋鳖甲、银州柴胡、秦艽、木香、川乌头、干漆、干葛、石菖蒲、宣连、官桂、黑附子、石斛、沉香

【出处】《鸡峰普济方》

【原方功效与主治】治劳气,四肢烦疼,拘急劳倦,兼治虚风。

三百二十八、【方名】大庆通监院方

【原方组成】舶上茴香、益智仁、延胡索、陈橘红、肉桂、莪术、川姜、附子、乳香、沉香、白术、人参、当归、木香、白芍药

【出处】《是斋百一选方》

三百二十九、【方名】大三脘散

【原方组成】独活、白术、甘草、干木瓜、紫苏、大腹皮、陈橘皮、沉香、木香、川芎、槟榔

【出处】《类证活人书》

【原方功效与主治】治三焦气逆,胸膈虚痞,两胁气痛,面手浮肿,大便秘涩,兼治脚气。

三百三十、【方名】大神效活络丹

【原方组成】白花蛇、乌梢蛇、麻黄、防风草、官桂、草豆蔻、羌活、元参、天麻、藿香、何首乌、白芷、川黄连、黄芪、熟地黄、川大黄、辽细辛、赤芍药、朱砂、没药、乳香、直僵蚕、天竺黄、败龟板、丁香、虎胫骨、乌药、青皮、黑附子、白蔻仁、骨碎补、白茯苓、白术、当归、沉香、全蝎、葛根、威灵仙、瓜儿血竭、犀角、麝香、地龙、净松香、两头尖、川芎、京牛黄、片脑

【出处】《医宗金鉴》

【原方功效与主治】宣畅气血,通利经络,祛风除湿,蠲痹止痛。

三百三十一、【方名】大神效活络丹

【原方组成】白花蛇、乌梢蛇、麻黄、细辛、全蝎、两头尖、赤芍药、川芎、防风、葛根、没药、血竭、朱砂、乌犀屑、地龙、甘草、丁香、白僵蚕、乳香、麝香、片脑、官桂、草豆蔻、川羌活、虎胫骨、玄参、牛黄、威灵仙、天麻、藿香、天竺黄、败龟板、人参、何首乌、白芷、乌药、安息香、青皮、黑附子、香附、白豆蔻、骨碎补、黄连、茯苓、黄芩、白术、熟地黄、松香脂、大黄、当归、木香、沉香、金箔

【出处】《奇效良方》

【原方功效与主治】治风湿诸痹,筋骨疼痛,清心明目,宽胸溢血,养气暖膝,腰臂疼痛,口眼歪斜,行步艰辛,筋脉拘挛。

三百三十二、【方名】大圣夺命丹

【原方组成】上洁云母石、全蝎、僵蚕、乌梢蛇尾、乌犀角、羚羊角、赤足蜈蚣、石菖蒲、羌活、白附子、茯神、半夏、胆星、北细辛、沉香、川乌、人参、甘草、琥珀、朱砂、珍珠、雄黄、天竺黄、金箔、麝香、姜汁、薄荷

【出处】《本草汇言》

【原方功效与主治】治小儿急慢惊风,癫痫天钓,中恶;脐风撮口,胎惊胎痫,牙关紧急,痰热搐搦,反引窜视,昏迷不醒,一切惊怪危恶紧急之证。

三百三十三、【方名】大圣夺命金丹

【原方组成】天麻、全蝎、防风、羌活、天南星、白附子、茯神、白僵蚕、川芎、远志肉、桔梗、石菖蒲、半夏、人参、白术、白茯苓、乌蛇尾、酸枣仁、荆芥穗、北细辛、大川乌、粉草、大赤足蜈蚣、沉香

【出处】《普济方》

【原方功效与主治】治婴孩急慢惊风,癫痫天钓,客忤物件,中恶;及初生脐风撮口,胎惊胎痫,牙关紧急,惊风痰热,搐搦掣颤,反引窜视,昏迷不醒。

三百三十四、【方名】大圣花蛇牛黄丸方

【原方组成】白花蛇、乌蛇、磁石、赤箭、半夏、威灵仙、防风、自然铜、羌活、海桐皮、干蝎、白僵蚕、白藓皮、蔓荆实、当归、芎䓖、青橘皮、蒺藜子、五味子、远志、萆薢、桂、木香、葫芦巴、楝实、白豆蔻、芍药、泽泻、牵牛子、荆芥穗、白头翁、肉苁蓉、沉香、干姜、麝香、牛黄、麻黄、丹砂、水银、龙脑

【出处】《圣济总录》

【原方功效与主治】治瘫痪,口眼㖞斜,涎多语涩,筋骨无力,行履艰难,遍身疼痛。

三百三十五、【方名】大圣散

【原方组成】人参、茯苓、当归、官桂、吴白芷、细辛、木香、牛膝、左山寒水石、藁本、麻黄、炙甘草、兰香菜(如无菜只用子亦得)、防风、桔梗、赤参、芎䓖、黑附子、蝉蜕、芍药、牡丹皮、马鸣蜕、沉香、石茱萸

【出处】《博济方》

【原方功效与主治】治妇人产前产后诸疾,并三十六种冷血风气等病。

三百三十六、【方名】大调经汤

【原方组成】当归、芍药、香附、川芎、熟地、人参、砂仁、阿胶、沉香、小茴香、吴茱萸、肉桂、粉草、延胡索、白术、茯苓、黄芪、陈皮

【出处】《孕育玄机》

【原方功效与主治】治妇人血气虚弱,血海寒冷,经水不调,或心腹疼痛,或下白带如鱼脑,或似米泔,不分信期,每月淋沥不止,面色萎黄,四肢无力,头目眩晕。

三百三十七、【方名】大通散方

【原方组成】沉香、木香、白术、陈橘皮、桑根白皮、木通、胡椒、黑牵牛

【出处】《圣济总录》

【原方功效与主治】治痃癖积聚,腹胀气逆,烦满呕逆;治脚气呕逆,心胸烦闷。

三百三十八、【方名】大菟丝子丸

【原方组成】菟丝子、泽泻、鹿茸、石龙芮、肉桂、附子、石斛、熟干地黄、白茯苓、牛膝、续断、山茱萸、肉苁蓉、防风、杜仲、补骨脂、荜澄茄、沉香、巴戟、茴香、五味子、桑螵蛸、覆盆子、芎䓖

【出处】《证治准绳》

【原方功效与主治】治肾气虚损,五劳七伤,脚膝酸疼,面色黧黑,目眩耳鸣,心忡气短,时有盗汗,小便滑数。

三百三十九、【方名】大温经汤

【原方组成】当归、白芍、川芎、熟地、人参、白术、茯苓、甘草、香附、陈皮、砂仁、小茴、沉香、吴茱萸、延胡索、鹿茸

【出处】《古今医鉴》

【原方功效与主治】治妇人经水不调,赤白带下,或如梅汁淋沥,或成片,有隔两三个月者,此气血虚弱,渐生潮热。饮食少进,四肢倦怠,日久生骨蒸,即成劳疾。

三百四十、【方名】大乌金丸

【原方组成】当归、熟地黄、白芍药、川芎、附子、肉桂、沉香、延胡索、粉草、香附子、乳香、缩砂仁、败姜、白芷、蒲黄、姜黄、槟榔、白茯苓、丁香、白术、没药、人参

【出处】《类编朱氏集验医方》

【原方功效与主治】治妇人心腹刺痛,身体疼痛,产前恶心,产后恶露不下,疼痛不已。

三百四十一、【方名】大乌药顺气散

【原方组成】当归、芍药、川芎、生地黄、乌药、陈皮、香附子、砂仁、枳壳、黄芩、半夏、防风、紫苏、桔梗、甘草、地龙、乳香、没药、盔沉香

【出处】《济阳纲目》

【原方功效与主治】治诸风,左瘫右痪,此药疏风、化痰、顺气。

三百四十二、【方名】大五香汤

【原方组成】鸡舌香、沉香、藿香、薰陆香、麝香、甘草、吴茱萸、细辛、桂、升麻

【出处】《普济方》

【原方功效与主治】治毒气在肌肉中,肿痛寒热,急者数日杀人。若心腹闷,当急服。

三百四十三、【方名】大五香汤方

【原方组成】木香、鸡舌香、沉香、乳香、藿香叶、犀角、升麻、吴茱萸、桂、麻黄、炙甘草、细辛

【出处】《圣济总录》

【原方功效与主治】治毒气攻肌肉肿痛,脉结寒热如瘰疬,急者数日杀人。

三百四十四、【方名】大香甲散

【原方组成】沉香、鳖甲、柴胡、人参、桔梗、茯苓、川芎、藿香、羌活、木香、陈皮、牡丹皮、安息香、当归、厚朴、荆三棱、官桂、附子、牛膝、桃仁、和皮大腹子

【出处】《博济方》

【原方功效与主治】治妇人血脏风虚冷气,肌肉黄瘦,饮食进退,经候不匀,心腹多胀,渐变如劳。补血海,调气。

三百四十五、【方名】大香甲丸散

【原方组成】鳖甲、沉香、柴胡、人参、川芎、羌活、当归、附子、木香、安息香、桔梗、茯苓、藿香叶、陈橘皮、牡丹皮、三棱、厚朴、桂心、桃仁、牛膝、槟榔、和皮大腹子

【出处】《妇人大全良方》

【原方功效与主治】治妇人血脏风虚冷气,肌肉黄瘦,饮食进退,经候不调,心腹多胀,渐变如劳。补血海、调气。

三百四十六、【方名】大效拱辰丸

【原方组成】琥珀、当归、沉香、木香、官桂、人参、黄芪、鹿茸、酸枣仁、鹿角霜、延胡索、柏子仁、乳香、没药、干姜

【出处】《女科精要》

【原方功效与主治】治妇人血海虚冷,白带时下,脐腹刺痛,久服令人延年,精神充实,子嗣多育。

三百四十七、【方名】大效萝卜丸

【原方组成】萝卜子、沉香、草豆蔻、白术、青橘皮

【出处】《鸡峰普济方》

【原方功效与主治】治诸冷积腹胀气痛。

三百四十八、【方名】大效胜金丸方

【原方组成】羊肉、硫黄、葫芦巴、荜澄茄、沉香、巴戟天、补骨脂、牛膝、肉苁蓉、海桐皮、桂、白茯苓、甘草、人参、丁香、肉豆蔻、附子

【出处】《圣济总录》

【原方功效与主治】治结阴便血，及肠风不止。

三百四十九、【方名】大有方

【原方组成】沉香、槟榔、卜子、枳实、厚朴、山棱、蓬术、天仙子、广皮、蔻仁、乌药、木香、姜黄

【出处】《杂病源流犀烛》

【原方功效与主治】此方专治痧症气壅血阻，昏迷不醒，偏身沉重，不能转侧。

三百五十、【方名】丹参膏方

【原方组成】丹参、莽草、附子、汉防己、芎劳、川椒、吴茱萸、白芷、沉香、零陵香、鸡舌香、犀角屑、当归、商陆、木香

【出处】《太平圣惠方》

【原方功效与主治】治脚气风毒肿甚难消。

三百五十一、【方名】丹妙膏方

【原方组成】丹砂、犀角、夜干、大黄、芎劳、麝香、黄芩、生地黄、升麻、前胡、沉香、青木香

【出处】《刘涓子鬼遗方》

【原方功效与主治】治㿇疽。

三百五十二、【方名】丹铅丹

【原方组成】鹿茸、灵砂、白龙骨、川椒、阳起石、牡蛎粉、肉桂、肉苁蓉、石斛、川巴戟、木贼、泽泻、天雄、沉香、菟丝子、腽肭脐、磁石、麝香

【出处】《女科百问》

【原方功效与主治】治一切虚寒冷病。

三百五十三、【方名】丹砂沉香煎

【原方组成】沉香、阿魏、没药、巴豆、硇砂、丹砂、硫黄、槟榔、木香、人参、胡椒、丁香、干姜、青橘皮、良姜、桂

【出处】《鸡峰普济方》

【原方功效与主治】治久积虚冷伏滞，及呼吸寒气膨胀，心腹暴痛、两胁刺疼，并妇人血气疼痛。

三百五十四、【方名】丹砂沉香丸方

【原方组成】丹砂、沉香、肉豆蔻、半夏、人参、丁香、白茯苓、陈橘皮、炙甘草、槟榔

【出处】《圣济总录》

【原方功效与主治】治妊娠痰盛,膈脘满痞,不思饮食。

三百五十五、【方名】丹砂膏方

【原方组成】丹砂、犀角屑、射干、大黄、芎䓖、黄芩、升麻、前胡、沉香、木香、猪脂、生地黄、麝香

【出处】《圣济总录》

【原方功效与主治】治瘰疬。

三百五十六、【方名】丹砂膏方

【原方组成】丹砂末、犀角、夜干、生地黄、大黄、升麻、芎䓖、麝香、前胡、沉香、黄芩、青木香

【出处】《刘涓子鬼遗方》

【原方功效与主治】治瘭疽始发未曾治。

三百五十七、【方名】丹砂丸

【原方组成】当归、槟榔、白术、木香、雄黄、乳香、麝香、犀角、沉香、安息香、朱砂、桃仁

【出处】《鸡峰普济方》

【原方功效与主治】治积冷作痛不止。

三百五十八、【方名】丹漏汤

【原方组成】大黄、甘草、当归、芎䓖、白芷、独活、黄芩、芍药、升麻、沉香、青木香、木兰皮、芒硝

【出处】《幼幼新书》

三百五十九、【方名】丹溪方

【原方组成】三棱、蓬术、炒曲、姜黄、南星、山楂、木香、沉香、香附、黄连、萝卜子、桃仁、山栀、枳核

【出处】《济阳纲目》

【原方功效与主治】治积疝方,疝痛作,腹内块痛止;疝痛止,块痛作。

三百六十、【方名】丹溪鹿茸丸

【原方组成】鹿茸、川椒、桂心、附子、牡蛎、石斛、沉香、补骨脂、肉苁蓉、鸡胵、桑螵蛸

【出处】《赤水玄珠》

【原方功效与主治】治久虚冷,小便白浊,滑数不禁。

三百六十一、【方名】丹溪琼玉膏

【原方组成】人参、白茯苓、白蜜、琥珀、沉香、生地

【出处】《景岳全书》

【原方功效与主治】治虚劳干咳嗽,或好酒者久嗽。

三百六十二、【方名】丹霞条

【原方组成】方铅、水银、朱砂、沉香、人参
【出处】《证治摘要》
【原方功效与主治】治上部结毒,头痛,瘰疬,及咽喉腐烂。

三百六十三、【方名】丹霞条

【原方组成】水银、乌铅、银朱、芥叶、沉香、桐炭
【出处】《眼科锦囊》
【原方功效与主治】治诸般内障,及诸毒上攻之眼疾。

三百六十四、【方名】当归煎

【原方组成】当归、没药、麝香、乳香、桂心、朱砂、黄芪、漏芦、自然铜、丁香、木香、芎䓖、麒麟竭、槟榔、云母粉、沉香、甘草、白蔹、白芷、密陀僧、赤芍药、野驼脂、黄犬脂、生地黄
【出处】《普济方》
【原方功效与主治】治肠内生痈肿,令人心隔间气滞,急痛、壮热、呕逆,小便黄赤欲,腹表发肿,肿中夜间如汤沸声。

三百六十五、【方名】当归汤

【原方组成】当归、黄芪、牛膝、枳壳、芎䓖、羌活、人参、附子、芍药、木香、槟榔、桔梗、牡丹皮、沉香、甘草、地骨皮、半夏、桂、柴胡、蓬莪术、熟干地黄、陈橘皮、荆芥穗、鳖甲
【出处】《普济方》
【原方功效与主治】治妇人血风,身体百节疼痛,乍寒乍热,经脉不利,日渐羸瘦。

三百六十六、【方名】当归续断膏方

【原方组成】当归、续断、骨碎补、桂、附子、泽兰、芍药、白及、牛膝、羌活、芎䓖、木香、麒麟竭、生干地黄、白僵蚕、白附子、沉香、丁香、栝蒌、乌蛇肉、白蔹、白芷、玄参、杏仁、桃仁
【出处】《圣济总录》
【原方功效与主治】治箭头入肉赤肿,避风敛疮。

三百六十七、【方名】当归养荣汤

【原方组成】当归、熟地、白芍、茯苓、贝母、枳实、瓜蒌、陈皮、香附、抚芎、苏子、沉香、厚朴、姜、枣
【出处】《儒医心镜》
【原方功效与主治】治老年膈噎。

三百六十八、【方名】当归养血四物汤

【原方组成】枳连陈朴贝沉香,香附茯苓紫苏子,瓜蒌竹沥枣生姜

【出处】《云林神彀》

【原方功效与主治】年少患膈噎，胃脘血干竭，便调食不下，生津与补血。

三百六十九、【方名】当归养血汤

【原方组成】当归、白芍、熟地黄、茯苓、贝母、栝蒌、枳实、陈皮、厚朴、香附、抚芎、苏子、沉香、黄连

【出处】《万病回春》

三百七十、【方名】导气枳实丸

【原方组成】枳实、京三棱、蓬莪术、青皮、陈皮、神曲、麦蘖、沉香、槟榔

【出处】《御药院方》

【原方功效与主治】理顺三焦，和调脾胃，去胀满及痞噎不通。

三百七十一、【方名】得命丹

【原方组成】沉香、木香、乳香、丁香、苦葶苈、牙皂、皂矾、川芎、巴豆

【出处】《良朋汇集经验神方》

【原方功效与主治】专治无名肿毒、发背、痈疽、疔毒、恶疮、噎食转食、水蛊、气蛊、心疼、腹疼、大小便不通、胸胀胁满、水泻痢疾、天疱、杨梅、风癣、疥癞、肠风下血、男子五淋白浊、妇人赤白带下，风湿流注。

三百七十二、【方名】邓山房感应丸

【原方组成】黑角沉香、檀香、丁香、木香、陈皮、青皮、黄连、砂仁、香附子、半夏、三棱、蓬术、肥乌梅、巴豆

【出处】《玉机微义》

【原方功效与主治】治食积化宿滞。

三百七十三、【方名】地骨皮散方

【原方组成】地骨皮、当归、川升麻、寒水石、桂心、芎䓖、黄药、沉香、麝香

【出处】《太平圣惠方》

【原方功效与主治】治牙齿动摇吃食不稳。

三百七十四、【方名】地黄膏子丸

【原方组成】血竭、沉香、木香、广术、延胡索、蛤蚧、人参、当归、川芎、川楝、续断、白术、全蝎、茴香、柴胡、吴茱萸、没药

【出处】《医学纲目》

【原方功效与主治】治男子妇人脐下奔豚气块，小腹疼痛，卵痛，即控睾相似，渐成肿，阴阴痛，上冲心腹，不可忍者。

三百七十五、【方名】地黄膏子丸

【原方组成】血竭、沉香、木香、广茂、延胡索、人参、蛤蚧、当归、川芎、川楝子、续断、白术、全蝎、茴香、柴胡、吴茱萸、没药、青皮、肉桂

【出处】《医宗必读》

【原方功效与主治】治男妇奔豚气块,小腹控睾而痛,上冲心腹。

三百七十六、【方名】地黄煎丸

【原方组成】生地黄、枸杞子、巴戟、薯蓣、鹿茸、肉苁蓉、无灰酒、山茱萸、五味子、茯神、续断、补骨脂、远志、蛇床子、附子、石斛、覆盆子、黄芪、芎䓖、牛膝、木香、桂心、人参、菟丝子、沉香

【出处】《普济方》

【原方功效与主治】治肾脏劳损,添精补髓,益气养神,驻颜调血脉,令人轻健。

三百七十七、【方名】地黄煎丸

【原方组成】生地黄、苁蓉、无灰酒、巴戟、鹿茸、桑螵蛸、附子、黄芪、肉豆蔻、沉香、五味子、蛇床子、石斛、补骨脂、牛膝、青木香、枳壳、陈皮、荜澄茄

【出处】《普济方》

【原方功效与主治】治精极脏腑虚,骨节烦疼不止,益气养神,驻颜调血脉。

三百七十八、【方名】地黄煎丸方

【原方组成】生地黄、无灰酒、巴戟、肉苁蓉、鹿茸、桑螵蛸、五味子、蛇床子、石斛、附子、补骨脂、枳壳、黄芪、牛膝、菟丝子、石龙芮、陈橘皮、沉香、鹿角胶

【出处】《太平圣惠方》

【原方功效与主治】治精极五脏六腑虚羸,骨节烦疼,精常漏泄,宜服此。益气养神驻颜色,调血脉,久服令人肥健。

三百七十九、【方名】地黄酒

【原方组成】熟地、枸杞、首乌、米仁、当归、白檀香或沉香、龙眼肉、陈酒

【出处】《惠直堂经验方》

【原方功效与主治】治虚症不睡。

三百八十、【方名】地黄醴

【原方组成】大怀熟、沉香、枸杞

【出处】《景岳全书》

【原方功效与主治】治男妇精血不足,营卫不充等患。

三百八十一、【方名】地黄丸

【原方组成】生地黄、杏仁、丁香、胡桃瓢、乌麻油、大麻油、木香、牛膝、人参、茯苓、无食

子、诃黎勒皮、笺香、沉香、安息香、柳枝皮、盐花、松脂、龙脑、白蜜、酥

【出处】《普济方》

【原方功效与主治】荣养髭发,坚牙齿,补血气,益颜色延年。

三百八十二、【方名】地黄饮方

【原方组成】熟干地黄、当归、人参、白术、白茯苓、乌药、沉香、青橘皮、炙甘草、桂

【出处】《圣济总录》

【原方功效与主治】治产后短气,呼吸促迫。

三百八十三、【方名】地榆丸

【原方组成】丁香、沉香、木香、白术、白芷、白茯苓、白芍药、甘草、枳壳、罂粟壳、诃子、地榆、酸石榴皮、半夏、厚朴、黄连、陈皮

【出处】《奇效良方》

【原方功效与主治】治泻痢或血痢。

三百八十四、【方名】第一方

【原方组成】甘松、沉香、麦门冬、柴胡、人参、麻黄、木香、黄芩、犀角、贝母、元参、天灵盖、鳖甲

【出处】《普济方》

【原方功效与主治】治心火盛来烁金,精金得火,喘嗽不安,血气逆行,上为咯衄。

三百八十五、【方名】点舌丹

【原方组成】乳香、没药、朱砂、硼砂、苦葶苈、血竭、明矾、牛黄、冰片、沉香、熊胆、麝香、珍珠

【出处】《吴氏医方汇编》

三百八十六、【方名】跌打损伤洗药方

【原方组成】巴山虎、沉香、木香、臭花娘草梗、秦国风、脑骨草

【出处】《少林真传伤科秘方》

【原方功效与主治】跌打损伤。

三百八十七、【方名】跌打总方

【原方组成】川连、红花、血珀、羌王、田七、自然铜、归尾、没药、血竭、郁金、人中白、生地、乳香、玄胡、中王、沉香、熊胆、珍珠、莪术、三棱、桂枝、大王

【出处】《杨成博先生遗留穴道秘书》

三百八十八、【方名】丁沉煎丸

【原方组成】丁香、沉香、木香、丁香皮、白豆蔻仁

【出处】《太平惠民和剂局方》

【原方功效与主治】辟雾露寒邪,散膈脘凝滞,调顺三焦,和养荣卫。治心胸痞闷,噫醋吞酸,呕逆痰水,津液不收,两胁刺痛,腹中坚满,口苦无味,不思饮食。

三百八十九、【方名】丁沉煎丸方

【原方组成】丁香、沉香、荜澄茄、木香、肉豆蔻、槟榔、茴香子、楝实、高良姜、桂、当归、莪术

【出处】《圣济总录》

【原方功效与主治】治心腹冷气不和,绞刺疼痛。

三百九十、【方名】丁沉四君子汤

【原方组成】人参、炒白术、茯苓、炙甘草、丁香、沉香

【出处】《儿科萃精》

【原方功效与主治】小儿虚吐,多因胃气虚弱,不能消纳乳食,致成此证。其候精神倦怠,囟门煽动,睡卧露睛,自利不渴,频频呕吐。

三百九十一、【方名】丁沉透膈汤

【原方组成】丁香、沉香、木香、人参、青皮、神曲、茯苓、甘草、陈皮、厚朴、草果仁、藿香叶、半夏、缩砂仁、白豆蔻、白术、麦蘖、香附子

【出处】《世医得效方》

【原方功效与主治】治气满不快,饮食不入,胸膈痞闷,或时膨胀,腹中刺痛等证。

三百九十二、【方名】丁沉透膈汤

【原方组成】丁香、白豆蔻、肉豆蔻、青皮、麦蘖、半夏、神曲、草果、沉香、厚朴、藿香、陈皮、香附子、缩砂仁、人参、木香、白术、甘草

【出处】《奇效良方》

【原方功效与主治】治脾胃不和,痰逆恶心,或时呕吐,饮食不进,十膈五噎,痞塞不通。

三百九十三、【方名】丁沉透膈汤

【原方组成】沉香、丁香、砂仁、人参、苍术、藿香、青皮、陈皮、半夏、厚朴、香附、甘草、木香、草果、神曲、肉豆蔻、生姜

【出处】《丹台玉案》

【原方功效与主治】治胃气不和,痰涎阻隔,翻胃呕吐,膈噎痞塞。

三百九十四、【方名】丁沉丸

【原方组成】丁香、沉香、木香、槟榔、白豆蔻、云南根、肉豆蔻、甘草、青皮、人参、茯苓、白术、官桂、丁香皮、诃子、麝香、元参、柳桂、干姜、金钗石斛

【出处】《博济方》

【原方功效与主治】治脾胃一切气不和,吐逆不思饮食,霍乱不止,心腹刺痛,膨闷,胸膈噎塞,久积虚气,伤酒痰逆,妇人血气,及月候不调,理中。

三百九十五、【方名】丁沉丸

【原方组成】炙甘草、青皮、丁香、白豆蔻仁、沉香、木香、槟榔、肉豆蔻仁、白术、人参、茯苓、诃黎勒、肉桂、干姜、麝香

【出处】《太平惠民和剂局方》

【原方功效与主治】治一切冷气攻心腹、胁肋，胀满刺痛，胸膈噎塞，痰逆恶心，噫气吞酸，不思饮食，胃中冷逆，呕吐不止，及翻胃隔气，宿食留饮，心痛霍乱；妇人血气心腹痛。

三百九十六、【方名】丁沉丸

【原方组成】丁香、沉香、人参、肉豆蔻

【出处】《杨氏家藏方》

【原方功效与主治】治胸膈痞闷，呕逆恶心，腹胁胀满。

三百九十七、【方名】丁沉丸方

【原方组成】沉香、陈橘皮、诃黎勒、木香、丁香、肉豆蔻

【出处】《圣济总录》

【原方功效与主治】治谷劳嗜卧，四肢怠惰。

三百九十八、【方名】丁沉丸方

【原方组成】丁香、沉香、木香、茴香子、鸡舌香、胡椒、阿魏

【出处】《圣济总录》

【原方功效与主治】治三焦虚胀。

三百九十九、【方名】丁沉丸方

【原方组成】沉香、丁香、甘草、白瓜子仁、藁本、当归、芎䓖、麝香

【出处】《圣济总录》

【原方功效与主治】治七窍臭气。

四百、【方名】丁沉香丸

【原方组成】甘草、官桂、沉香、丁香、木香、槟榔、诃子、人参、白术、白豆蔻、肉豆蔻、青皮

【出处】《博济方》

【原方功效与主治】治一切气不和，心腹疰闷，气胀胸膈，噎塞不利，及积冷气，或时攻冲脾胃气逆，不思饮食，霍乱不止，脏腑滑泄，酒食所伤，醋心不消，冷痰并多。

四百〇一、【方名】丁附理中汤

【原方组成】丁香、附子、干姜、人参、白术、甘草、吴茱萸、官桂、砂仁、陈皮、沉香

【出处】《伤寒全生集》

【原方功效与主治】治胃寒呕逆，或服寒凉药过多，伤胃呃忒者。

四百〇二、【方名】丁香阿魏丸

【原方组成】五灵脂、广皮、青皮、天仙子、姜黄、蓬术、山棱、枳实、白豆仁、乌药、木香、沉香、阿魏

【出处】《痧胀玉衡》

【原方功效与主治】治痧食积成块,痛而不已,推上移下,日夕叫喊,病久不愈者。

四百〇三、【方名】丁香白术丸方

【原方组成】丁香、白术、沉香、胡椒、肉豆蔻、五味子、芎䓖、白僵蚕

【出处】《圣济总录》

【原方功效与主治】治霍乱烦躁不得安卧。

四百〇四、【方名】丁香膏

【原方组成】丁香膏、黄蜡、沉香、细辛、麝香、丹砂、松脂、黄芪、铅丹、硫黄

【出处】《普济方》

【原方功效与主治】治牙齿痛。

四百〇五、【方名】丁香和胃丸

【原方组成】丁香、木香、沉香、藿香叶、白茯苓、白豆蔻仁、陈皮、白术、人参、半夏

【出处】《御药院方》

【原方功效与主治】健脾和胃,化痰降逆。治脾胃不和,中脘气痞,胸膈停痰,呕吐恶心,胁肋刺痛,饮食无味,肢体倦怠。常服温中和胃,止呕进食。

四百〇六、【方名】丁香平胃丸

【原方组成】丁香、木香、藿香叶、沉香、附子、枇杷叶、水银、硫黄、肉豆蔻、草豆蔻仁、肉桂

【出处】《杨氏家藏方》

【原方功效与主治】治小儿胃气虚,寒气逆上行,胸膈不快,大吐不定,腹胀短气,中满痞闷。

四百〇七、【方名】丁香散方

【原方组成】丁香、木香、桂心、白术、人参、当归、白茯苓、附子、沉香、鳖甲、青橘皮

【出处】《太平圣惠方》

【原方功效与主治】治脾劳,胃寒呕逆,脐下绞痛。

四百〇八、【方名】丁香柿蒂汤

【原方组成】半夏、丁香、柿蒂、良姜、肉桂、陈皮、木香、茴香、藿香、厚朴、砂仁、甘草、乌梅、沉香

【出处】《明代本草》

【原方功效与主治】治胃寒呃忒不止。

四百〇九、【方名】丁香柿蒂汤

【原方组成】丁香、柿蒂、良姜、官桂、半夏、陈皮、木香、沉香、茴香、藿香、厚朴、砂仁、甘草、乳香

【出处】《万病回春》

【原方功效与主治】治寒呃。

四百一十、【方名】丁香透膈丹

【原方组成】槟榔、半夏、木香、砂仁、枳壳、橘红、枳实、白豆蔻、沉香、贝母、丁香、硇砂、草果、益智仁

【出处】《丹台玉案》

【原方功效与主治】治一切梅核气。

四百一十一、【方名】丁香丸方

【原方组成】麝香、沉香、白檀香、龙脑、煎香、鸡舌香、丁香、黄熟香、鸡骨香、甘松香、川升麻、郁金香

【出处】《太平圣惠方》

【原方功效与主治】令人遍身俱香。

四百一十二、【方名】丁香温气汤

【原方组成】丁香、白茯苓、人参、黄芪、白术、附子、桂心、高良姜、吴茱萸、半夏、甘草、沉香、诃子

【出处】《活人事证方后集》

【原方功效与主治】治胃寒,呕吐涎沫。

四百一十三、【方名】丁香温气汤

【原方组成】丁香、吴茱萸、桂心、附子、黄芪、白茯苓、人参、半夏、良姜、白茅、甘草、诃子、沉香

【出处】《普济方》

【原方功效与主治】治胃寒呕吐涎沫。

四百一十四、【方名】丁香煮散

【原方组成】丁香、蓬莪术、荜澄茄、枳壳、藿香、沉香、麝香、芍药、当归、诃子、前胡、人参、京芎、木香、槟榔、豆蔻

【出处】《博济方》

【原方功效与主治】治一切冷气攻冲,心胸不利,不思饮食,腹胁刺痛,口舌无味。

四百一十五、【方名】定喘治嗽沉香散

【原方组成】沉香、阿胶、人参、桑白皮、陈皮、紫苏子、甘草

【出处】《传信适用方》

四百一十六、【方名】定呃汤

【原方组成】人参、白术、丁香、陈皮、茯苓、沉香末、牛膝

【出处】《辨证录》

【原方功效与主治】呃逆。

四百一十七、【方名】定风酒

【原方组成】檀香、羌活、防风、牛膝、杜仲、芍药、当归、木瓜、天麻、白芷、川芎、麻黄、陈皮、荆芥、半夏、黄芩、官桂、苍术、首乌、沉香、木香、乳香、没药、血竭、红花

【出处】《解围元薮》

【原方功效与主治】治痛风寒湿痿困诸症。

四百一十八、【方名】定生丹

【原方组成】雄黄、朱砂、半夏、乳香、木香、沉香、肉豆蔻、阿魏、硇砂、绿豆、乌梅、百草霜

【出处】《济阳纲目》

四百一十九、【方名】定痛接骨紫金丹

【原方组成】土鳖、硼砂、血竭、灵脂、朱砂、没药、沉香、自然铜、碎补、白蜡、归尾、珍珠、琥珀、片脑、金箔

【出处】《跌打损伤回生集》

四百二十、【方名】定吐紫金核

【原方组成】半夏、人参、白术、木香、丁香、藿香、沉香、朱砂

【出处】《医学纲目》

【原方功效与主治】治小儿一切呕吐不止。

四百二十一、【方名】定心丸方

【原方组成】母丁香、木香、硼砂、焰硝、甘草、沉香、雄黄、辰砂

【出处】《普济方》

四百二十二、【方名】东垣补真丸

【原方组成】肉苁蓉、葫芦巴、附子、阳起石、肉豆蔻、菟丝子、川乌、沉香、五味子、鹿茸、巴戟、钟乳粉

【出处】《女科证治准绳》

四百二十三、【方名】东垣沉香海金沙丸

【原方组成】海金沙、沉香、牵牛子、轻粉

【出处】《玉机微义》

【原方功效与主治】治一切积聚脾湿,肿胀肚大,青筋羸瘦。

四百二十四、【方名】东庄治验方

【原方组成】桃仁、朱砂、川连、礞石、芦荟、沉香、寒水石、生黄芩、大黄

【出处】《医宗己任编》

【原方功效与主治】痫症。

四百二十五、【方名】兜肚方

【原方组成】檀香、排草、沉香、丁香、马蹄辛、广零陵、白芷、丁皮、甘松、附子、乳香、麝香

【出处】《简明医觳》

【原方功效与主治】治腹中寒积痼冷。

四百二十六、【方名】豆蔻丸方

【原方组成】肉豆蔻、草豆蔻、缩砂仁、母丁香、木香、沉香、京墨、地榆、枇杷叶

【出处】《圣济总录》

【原方功效与主治】治白滞痢,腹藏撮痛。

四百二十七、【方名】豆蔻饮方

【原方组成】肉豆蔻、葫芦巴、茴香子、丁香、沉香

【出处】《圣济总录》

四百二十八、【方名】独活散方

【原方组成】独活、川升麻、沉香、桑寄生、连翘、犀角屑、汉防己、川大黄、甘草

【出处】《太平圣惠方》

【原方功效与主治】治唇上生恶核肿,由脾胃风热壅滞。

四百二十九、【方名】独活散方

【原方组成】独活、防风、五加皮、附子、赤芍药、干姜、桂心、牛膝、五味子、杜仲、石斛、沉香

【出处】《太平圣惠方》

【原方功效与主治】治伤寒后肾脏风虚,脚膝疼痛,少力不能步行。

四百三十、【方名】独活丸方

【原方组成】独活、防风、芎䓖、细辛、当归、沉香、生干地黄、鸡舌香、零陵香、川升麻、甘草

【出处】《太平圣惠方》

【原方功效与主治】治牙齿历蠹，齿根黯黑。

四百三十一、【方名】端效丸

【原方组成】菟丝子、枸杞子、破故纸、韭子、茴香、川山甲、京墨、远志、莲芯、红花、莲肉、母丁香、芡实、牛膝、木香、巴戟天、益智仁、川楝肉、青盐、沉香

【出处】《孕育玄机》

【原方功效与主治】治元气不足，肾虚阳脱易萎易泄，尺脉微弱，壮阳益气，补虚添精。

四百三十二、【方名】断痫丸

【原方组成】川黄连、青礞石、石菖蒲、辰砂、蚌珍珠、铁华粉、胆南星、白甘遂、上沉香、白茯苓

【出处】《推拿抉微》

四百三十三、【方名】夺命沉香散

【原方组成】沉香、舶上茴香、青橘皮、胡椒、荜澄茄、川楝子、陈橘皮

【出处】《普济方》

【原方功效与主治】治伤寒呕逆，结痞心胸，真气虚弱，脉息沉细，正气补充。

四百三十四、【方名】夺命象皮丸

【原方组成】象皮、稳小鹅、大附子、黄花地丁、人参、血竭、沉香、麝香、冰片、马槟榔、牛黄、黄芪、细辛、射干、官桂、鹿茸、辰砂、琐琐葡萄、木香、白附子、仙茅、甘草

【出处】《寿世保元》

【原方功效与主治】治气不足。空壳无脓。

四百三十五、【方名】二气双调散

【原方组成】人参、茯苓、山药、归身、枸杞、干苁蓉、牛膝、广皮、半夏、砂仁、青皮、沉香

【出处】《医醇剩义》

【原方功效与主治】关格，始则气机不利，喉中作梗，继而食入呕吐，或食少吐多，日渐便溺艰难者。

四百三十六、【方名】二十四味流气饮

【原方组成】木香、丁皮、半夏、人参、白术、赤茯苓、厚朴、青皮、陈皮、草果、槟榔、香附、紫苏、大腹皮、木瓜、白芷、麦冬、莪术、肉桂、木通、甘草、沉香、枳壳、大黄

【出处】《寿世保元》

【原方功效与主治】蛊肿。

四百三十七、【方名】二十四味养脾丸

【原方组成】丁香、沉香、木香、附子、陈皮、大腹皮、神曲、大麦蘗、肉桂、白术、厚朴、诃

子、人参、茯苓、缩砂、荜澄茄、白附子、良姜、红豆、胡椒、荜茇、川姜、甘草、生姜

【出处】《奇效良方》

【原方功效与主治】治风冷寒湿邪气,腹胀痞满刺痛,肠鸣泄泻,吐逆吞酸,羸弱困倦无力,不思饮食,一切脾胃之疾。

四百三十八、【方名】二仙丹

【原方组成】沉香、莱菔子

【出处】《丹台玉案》

【原方功效与主治】治一切哮症。

四百三十九、【方名】二香三建汤

【原方组成】天雄、附子、川乌、木香、沉香

【出处】《严氏济生方》

【原方功效与主治】治男子妇人,中风虚极,六腑俱微,舌强不语,痰涎并多,精神如痴,手足偏废,不能举运。

四百四十、【方名】二香散

【原方组成】木香、真沉香

【出处】《顾松园医镜》

【原方功效与主治】治郁怒气滞,小便不通。又治强忍房事,或过忍小便,致转胞不通。

四百四十一、【方名】二益丹

【原方组成】木香、丁香、沉香、麝香、砂仁、肉果、草果、吴茱萸、官桂、桂心、肉桂、潮脑、当归、南星、附子、川椒、血竭、川乌、草乌、硫黄、甘松、山奈

【出处】《古今医鉴》

【原方功效与主治】治妇人带下,暖子宫,种玉。

四百四十二、【方名】二至丸

【原方组成】鹿角、麋角、苍耳子、山药、白茯苓、黄芪、当归、肉苁蓉、远志、人参、沉香、熟附子

【出处】《杨氏家藏方》

【原方功效与主治】补虚损,生精血,去风湿,壮筋骨。

四百四十三、【方名】二至丸

【原方组成】鹿角、苍耳、麋角、当归、山药、白茯苓、黄芪、人参、沉香、沙苑蒺藜、远志、肉苁蓉、附子

【出处】《杨氏家藏方》

【原方功效与主治】补虚损,生精血,去风湿,明目聪耳,强健腰脚,和悦阴阳,既济水火,久服百疾不生。

四百四十四、【方名】返魂丹

【原方组成】乌犀、水银、天麻、槟榔、僵蚕、硫黄、白附子、川乌、独活、干蝎、草薢、肉桂、当归、细辛、防风、天南星、阿胶、藿香、乌蛇、沉香、槐胶、羌活、白花蛇、麻黄、半夏、羚羊角、陈皮、天竺黄、木香、人参、干姜、茯苓、蔓荆子、晚蚕沙、败龟板、藁本、桑螵蛸、白芷、何首乌、虎骨、缩砂仁、白术、枳壳、丁香、厚朴、蝉壳、川芎、附子、石斛、肉豆蔻、龙脑、雄黄、朱砂、腻粉、麝香、乌鸡、狐肝

【出处】《儿科要略》

四百四十五、【方名】返魂丹

【原方组成】乌犀、当归、蝉壳、附子、石斛、川芎、肉豆蔻、龙脑、牛黄、朱砂、雄黄、天麻、槟榔、天南星、僵蚕、白附子、肉桂、白花蛇、乌蛇、半夏、干蝎、草薢、细辛、沉香、附胶、陈橘皮、防风、槐胶、藿香叶、羌活、独活、麻黄、川乌头、羚羊角、麝香、天竺黄、木香、人参、干姜、茯苓、蔓荆子、晚蚕蛾、桑螵蛸、何首乌、藁本、白术、缩砂仁、白芷、枳壳、败龟、虎骨、丁香、厚朴、腻粉、金箔、乌鸦、狐肝

【出处】《幼幼新书》

【原方功效与主治】治小儿诸风痫癫,潮发瘈疭,口眼相引,项背强直,牙关紧急,目睛上视;及诸病久虚变生虚风,多睡昏困,荏苒不解。

四百四十六、【方名】返魂丹

【原方组成】当归、乌犀、干姜、枳壳、白术、人参、木香、茯苓、丁香、厚朴、藁本、天竺黄、败龟、蔓荆子、桑螵蛸、何首乌、白芷、虎骨、晚蚕蛾、缩砂仁、麻黄、麝香、羌活、羚羊角、半夏、川乌头、防风、白花蛇、白僵蚕、槟榔、白附子、天南星、藿香、阿胶、草薢、肉桂、细辛、陈皮、槐胶、乌蛇、沉香、干蝎、独活、天麻、朱砂、石斛、雄黄、肉豆蔻、牛黄、龙脑、水银、附子、蝉壳、川芎、乌鸦、腻粉、狐肝、硫黄、金箔

【出处】《太平惠民和剂局方》

【原方功效与主治】治小儿诸风癫痫,潮发瘈疭,口眼相引,项背强直,牙关紧急,目睛上视,及诸病久虚,变生虚风,多睡昏困,荏苒不解。

四百四十七、【方名】方绫锦养脾丸出御药院方

【原方组成】木香、丁香、沉香、红豆蔻、大椒、官桂、附子、白茯苓、白豆蔻、肉豆蔻、川姜、荜茇、荜澄茄、缩砂仁、甘草、人参、白术、诃子肉、陈皮、神曲、良姜、麦蘖、厚朴、破故纸

【出处】《普济方》

【原方功效与主治】治大补脾胃,极进饮食,调顺三焦,保养营卫,脾肾俱虚,冷气攻刺心胸腹胁,小肚疼痛,呕逆痰水,口苦,噫气吞酸,及膀胱冷气奔冲腰背,脐腹绞痛,手足微冷,小便频数,又治猝暴心疼,霍乱吐逆,妇人血气症瘕,心腹刺痛。

四百四十八、【方名】防风散方

【原方组成】防风、天麻、海桐皮、附子、沉香、桂心、芎䓖、白术、白茯苓、山茱萸、熟干地

黄、枳壳

【出处】《太平圣惠方》

【原方功效与主治】治风劳体虚,食少羸瘦,筋脉不利手足。

四百四十九、【方名】飞补汤

【原方组成】黄芪、白茯苓、白术、人参、五味子、神曲、乌药、沉香、石斛、薏苡仁、橘皮、甘草

【出处】《鸡峰普济方》

【原方功效与主治】调胃气进饮食。

四百五十、【方名】分气饮

【原方组成】藿香、枇杷叶、贝母、陈皮、当归、厚朴、沉香、香附、苏子、白豆蔻、生姜

【出处】《丹台玉案》

【原方功效与主治】治远年近日噎膈。

四百五十一、【方名】芬积香

【原方组成】沉香、笺香、檀香、甲香、沙木炭、丁香、藿香、麝香、零陵香、牙硝、脑子、梅花脑

【出处】《太平惠民和剂局方》

四百五十二、【方名】风虫俱瘥方

【原方组成】独活、防风、芎䓖、细辛、当归、沉香、鸡舌香、零陵香、黄芩、升麻、甘草

【出处】《外台秘要》

【原方功效与主治】疗牙齿疼痛。

四百五十三、【方名】茯苓半夏汤

【原方组成】茯苓、半夏、厚朴、干姜、丁香、官桂、砂仁、陈皮、藿香、柿蒂、茴香、沉香、木香、甘草

【出处】《万病回春》

【原方功效与主治】治水寒停胃发呃,胃失和降,呕吐不止。

四百五十四、【方名】茯苓散方

【原方组成】白茯苓、黄芪、牛膝、附子、人参、白芍药、白术、石斛、当归、沉香、桂心、芎䓖

【出处】《太平圣惠方》

【原方功效与主治】治肉极,坐卧不安,寒气所加,体重怠堕,四肢不举,关节疼痛,饮食无味。

四百五十五、【方名】茯苓汤

【原方组成】赤茯苓、沉香

【出处】《鸡峰普济方》

【原方功效与主治】小便白浊不利,时有作痛。

四百五十六、【方名】茯苓汤方

【原方组成】赤茯苓、沉香、甘菊花、诃黎勒皮、藿香、木香、槟榔、白术、枇杷叶、枳壳、甘草

【出处】《圣济总录》

【原方功效与主治】治首风头目昏痛,痰涎不利。

四百五十七、【方名】茯苓汤方

【原方组成】白茯苓、前胡、白术、鳖甲、沉香、黄芪、桂、枳实、生干地黄、五味子

【出处】《圣济总录》

【原方功效与主治】治肝气不足,筋脉急见,心腹壅滞,左肋妨胀,不思饮食。

四百五十八、【方名】茯苓饮子

【原方组成】赤茯苓、半夏、茯神、橘皮、麦门冬、沉香、甘草、槟榔、生姜

【出处】《普济方》

【原方功效与主治】治痰饮蓄于心胃,怔忡不已。

四百五十九、【方名】茯苓饮子

【原方组成】赤茯苓、半夏、茯神、橘皮、麦门冬、沉香、甘草、槟榔

【出处】《严氏济生方》

【原方功效与主治】治痰饮蓄于心胃,怔忡不已。

四百六十、【方名】福建香茶饼

【原方组成】檀香、沉香、孩儿茶、白豆蔻、细茶、甘草、冰片

【出处】《古今医统大全》

【原方功效与主治】醒宿酒,利痰顺气生津。

四百六十一、【方名】附子散方

【原方组成】附子、沉香、桂心、木瓜、高良姜

【出处】《太平圣惠方》

【原方功效与主治】治肝虚风冷所搏,转筋不止。

四百六十二、【方名】附子散方

【原方组成】附子、石斛、杜仲、五味子、人参、熟干地黄、续断、牛膝、桂心、沉香、黄芪、当归、木香、白龙骨、磁石

【出处】《太平圣惠方》

【原方功效与主治】治肾脏风虚,两耳常鸣,腰背痛强,小便多利虚羸无力。

四百六十三、【方名】附子神曲丸

【原方组成】神曲、附子、诃黎勒、白豆蔻仁、荜茇、白术、白茯苓、人参、厚朴、丁香、荜澄茄、沉香、陈皮

【出处】《鸡峰普济方》

【原方功效与主治】治脾虚,心烦腹胀,食少无力,服此补脾。

四百六十四、【方名】附子丸方

【原方组成】附子、巴戟、天麻、牛膝、防风、桂心、芎䓖、独活、石斛、肉苁蓉、补骨脂、干蝎、萆薢、椒红、仙灵脾、沉香、安息香、木香

【出处】《太平圣惠方》

【原方功效与主治】治风冷气,补虚损,暖脏腑,利腰脚。

四百六十五、【方名】复春丹

【原方组成】杜仲、破故纸、萆薢、巴戟、沉香、胡桃

【出处】《瑞竹堂经验方》

【原方功效与主治】治腰腿疼痛。

四百六十六、【方名】复老还童丸

【原方组成】苁蓉、菟丝子、巴戟、牛膝、山药、川楝子、蛇床子、茯神、八角茴香、黄芩、五味子、续断、人参、枳实、槟榔、干姜、丁香、乳香、木香、沉香、白檀

【出处】《普济方》

【原方功效与主治】补下元,乌髭须。

四百六十七、【方名】复老还童丸

【原方组成】肉苁蓉、巴戟、蛇床子、八角茴香、菟丝子、牛膝、川楝子、五味子、山药、茯神、黄芩、续断、楮实、槟榔、人参、干姜、乳香、木香、沉香、母丁香

【出处】《奇效良方》

【原方功效与主治】补下元,乌髭发。

四百六十八、【方名】腹疝汤

【原方组成】人参、黄芪、茯苓、白术、炮附子、沉香、木瓜、羌活、川芎、紫苏、甘草、姜

【出处】《杂病源流犀烛》

【原方功效与主治】五脏疝。

四百六十九、【方名】覆盆子丸方

【原方组成】覆盆子、肉苁蓉、黄芪、五味子、补骨脂、乌药、石斛、泽泻、荜澄茄、沉香、巴戟天、熟干地黄、芎䓖、当归、赤芍药、山茱萸、菟丝子

【出处】《圣济总录》

【原方功效与主治】治元脏虚弱,脐腹绞痛,膝胫少力,百节酸疼,昏倦多睡,小便频浊,头眩痰唾,背脊拘急,饮食无味。温顺脏气,补益下经。

四百七十、【方名】甘草酒方

【原方组成】炙甘草、升麻、沉香、麝香、豉
【出处】《圣济总录》
【原方功效与主治】治毒气肿,当头上如刺痛。

四百七十一、【方名】皯𪖆方

【原方组成】沉香、牛黄、薰陆香、雌黄、鹰屎、丁香、水银、玉屑
【出处】《外台秘要》

四百七十二、【方名】感应丸

【原方组成】黑沉香、木香、檀香、丁香、陈皮、青皮、香附子、黄连、砂仁、半夏、三棱、莪术、肥乌梅、巴豆
【出处】《保命歌括》
【原方功效与主治】治食积,化宿滞。

四百七十三、【方名】干柿煎丸

【原方组成】好干柿、沉香、禹余粮、白术、吴茱萸、川乌头、干姜、地龙、陈橘皮
【出处】《博济方》
【原方功效与主治】治妇人冲任久虚,下漏不时,连年未止,变生多病,夜有盗汗,咳嗽痰涎,头顶多痛,百节酸痛,血海虚冷,面生皯黯,脐腹刺疼,不吃饮食,日渐瘦弱,怀孕不牢,或无娠孕。

四百七十四、【方名】干洗头药方

【原方组成】小麦麸、半夏、沉香末
【出处】《普济方》
【原方功效与主治】搅匀洗发,令润柔易长。

四百七十五、【方名】干香方

【原方组成】丁香、麝香、白檀、沉香、零陵香、甘松香、藿香
【出处】《千金翼方》
【原方功效与主治】熏衣浥衣。

四百七十六、【方名】干香方

【原方组成】麝香、沉香、甘松香、丁香、藿香
【出处】《外台秘要》

四百七十七、【方名】干蝎丸

【原方组成】干蝎、天麻、羌活、附子、槟榔、沉香、木香、牛膝、狼毒、白附子、桂、当归、枳壳、防风、巴戟天、昆布、牵牛子、人参、高良姜、萝卜子、蒺藜子、肉豆蔻、没药、白术、防己、硇砂、独活、阿魏

【出处】《普济方》

【原方功效与主治】治元脏风气攻注,腰膝疼痛,及一切风气。

四百七十八、【方名】高良姜散方

【原方组成】高良姜、人参、草豆蔻、白术、沉香、干紫苏、陈橘皮

【出处】《太平圣惠方》

【原方功效与主治】治饮酒后脾虚,心腹胀满,不能消化,头疼心闷。

四百七十九、【方名】高良姜散方

【原方组成】高良姜、乌药、京三棱、吴茱萸、丹参、沉香、莎草根、当归、桂、桃仁、槟榔、麝香

【出处】《圣济总录》

【原方功效与主治】治厥心痛。面色青黑,眼目直视,心腹连季胁引痛满胀。

四百八十、【方名】葛花汤

【原方组成】葛根面、小豆花、藿香叶、白豆蔻、益智仁、缩砂仁、香附子、车前子、葛花、葛蕊、白檀、木香、丁香、沉香、橙皮、陈皮、姜屑、官桂、白术、泽泻、茯苓、人参、甘草

【出处】《济阳纲目》

【原方功效与主治】治伤酒,能上下分消其湿。

四百八十一、【方名】庚字沉香消化丸

【原方组成】青礞石、明矾、南星、猪牙皂荚、半夏、白茯苓、陈皮、枳壳、枳实、薄荷叶、黄芩、沉香

【出处】《不居集》

【原方功效与主治】治痨瘵热痰壅盛。

四百八十二、【方名】攻积丸

【原方组成】茱萸、干姜、官桂、川乌、黄连、橘红、槟榔、茯苓、厚朴、枳实、人参、沉香、琥珀、延胡、半夏曲、巴霜

【出处】《类证治裁》

【原方功效与主治】积聚通治。

四百八十三、【方名】狗米平胃丸

【原方组成】黄犬粪中米、薤白、沉香、平胃散末

【出处】《济阳纲目》

【原方功效与主治】治翻胃,诸药不效者。

四百八十四、【方名】谷神嘉禾散

【原方组成】枇杷叶、石斛、沉香、薏苡、木香、缩砂、杜仲、藿香叶、随风子、谷蘖、丁香、半夏、白术、青皮、大腹子、槟榔、陈皮、桑白皮、白豆蔻、人参、五味子、白茯苓、神曲、甘草

【出处】《世医得效方》

【原方功效与主治】治中满下虚,五噎,五膈,脾胃不和,胸膈痞闷,胁肋胀满。心腹刺痛,可进饮食。或多痰逆,口苦吞酸,胸满短气,肢体怠惰,面色萎黄。如中焦虚痞,不任攻击,脏气虚寒,不受峻补。或因病气衰,食不复常,禀受怯弱,不能多食,尤宜服之。常服育神食气,和补脾胃,进美饮食。

四百八十五、【方名】谷神散方

【原方组成】枇杷叶、石斛、薏苡仁、缩砂蜜、丁香、杜仲、藿香叶、随风子、沉香、木香、半夏、青橘皮、大腹皮、槟榔、白术、桑根白皮、陈橘皮、白豆蔻、人参、五味子、白茯苓、陈曲、谷蘖、甘草

【出处】《圣济总录》

【原方功效与主治】治三焦气虚,心胸痞闷,两胁胀满,不思饮食,四肢少力,或多痰涎,咽喉不利,或上气喘促,头目昏眩,心腹疼痛。又治中满下虚,久服和补脾元,调适寒温,顺四时之胃气,大能进饮食通流津液,止烦渴育神养气。

四百八十六、【方名】蛊胀良方

【原方组成】沉香、木香、大黄、泽泻、青皮、陈皮、砂仁、木通、连翘、桑皮、黑丑、葶苈、槟榔、益智仁、枳壳、川椒、大椒、甘遂

【出处】《婴童类萃》

四百八十七、【方名】固本丸

【原方组成】磁石、知母、黄蘗、牛黄、沉香

【出处】《眼科锦囊》

【原方功效与主治】治上冲头痛,青白内翳。

四百八十八、【方名】固本退龄酒

【原方组成】当归、巴戟、肉苁蓉、杜仲、人参、沉香、小茴、破故纸、石菖蒲、青盐、木通、山茱萸、石斛、天门冬、熟地黄、陈皮、狗脊、菟丝子、牛膝、酸枣仁、覆盆子、枸杞子、川椒、神曲、白豆蔻、木香、砂仁、大茴、益智、乳香、虎胫骨、淫羊藿、糯米、大枣、生姜、远志、新山药、小黄米明流烧酒

【出处】《万病回春》

【原方功效与主治】和气血,养脏腑,调脾胃,解宿醒,强精神,悦颜色,助劳倦,补诸虚。久服百病消除。虚人无热者宜此。

四百八十九、【方名】固肠丸

【原方组成】肉豆蔻、龙骨、阿胶、赤石脂、附子、干姜、木香、人参、沉香、白术、诃子

【出处】《瑞竹堂经验方》

【原方功效与主治】治泻痢及泄泻。

四百九十、【方名】固齿延寿膏

【原方组成】珍珠、雄鼠骨、秋石、龙骨、阳起石、象牙、鹿角霜、广木香、沉香、南川芎、怀熟地黄、白芍药、当归、乳香、没药、青盐、白芷、大小皂角、破故纸、细辛

【出处】《扶寿精方》

【原方功效与主治】专贴龈宣齿槁,黄黑腐败,风虫作痛,腮颊红肿。又贴坚固牙齿,驱逐垢腻,益肾生津,壮骨强髓,添精倍力。

四百九十一、【方名】固齿延寿膏

【原方组成】珍珠、雄鼠骨、龙骨、鹿角霜、秋石、破故纸、青盐、香白芷、大小皂角、沉香、广木香、南川芎、乳香、没药、白芍药、当归、熟地黄、阳起石、象牙、白蜡

【出处】《济阳纲目》

【原方功效与主治】此膏专贴龈宣齿槁,黄黑腐败,风虫作痛,头颊红肿,大有奇效。久贴坚固牙齿,驱逐盐腻,益肾气,长养津液,壮骨强髓,添精倍力。

四百九十二、【方名】固精丸方

【原方组成】补骨脂、莲子心、安息香、丹砂、沉香、山茱萸、矾蝴蝶

【出处】《圣济总录》

【原方功效与主治】补虚。

四百九十三、【方名】固气汤方

【原方组成】乌药、沉香、赤茯苓、麦糵、枳壳、黄芪、木香、甘草

【出处】《圣济总录》

【原方功效与主治】治上气胸满腹胀,精神倦怠。

四百九十四、【方名】固真丹

【原方组成】沉香、丁香、木香、茴香、人参、当归、滑石、乳香、没药、琥珀、全蝎、干胭脂、山药、穿山甲、木通、血竭、破故纸、地龙、茯神、灯心、干莲心、桑螵蛸、麝香、蛤蚧、膃肭脐

【出处】《奇效良方》

四百九十五、【方名】固真丹

【原方组成】南乳香、代赭石、拣丁香、广木香、没药、桂府滑石、舶上茴香、沉香、木通、甘草、朱砂、莲子心

【出处】《御药院方》

【原方功效与主治】养真气,补不足。治下元衰惫,精神减少。常服令人益精髓。

四百九十六、【方名】故纸丸

【原方组成】破故纸、菟丝子、胡桃肉、乳香、没药、沉香
【出处】《本草易读》
【原方功效与主治】治因纵欲所致下元虚败,手脚沉重,夜多盗汗。

四百九十七、【方名】瓜霜紫雪丹

【原方组成】寒水石、石膏、滑石、磁石、硝石、朴硝、辰砂、沉香、木香、丁香、麝香、升麻、元参、羚羊角、犀角、甘草、黄金
【出处】《时病论》
【原方功效与主治】治内外烦热,一切火证。

四百九十八、【方名】观音救苦回生丹

【原方组成】香附、霜桑叶、川芎、全当归、白扁豆、茯神、沉香、怀山药、藏红花
【出处】《太医院秘藏膏丹丸散方剂》
【原方功效与主治】五劳七伤,诸虚百损,一切淋症。

四百九十九、【方名】鹳骨丸方

【原方组成】鹳骨、狸骨、獭肝、连翘、射干、玄参、丹参、木香、沉香、犀角、羚羊角、升麻、炙甘草、丹砂、人参、沙参
【出处】《圣济总录》
【原方功效与主治】治瘰疬。

五百、【方名】广笔记方

【原方组成】山药、丹皮、泽泻、茯苓、地黄、肉桂、枸杞、巴戟、牛膝、茴香、沉香
【出处】《顾松园医镜》
【原方功效与主治】此方肾虚人感寒湿成疝作痛者宜之。

五百〇一、【方名】广笔记治痫症效方

【原方组成】茯神、远志、天冬、麦冬、白芍、皂荚、半夏、旋复花、天竺黄、真苏子、香附、真沉香
【出处】《顾松园医镜》
【原方功效与主治】治痰为主,痫症颇效。

五百〇二、【方名】广德丸

【原方组成】枳壳、元胡、陈皮、姜黄、续断、桂枝、秦艽、桑皮、青皮、五加皮、大茴、寻骨风、杜仲、赤芍、川牛膝、乳香、没药、川芎、香附、毛姜、虎骨、木瓜、当归、自然铜、石菖蒲、三七、沉香、防己、母丁香、广木香、红花、接骨草、接骨灵、落得打、刘寄奴

【出处】《验方新编》

【原方功效与主治】跌打损伤。

五百〇三、【方名】《广济》疗白虎方

【原方组成】犀角（屑）、当归、芍药、牛膝、沉香、青木香、虎头骨、麝香、槲叶脉

【出处】《外台秘要》

【原方功效与主治】白虎病者，大都是风寒暑湿之毒，因虚所致，将摄失理，受此风邪，经脉结滞，血气不行，蓄于骨节之间，或在四肢，肉色不变。其疾昼静而夜发，发即彻髓酸疼，乍歇，其病如虎之啮。

五百〇四、【方名】归气汤

【原方组成】沉香、木香、丁香、白姜、川楝子肉、肉桂、陈皮、当归、甘草、附子、缩砂、益智、葫芦巴、白术、舶上茴香、豆蔻

【出处】《世医得效方》

【原方功效与主治】治气不升降，胸膈痞满，心腹刺痛，不进饮食。

五百〇五、【方名】归真散

【原方组成】木香、附子、青皮、草豆蔻、牡蛎、甘草、乌药、沉香、白术、藿香、厚朴、桂

【出处】《鸡峰普济方》

【原方功效与主治】治脾元气滞攻疰，腹胁时复刺痛下注，偏坠发作不定，肾气奔豚膀胱疝气，服众药不效者。

五百〇六、【方名】桂沉浆

【原方组成】紫苏叶、乌梅肉、沉香、乳糖

【出处】《御药院方》

【原方功效与主治】渗湿逐饮，顺气止渴。

五百〇七、【方名】桂附丸铁刷汤方

【原方组成】紫梢花、拣肉桂、大丁香、蛇床子、吴茱萸、山茱萸、天仙子、萝卜子、川椒、细辛、地豆、狗脊、芎䓖、甘松、天雄、白檀、槐角子、白芷、沉香、芸台子、香附子、芫花、葶苈子、巴戟、肉苁蓉、木香。

【出处】《普济方》

【原方功效与主治】妇人每日熏浴之，能使败精秽血如黑汁下。

五百〇八、【方名】桂心丸方

【原方组成】桂心、桃仁、诃黎勒皮、木香、昆布、琥珀、陈橘皮、白术、干木瓜、沉香、鸡舌香

【出处】《太平圣惠方》

【原方功效与主治】治五膈气咽喉不利，难下饮食，胸背俱闷，或时呕哕。

五百○九、【方名】滚痰丸

【原方组成】大黄、片黄芩、沉香、礞石

【出处】《玉机微义》

【原方功效与主治】降火逐痰。

五百一十、【方名】过气丸

【原方组成】大蒜、附子、赤小豆同煮,只取附子,加白花商陆根、沉香、木香、车前子、薏苡仁

【出处】《类编朱氏集验医方》

【原方功效与主治】治脾肾气虚,肾水流溢四肢,作肿。

五百一十一、【方名】还童丹

【原方组成】沉香、白茯苓、木通、熟地黄、晚蚕蛾、桑螵蛸、巴戟、安息香、益智仁、牛膝、葫芦巴、木香、红花、没药、莲蕊、莲肉、细墨、五色龙骨、朱砂、菟丝子、苁蓉、破故纸、青盐、麝香、海马、母丁香

【出处】《普济方》

【原方功效与主治】大能壮气血筋力,助脾胃,进饮食,益颜色,添精髓,固元阳。

五百一十二、【方名】还元丸方

【原方组成】木香、干莲子、沉香、天雄、龙骨

【出处】《圣济总录》

【原方功效与主治】固精,补元气,悦颜色,实丹田。

五百一十三、【方名】海脏返魂丹

【原方组成】乌犀、水银、天麻、槟榔、僵蚕、硫黄、白附子、川乌、独活、干蝎、萆薢、肉桂、当归、细辛、防风、天南星、阿胶、藿香、乌蛇、沉香、槐胶、羌活、白花蛇、麻黄、半夏、羚羊角、陈皮、天竺黄、木香、人参、干姜、茯苓、蔓荆子、晚蚕砂、败龟板、藁本、桑螵蛸、白芷、何首乌、虎骨、砂仁、白术、枳壳、丁香、厚朴、蝉壳、川芎、附子、石斛、肉豆蔻、龙脑、雄黄、朱砂、腻粉、麝香、乌鸡、狐肝、金箔

【出处】《幼科证治准绳》

【原方功效与主治】治小儿诸癫痫,潮发瘛疭,口眼相引,项背强直,牙关紧急,目直上视。及诸病久虚,变生虚风多睡者,因茌苒不解,速宜服之。

五百一十四、【方名】海藻丸方

【原方组成】海藻、肉苁蓉、牡蛎粉、茴香子、木香、沉香、天雄、牛膝、硫黄

【出处】《太平圣惠方》

【原方功效与主治】虚劳损肾阴肿疼痛。

五百一十五、【方名】含香丸方

【原方组成】零陵香、甘松、沉香、乳香、木香、草豆蔻仁、槟榔、桂、赤茯苓、炙甘草

【出处】《圣济总录》

【原方功效与主治】治口臭,辟除邪恶冷气。

五百一十六、【方名】旱莲膏方

【原方组成】旱莲子草、桐木白皮、松叶、防风、芎劳、白芷、辛夷仁、藁本、沉香、秦艽、商陆、犀角屑、青竹皮、细辛、杜若、牡荆子、零陵香、甘松天雄、白术、升麻、柏木白皮、枫香脂、生地黄、乌麻油、马脂、熊脂、猪脂、蔓荆子油、枣根白皮

【出处】《圣济总录》

【原方功效与主治】治头风白屑,长发令黑。

五百一十七、【方名】诃黎勒丸方

【原方组成】诃黎勒、干姜、桂心、桔梗、附子、木香、五味子、白术、人参、沉香、枳壳

【出处】《太平圣惠方》

【原方功效与主治】治气极,呼吸短气,脏虚腹胀。

五百一十八、【方名】诃子散

【原方组成】诃子、大腹皮、木香、汉防己、沉香、紫苏茎子、干木瓜、羌活、芍药、杉木节

【出处】《博济方》

【原方功效与主治】治脚气疼痛,发肿,热闷,或上攻,或即吐逆,令人不觉。

五百一十九、【方名】合明散

【原方组成】楮实子、覆盆子、车前子、石斛、沉香、青盐

【出处】《原机启微》

【原方功效与主治】治小儿雀目,至夜不见物。

五百二十、【方名】和剂谷神嘉禾散

【原方组成】白茯苓、缩砂仁、薏苡仁、枇杷叶、人参、白术、桑白皮、槟榔、白豆蔻、青皮、谷蘖、五味子、沉香、杜仲、丁香、藿香、随风子、石斛、半夏、大腹子、木香、甘草、陈皮、神曲

【出处】《医灯续焰》

【原方功效与主治】治脾胃不和,胸膈痞闷,气逆生痰,不进饮食或五噎、五膈。

五百二十一、【方名】和剂黑锡丹

【原方组成】沉香、葫芦巴、附子、阳起石、肉桂、破故纸、舶茴香、肉豆蔻、木香、金铃子、硫黄、黑锡

【出处】《医灯续焰》

【原方功效与主治】治痰气壅塞,上盛下虚,心火炎盛,肾水枯竭,一应下虚之证,及妇人

血海久冷无子,赤白带下。

五百二十二、【方名】和剂苏合香丸

【原方组成】白术、青木香、乌犀角、香附子、朱砂、诃黎勒、白檀香、安息香、沉香、麝香、丁香、荜茇、龙脑、薰陆香、苏合香油

【出处】《医灯续焰》

【原方功效与主治】疗传尸,骨蒸,殗殜,肺痿,痓忤鬼气,卒心痛,霍乱吐利,时气。

五百二十三、【方名】和剂苏子降气汤

【原方组成】紫苏子、半夏、前胡、甘草、厚朴、陈皮、川当归、沉香

【出处】《医灯续焰》

【原方功效与主治】治虚阳上攻,气不升降,上盛下虚,痰涎壅盛,胸膈噎塞,并久年肺气。

五百二十四、【方名】和气养荣汤

【原方组成】人参、陈皮、白术、黄芪、茯苓、粉丹皮、熟地、沉香、甘草

【出处】《吴氏医方汇编》

【原方功效与主治】治鹳口已成,不得内消,用此托之。

五百二十五、【方名】和气养荣汤

【原方组成】人参、陈皮、白术、黄芪、茯苓、丹皮、当归、熟地、沉香、甘草

【出处】《外科正宗》

【原方功效与主治】治鹳口疽初起朝寒暮热,日轻夜重、如疽已成不得内消者,宜此药托之。

五百二十六、【方名】和气益荣汤

【原方组成】人参、当归、川芎、青皮、茴香、延胡索、苍术、木香、沉香、川乌、山栀、砂仁、吴茱萸、甘草

【出处】《万病回春》

【原方功效与主治】治夹虚疝痛。

五百二十七、【方名】和荣汤

【原方组成】牛膝、杜仲、天门冬、麦门冬、黄柏、人参、乌药、当归、白芍、沉香、青盐

【出处】《丹台玉案》

【原方功效与主治】治两股上连腰胯疼痛。

五百二十八、【方名】和荣抑气汤

【原方组成】当归、生地、延胡索、木香、沉香、红花、乌药、郁金、山楂、苏木

【出处】《丹台玉案》

【原方功效与主治】治跌坠所伤，心腹作痛。

五百二十九、【方名】和中丸

【原方组成】木香、沉香、白豆蔻、砂仁、槟榔、枳实、蓬术、当归、木通、黄芩、黄连、大黄、郁李仁、猪牙皂角。

【出处】《普济方》

【原方功效与主治】治脾气，益肾水，消肠胃中积滞，调三焦气，开胸膈痞满，上攻心腹闷痛，筋脉拘急，肢体闷倦，润大便，清小便，进美饮食。

五百三十、【方名】和中丸

【原方组成】当归、苏桃仁、赤芍、乌药、丹皮、枳壳、广木香、三棱、香附、莪术、穿山甲、槟榔、沉香末、甘草、姜黄、延胡索、乳香、没药、降香末、麝香、地鳖虫

【出处】《少林真传伤科秘方》

【原方功效与主治】五脏六腑内伤。

五百三十一、【方名】和中丸方

【原方组成】附子、干姜、甘草、木香、茴香子、青橘皮、沉香、藿香叶

【出处】《圣济总录》

【原方功效与主治】治脾胃冷热气不和，宽中脘。

五百三十二、【方名】河车种玉丸

【原方组成】紫河车、大熟地、枸杞、白茯苓、归身、人参、菟丝、阿胶、丹皮、白薇、沉香、桂心、山茱萸、香附米、大川芎

【出处】《景岳全书》

五百三十三、【方名】黑金丸方

【原方组成】沉香、附子、木香、青橘皮、干姜、细墨、京三棱、莪术、桂、大黄、干漆、麝香、硇砂

【出处】《圣济总录》

【原方功效与主治】治食症瘕癖聚，一切血结刺痛疾。

五百三十四、【方名】黑龙丹

【原方组成】珍珠、蜜蜡、沉香、白丑、黑丑、槟榔、茵陈、三棱、莪术

【出处】《惠直堂经验方》

【原方功效与主治】此药能治五劳七伤，山岚瘴气，水肿腹痛，脾胃心肺诸疾。齁齁咳嗽，痰涎壅滞，酒食气积，气块，反胃吐食，十膈五噎，呕逆恶心，肠风痔漏，脏毒疟痢，积热上攻，头目疮癞肿痛，下部淋沥，及妇人血瘕气蛊，寒热往来，肌体瘦弱，面色萎黄，月水不调，赤白带下，肚生血鳖，血鼠，传尸穿心，诸般皮里膜外之症，鬼胎，产后诸疾，小儿五疳虫积，误吞铜铁等物，并食恶毒等物。

五百三十五、【方名】黑神散

【原方组成】棕皮灰、当归、赤芍、白芍、生地黄、香附、姜炭、五灵脂、熟地黄、沉香、乳香、延胡索、大黑豆、莪术、红花、蒲黄

【出处】《太医院秘藏膏丹丸散方剂》

【原方功效与主治】此药治产后胎衣不下，败血攻心，昏晕欲绝；或横生倒养，或子死腹中，妊母肢体冷痛，口角流沫，指甲青黑；或血迷心窍，不能言语；或败血入心，言语错乱，如见鬼神，状似癫呆；或恶露不净，腰痛难忍。产后诸般怪症，难以名状者。

五百三十六、【方名】黑神散

【原方组成】全当归、熟地、肉桂、炙甘草、沉香、棕灰、没药、生蒲黄、乳香、赤芍、血竭、炮姜

【出处】《奇方类编》

【原方功效与主治】治产后诸疾。

五百三十七、【方名】黑神散

【原方组成】当归、熟地、白芍、肉桂、甘草、沉香、棕灰、蒲黄、没药、乳香、赤芍、血竭、无灰酒

【出处】《济世神验良方》

【原方功效与主治】败血作患，胎衣不下。

五百三十八、【方名】黑神散

【原方组成】棕皮灰、延胡索、当归、赤芍、白芍、生地黄、五灵脂、蒲黄、熟地黄、香附米、干姜、沉香、乳香、大黑豆、莪术、红花

【出处】《寿世保元》

【原方功效与主治】胎衣不下。败血攻心，眩晕欲绝，服此即醒。一将产血多。儿食不尽。余血裹胎难下，服此弃子救母。

五百三十九、【方名】黑神散

【原方组成】用熟生黄、赤白芍、蒲灵、附姜、玄归、棕灰各一两，五钱沉香与乳香，研末二钱童便酒

【出处】《云林神彀》

【原方功效与主治】胎前产后服之良。

五百四十、【方名】黑神散

【原方组成】当归、熟地、白芍、肉桂、甘草、沉香、棕灰、蒲黄、没药、乳香、赤芍、血竭

【出处】《古今医鉴》

【原方功效与主治】治产后败血致诸疾者。

五百四十一、【方名】黑丸子古方

【原方组成】合欢、沉香、木香、黄连、熊胆
【出处】《名家方选》
【原方功效与主治】治积气虫癖,及心腹痛。

五百四十二、【方名】黑锡丹

【原方组成】真沉香、黑附子、葫芦巴、肉桂、茴香、破故纸、肉蔻、金铃子、木香、铅、硫黄
【出处】《本草易读》
【原方功效与主治】治脾元久冷,上实下虚,胸中痰饮,或上攻头目,乃奔豚上气,两胁膨胀,并气不升降治五般水气,脚气上攻,猝中风痰拥上膈各种等症。

五百四十三、【方名】黑锡丹

【原方组成】沉香、附子、葫芦巴、阳起石、茴香、破故纸、肉豆蔻、金铃子、木香、肉桂、黑锡、硫黄
【出处】《太平惠民和剂局方》
【原方功效与主治】治脾元久冷,上实下虚,胸中痰饮,或上攻头目彻痛,目睫昏眩,及奔豚气上冲,胸腹连两胁,膨胀刺痛不可忍,气欲绝者;及阴阳气上下不升降,饮食不进,面黄羸瘦,肢体浮肿,五种水气,脚气上攻;及牙龈肿痛,满口生疮,齿欲落者,兼治脾寒心痛,冷汗不止;或卒暴中风,痰潮上膈,言语艰涩,神昏气乱,喉中痰响,状似瘫痪,曾用风药吊吐不出者,宜用此药百粒;真阳不足,肾不纳气,浊阴上泛,上盛下虚,气喘痰鸣,肢厥冷汗;奔豚上冲,脘腹胸胁胀满刺痛;肠鸣泻利,久滑不止;腰膝酸软,阳痿精冷;血海虚冷,带下清稀,岁久无子等证。

五百四十四、【方名】黑锡圆

【原方组成】黑铅、硫黄、舶上茴香、附子、葫芦巴、破故纸、川楝子肉、肉豆蔻、川巴戟、木香、沉香
【出处】《类证普济本事方释义》
【原方功效与主治】调治荣卫,升降阴阳,安和五脏,洒陈六腑,补损益虚,回阳返阴。

五百四十五、【方名】猴姜丸

【原方组成】砂仁、陈皮、香附、荔枝核、小茴香、枳壳、木香、沉香
【出处】《良朋汇集经验神方》
【原方功效与主治】治九种心疼并小肠疝气。

五百四十六、【方名】厚朴散方

【原方组成】厚朴、沉香、青橘皮、槟榔、丁香、诃黎勒皮、桂心、白术、高良姜、草豆蔻、木香、人参、甘草
【出处】《太平圣惠方》

【原方功效与主治】治膈气脾胃久冷,宿食不消,心腹虚胀,四肢瘦弱。

五百四十七、【方名】厚朴汤方

【原方组成】厚朴、人参、白术、白茯苓、沉香、乌药、炙甘草、藿香叶
【出处】《圣济总录》
【原方功效与主治】治产后呕逆,不进饮食。

五百四十八、【方名】胡椒青盐丸

【原方组成】附子、青盐、厚朴、人参、木香、白术、沉香、丁香、茴香、破故纸、川楝子、肉豆蔻、黄芪、杜仲、胡椒
【出处】《杨氏家藏方》
【原方功效与主治】治下焦虚弱,脚膝无力,多倦瘦怯,不美饮食。

五百四十九、【方名】胡椒丸方

【原方组成】胡椒、木香、沉香、桂心、蝺蝶、阿魏
【出处】《太平圣惠方》
【原方功效与主治】治肾脏冷气卒攻,脐腹撮痛不可忍。

五百五十、【方名】胡桃肉汤

【原方组成】当归、官桂、茯苓、甘草、半夏、牛膝、川楝子、白芍、沉香、吴萸、生姜、胡桃肉
【出处】《诊验医方歌括》
【原方功效与主治】肝肾两亏,脾土失运,纳食则胀,甚则脘痛至脐。

五百五十一、【方名】葫芦巴丸方

【原方组成】葫芦巴、茴香子、木香、桂心、当归、附子、阿魏、硫黄、青橘皮、沉香、白豆蔻、桃仁
【出处】《太平圣惠方》
【原方功效与主治】治肾脏气虚,下焦积冷,气攻腹胁胀满,脐下疼痛,面色青黑,足胫多冷。

五百五十二、【方名】葫芦巴散

【原方组成】葫芦巴、破故纸、沉香、茴香、巴戟、荜澄茄、川楝子、桂、附子、桃仁、川乌头
【出处】《鸡峰普济方》
【原方功效与主治】治脾元积冷,脐腹弦急,引痛腰背,面色萎黄,手足厥冷,胁肋胀痛,小便频数,及治盲肠小肠一切气痛。

五百五十三、【方名】葫芦巴汤方

【原方组成】沉香、石斛、人参、白茯苓、菟丝子、麦门冬、山芋、肉苁蓉、五味子、熟干地黄、百合、陈橘皮、枸杞子、黄芪、巴戟天、柏子仁、牛膝

【出处】《圣济总录》

【原方功效与主治】治三焦俱虚,平补。

五百五十四、【方名】葫芦巴丸

【原方组成】葫芦巴、茴香、木香、桂、当归、附子、阿魏、硫黄、青橘皮、沉香、白豆蔻、桃仁

【出处】《鸡峰普济方》

【原方功效与主治】治元脏气虚,下焦冷攻,脐腹胀满,疾痛脾胃,肠连阴牵,痛不可忍。

五百五十五、【方名】葫芦巴丸

【原方组成】附子、川乌、沉香、酸枣仁、当归、川芎、柏子仁、葫芦巴、巴戟、破故纸、龙骨、牡蛎、天雄、赤石脂、鹿茸、茴香、泽泻、生硫黄

【出处】《瑞竹堂经验方》

【原方功效与主治】治虚损不可医之疾,极能关锁精气,升降阴阳。

五百五十六、【方名】葫芦巴饮方

【原方组成】葫芦巴、白茯苓、舶上茴香、肉豆蔻、木香、附子、沉香

【出处】《圣济总录》

【原方功效与主治】治肾藏气冷,腹痛呕逆,腹胁胀满,四肢少力,不思饮食。

五百五十七、【方名】葫芦巴煮散方

【原方组成】葫芦巴、沉香、马蔺花、蓬莪术、茴香子、楝实、木香、姜黄、槟榔、桂、附子、甘草

【出处】《圣济总录》

【原方功效与主治】治阴疝攻痛。

五百五十八、【方名】虎肚回生丹

【原方组成】虎肚、母丁香、沉香、狗宝

【出处】《丹台玉案》

【原方功效与主治】治一切远年近日翻胃,危笃之极。

五百五十九、【方名】虎骨散方

【原方组成】虎脑骨、天麻、木香、羌活、芎䓖、黄芪、蒺藜子、青橘皮、大腹皮、桂、槟榔、沉香、桃仁、白茯苓、山芋、葛根、海桐皮、五味子、败龟、白藓皮、肉苁蓉、附子、甘草

【出处】《圣济总录》

【原方功效与主治】治风腰脚疼痛下疰,脚膝行步不得,或肿痒或在两膝肿痛,久疗不瘥,渐至足胫细小少力。

五百六十、【方名】虎骨丸方

【原方组成】虎胫骨、沉香、白花蛇、干蝎、天麻、防风、羌活、天南星、海桐皮、桂心、芎䓖、

白附子、麻黄、赤芍药、羚羊角屑、硫黄、川乌头、牛膝、白僵蚕

【出处】《太平圣惠方》

【原方功效与主治】治肝肾藏风毒流注,腰脚疼痛,冷痹及筋骨拘急,行走不得。

五百六十一、【方名】虎头骨散方

【原方组成】虎头骨、白茯苓、白术、人参、麦门冬、赤芍药、桂心、黄芪、柴胡、陈橘皮、当归、沉香、五味子、甘草、桃仁

【出处】《太平圣惠方》

【原方功效与主治】治热病后虚劳气发作,寒热乍进乍退,头痛眼睛疼,口苦不思食。

五百六十二、【方名】琥珀人参丸

【原方组成】人参、五灵脂、琥珀、肉桂、附子、赤茯苓、川芎、沉香、穿山甲

【出处】《张氏医通》

【原方功效与主治】治血蛊。

五百六十三、【方名】琥珀丸

【原方组成】琥珀、辰砂、沉香、阿胶、肉桂、石斛、附子、五味子、川芎、牛膝、当归、肉苁蓉、人参、续断、没药、熟干地、黄木香

【出处】《太平惠民和剂局方》

【原方功效与主治】治妇人或老、或少,产前、产后百病。及疗三十六种血冷,七疝八瘕,心腹刺痛,卒中瘫痪,半身不遂,八风、十二痹等,手足酸疼。乳中毒结瘀血,怀胎惊动,伤犯不安,死胎不出,并衣不下。

五百六十四、【方名】琥珀丸

【原方组成】人参、附子、龙骨、远志、沉香、安息香、琥珀、巴戟、防风、半夏曲、莲子心、紫石英、白茯苓、石菖蒲、熟干地黄、茯神、柏子仁、乳香、麦门冬、牡蛎、辰砂、酸枣仁

【出处】《杨氏家藏方》

【原方功效与主治】安神、养志、宁睡,固精血,悦颜色,滋益荣卫。

五百六十五、【方名】琥珀丸

【原方组成】琥珀、朱砂、沉香、阿胶、附子、川芎、肉桂、五味子、石斛

【出处】《验方新编》

【原方功效与主治】治妇人或老少,或产前产后百病。及疗三十六种诸病,七疝八瘕,心腹刺痛,卒中瘫痪,半身不遂,八风、十二痹,手足酸疼。乳中结核结毒,怀胎惊动,伤犯不安,死胎不下。

五百六十六、【方名】琥珀丸

【原方组成】琥珀、沉香、木香、丁香、小茴香、白茯苓、陈皮、八角茴香、熟地黄、甘草、木通、没药、枳壳、当归

【出处】《瑞竹堂经验方》

【原方功效与主治】治虚损，降心火，益肾水，兴阳道。

五百六十七、【方名】琥珀滋生丸

【原方组成】琥珀、阿胶、五味子、附子、肉桂、沉香、川芎、桑寄生、当归、肉苁蓉、人参、续断、熟地、没药、木香、延胡索、乳香、牛黄、朱砂

【出处】《惠直堂经验方》

【原方功效与主治】治妇人胎前产后百病。

五百六十八、【方名】护心散

【原方组成】乳香、木香、沉香、丁香、香附、黄芪、射干、连翘、升麻、独活、桑寄生、甘草、木通

【出处】《文堂集验方》

【原方功效与主治】免毒气攻心，迷闷呕吐。

五百六十九、【方名】华山五子丹

【原方组成】当归、川芎、生地黄、熟地黄、川乌、白术、苍术、益智仁、五灵脂、桔梗、甘松、人参、白茯苓、白豆蔻、天麻、陈皮、麻黄、滑石、川椒、甘草、白芷、木香、丁香、沉香、乳香、没药、牛黄

【出处】《鲁府禁方》

【原方功效与主治】治左瘫右痪，遍身疼痛，三十六种风，二十四般气，胎前产后，腹胀咳嗽，气急伤风，痔漏，手足顽麻，遍身疮痒疹癞，五般痢疾，共血气风、血晕、血山崩、积聚、赤白带下，一切疾病，俱服之。

五百七十、【方名】华佗治耳中出血神方

【原方组成】生地、麦冬，外用 麝香、沉香、白矾、糯米糊丸，如左耳出血塞右鼻，右耳出血塞左鼻，两耳出血塞两鼻。

【出处】《华佗神方》

【原方功效与主治】治肝虚寒，面色青黄，胸胁胀满，筋脉不利，背膊酸疼，羸瘦无力。

五百七十一、【方名】华佗治膏淋神方

【原方组成】磁石、肉苁蓉、泽泻、滑石、沉香

【出处】《华佗神方》

【原方功效与主治】膏淋者，小便肥浊，色若脂膏。

五百七十二、【方名】华佗治老人虚秘神方

【原方组成】肉苁蓉、沉香末、麻子仁汁

【出处】《华佗神方》

五百七十三、【方名】华佗治气淋神方

【原方组成】沉香、石苇、滑石、王不留行、当归、冬葵子、白芍、橘皮、甘草

【出处】《华佗神方》

【原方功效与主治】气淋者。

五百七十四、【方名】华佗治气瘤神方

【原方组成】沉香、木香、白芍、白术、人参、黄芪、枳壳、槟榔、茯苓、香附、附子、天花粉

【出处】《华佗神方》

【原方功效与主治】气瘤无痛无痒，时大时小，随气为消长。

五百七十五、【方名】华佗治痧神方

【原方组成】苏木、延胡索、五灵脂、天仙子、萝卜子、三棱、莪术、姜黄、陈皮、槟榔、枳实、厚朴、乌药、香附、沉香、降香、阿魏

【出处】《华佗神方》

【原方功效与主治】患者满身胀痛，面色黯然，各部皆现黑斑。

五百七十六、【方名】华佗治无名肿毒神方

【原方组成】朱砂、雄黄、硼砂、血竭、苦葶苈、没药、乳香、蟾酥、牛黄、冰片、沉香、麝香、珍珠、熊胆

【出处】《华佗神方》

【原方功效与主治】无名肿毒者。

五百七十七、【方名】华佗治一切风毒神方

【原方组成】沉香、丁香、木香、乳香、麝香、大核桃壳半个，内容药末至将满。覆痛处，外灸以艾团一二壮，不觉热，十余壮稍觉痛，即愈

【出处】《华佗神方》

【原方功效与主治】凡肩背、腰俞、臂、腿、环跳、贴骨等处，感受风寒湿气，致漫肿无头，皮色不变，酸痛麻木者，是名风毒。

五百七十八、【方名】华佗治月经逆行神方

【原方组成】犀角、白芍、丹皮、枳实、黄芩、橘皮、百草霜、桔梗、生地、甘草。又或以茅草根捣汁，浓磨沉香服五钱，并用酽醋贮瓶内，火上炙，热气冲两鼻孔，血自能下

【出处】《华佗神方》

【原方功效与主治】耳中出血。

五百七十九、【方名】化脾积二圣丸

【原方组成】雷丸、神曲、麦蘖、陈皮、青皮、茯苓、苦葶苈、石三棱、萝卜子、阿魏、白豆蔻、沉香、青木香、广木香、莪术、苍术、半夏、丁香

【出处】《普济方》

【原方功效与主治】小儿脾疳。

五百八十、【方名】化癖丸

【原方组成】黑丑、槟榔、沉香、阿魏、针砂、官桂、青皮、白术、苍术、枳壳、半夏

【出处】《丹台玉案》

【原方功效与主治】治积气成块,并疟母而成痞块者。

五百八十一、【方名】化气沉香汤方

【原方组成】沉香、黄芪、人参、茴香子、炙甘草、木香、桂、乌药、附子、石斛、牛膝、五味子、巴戟天、陈橘皮、高良姜

【出处】《圣济总录》

【原方功效与主治】治肾积。

五百八十二、【方名】化气汤

【原方组成】沉香、胡椒、木香、缩砂、桂心、丁香皮、干姜、蓬莪术、茴香、青皮、陈皮、甘草

【出处】《太平惠民和剂局方》

【原方功效与主治】治一切气逆,胸膈噎闷,偏胀膨满。又治心脾疼痛,呕吐酸水。丈夫小肠气,妇人脾血气。

五百八十三、【方名】化铁膏

【原方组成】三棱、莪术、槟榔、草果、陈皮、枳壳、山楂、小茴、甘草、砂仁、木香、浮铁皮、厚朴、沉香、枳实、神曲、麦芽、青皮、苍术

【出处】《寿世保元》

【原方功效与主治】治痞块。心下坚硬。状若覆杯者。

五百八十四、【方名】化铁金丹

【原方组成】黄芪、人参、白术、当归、川芎、陈皮、青皮、香附、乌药、槟榔、枳壳、枳实、木香、沉香、苍术、山楂肉、神曲、草果、麦芽、草豆蔻、萝卜子、苏子、白芥子、三棱、莪术、厚朴、小茴香、白矾、牙皂、黄连、赤芍、柴胡、龙胆草、甘草、大黄、牵牛、乳香、没药、阿魏、硇砂、皮硝

【出处】《万病回春》

【原方功效与主治】化一切积块。

五百八十五、【方名】换骨丹

【原方组成】麻黄、麝香、大黄、槐花、白芷、川芎、乳香、没药、木香、沉香、苍术、紫背浮萍、苦参

【出处】《万氏家抄济世良方》

【原方功效与主治】若一切疥癣风疾,只一、二服愈。

五百八十六、【方名】换金丹

【原方组成】广木香、青皮、芦荟、肉豆蔻、麦芽、神曲、山楂肉、千金子、白术、黄连、槟榔、沉香

【出处】《丹台玉案》

【原方功效与主治】治一切鼓胀。

五百八十七、【方名】皇后洗面药

【原方组成】川芎、细辛、附子、藁本、藿香、冬瓜子、沉香、白檀、楮桃、白术、丝瓜、甘草、生栗子、杜苓苓、广苓苓、白及、白蔹、土瓜根、阿胶、吴白芷、白茯苓、冰片、皂角末、糯米粉

【出处】《御药院方》

五百八十八、【方名】黄连丸

【原方组成】疥蛤蟆、木香、胡黄连、木鳖子、沉香、丁香、干姜、巴豆

【出处】《普济方》

【原方功效与主治】治小儿食疳气,头面虚肿,腹内泄泻,面色萎黄,头发作穗,心腹胀满,肚上青筋。

五百八十九、【方名】黄连竹茹汤

【原方组成】黄连、竹茹、麦冬、山栀、半夏、陈皮、苏子、砂仁、沉香、木香、茴香、甘草

【出处】《济阳纲目》

【原方功效与主治】治胃中痰火发呃。

五百九十、【方名】黄芪散方

【原方组成】黄芪、白茯苓、泽泻、磁石、薯蓣、牛膝、鳖甲、羚羊角屑、杜仲、熟干地黄、沉香、甘草

【出处】《太平圣惠方》

【原方功效与主治】治肾劳虚损,耳听无声,四肢满急,腰背转动强难。

五百九十一、【方名】黄芪十补汤

【原方组成】黄芪、当归、熟地黄、茯神、沉香、木香、麦门冬、天台乌药、肉桂、北五味子、半夏、酸枣仁、白术、人参、白芍药、陈皮、甘草

【出处】《奇效良方》

【原方功效与主治】补虚劳,养血气。

五百九十二、【方名】黄芪汤方

【原方组成】黄芪、防风、石斛、当归、白芷、藿香、沉香、白蒺藜、桑寄生、附子、芎䓖、白术、五味子、桂、羌活、木香

【出处】《圣济总录》

【原方功效与主治】治肝元虚冷,多困少力,口无滋味,耳鸣眼暗,面色青黄。

五百九十三、【方名】黄芪汤方

【原方组成】黄芪、柴胡、鳖甲、肉豆蔻、白芷、秦艽、桂、桔梗、麦门冬、当归、白茯苓、人参、枳壳、炙甘草、熟干地黄、海桐皮、芍药、木香、酸枣仁、沉香、荆芥穗、槟榔

【出处】《圣济总录》

【原方功效与主治】治虚劳寒热,周身疼痛,咳嗽痰壅。

五百九十四、【方名】黄芪丸方

【原方组成】黄芪、熟干地黄、土瓜根、玄参、栝蒌根、白龙骨、菝(菝)、牡蛎、人参、桑螵蛸、五味子、沉香

【出处】《太平圣惠方》

【原方功效与主治】治膀胱及肾脏久虚积冷,上焦烦热,小便滑数如米。

五百九十五、【方名】黄芪丸方

【原方组成】黄芪、人参、知母、白芍药、茯神、牡蛎、鬼箭羽、木香、白术、陈橘皮、五味子、地骨皮、麦门冬、沉香、甘草、牛黄、麝香、鳖甲

【出处】《太平圣惠方》

【原方功效与主治】治热病后虚劳,四肢无力,或时寒热盗汗,心中虚悸,不能饮食,日渐瘦羸。

五百九十六、【方名】黄芪丸方

【原方组成】黄芪、白芍药、当归、桂心、柏子仁、续断、芎䓖、五味子、熟干地黄、牛膝、白术、枳壳、肉苁蓉、鳖甲、沉香

【出处】《太平圣惠方》

【原方功效与主治】治产后蓐劳,寒热进退,头痛目眩,百节酸疼气力羸。

五百九十七、【方名】黄芪丸方

【原方组成】黄芪、熟干地黄、覆盆子、牛膝、石斛、泽泻、附子、鹿茸、山茱萸、五味子、桂心、人参、沉香、肉苁蓉

【出处】《太平圣惠方》

【原方功效与主治】补虚乏,长肌肉,调中助力,美颜色,益精志,利腰膝。

五百九十八、【方名】黄芪丸方

【原方组成】黄芪、石斛、附子、肉苁蓉、益智、白术、人参、桂、厚朴、诃黎勒、五味子、当归、白豆蔻、沉香、高良姜、枳实、吴茱萸、丁香

【出处】《圣济总录》

【原方功效与主治】治脾痹肌肉消瘦,心腹胀满,水谷不化,食即欲呕,饮食无味,四肢怠惰,或时自利。

五百九十九、【方名】黄芪散

【原方组成】沉香、黄芪、人参、当归、赤芍药、木香、桂心

【出处】《普济方》

【原方功效与主治】治小儿荣卫不和，肌瘦盗汗，骨蒸多渴，不思乳食，腹满泄泻，气虚少力。

六百、【方名】黄犬肉丸

【原方组成】磁石、川乌、附子、桑寄生、鹿茸、麋茸、仙茅、肉苁蓉、川巴戟、葫芦巴、沉香、青盐、阳起石、龙骨、虎胫骨、覆盆子

【出处】《严氏济生方》

【原方功效与主治】治真精衰惫，脐腹冷痛，小便频数，头晕耳鸣，足胫酸冷，步履无力，腰背拘痛，水谷不消，饮食无味，肌肉瘦悴，遗泄失精。

六百〇一、【方名】回生夺命神丹

【原方组成】白术、胡麻、人参、砂仁、礞石、蕤仁、沉香、白茯苓、木香、檀香、降香、安息香、乳香、没药、川芎、牛膝、红花、香蛇、血竭、白僵蚕、松脂、云母石、冰片、鹅管石、磁石、肉苁蓉、原蚕蛾、桑螵蛸、蟾酥、麝香、人牙、白花蛇

【出处】《疡医大全》

【原方功效与主治】此方能治三十六疯，十四癫。

六百〇二、【方名】回生养胃丹

【原方组成】苍术、莲肉、雄猪肚、南星、半夏、橘红、粟米、人参、白术、白茯苓、厚朴、蓬术、荜澄茄、砂仁、三棱、白豆蔻、谷芽、麦芽、甘草、丁香、木香、沉香

【出处】《古今医鉴》

【原方功效与主治】治真元虚损，心胃不交，精神耗散。脾脏受湿，饮食不纳，五味不成津液，反成痰涎，聚于中脘，不能传道，以致大肠燥涩，小便反多而赤。或时呕吐酸水，久成翻胃结肠之证。

六百〇三、【方名】回生再造丸

【原方组成】真蕲蛇、两头尖、真山羊血、北细辛、龟板、乌药、黄芪、母丁香、乳香、麻黄、甘草、青皮、熟地、犀角、没药、赤芍、羌活、白芷、虎胫骨、血竭、全蝎、防风、天麻、熟附子、当归、骨碎补、香附、元参、首乌、川大黄、威灵仙、葛根、沉香、白蔻仁、藿香、冬白术、红曲、川萆薢、西牛黄、草蔻、川连、茯苓、姜黄、僵蚕、松香、川芎、广三七、桑寄生、冰片、当门麝、辰砂、桂心、天竺黄、地龙、山甲

【出处】《太医院秘藏膏丹丸散方剂》

【原方功效与主治】此药专治风湿诸痹，口眼歪斜，半身不遂，行步艰难，筋脉拘挛，手足疼痛。宣畅血气，通利经络。

六百〇四、【方名】回天再造丸

【原方组成】蕲蛇、两头尖、黄芪、麻黄、甘草、熟地黄、白芷、防风、天麻、当归、玄参、制首乌、大黄、白蔻仁、霍香、草薢、草蔻仁、黄连、茯苓、片姜黄、川芎、桂心、穿山甲、山羊肉、松香、麝香、地龙、细辛、龟板、乌药、母丁香、乳香、青皮、没药、赤芍药、羌活、骨碎补、香附、沉香、白术、僵蚕、三七、朱砂、熟附子、天竺黄、虎胫骨、犀角、血竭、红曲、全蝎、威灵仙、葛根、冰片、牛黄、桑寄生

【出处】《一枝轩经验方》

【原方功效与主治】真中类中,痰迷厥气,左瘫右痪,半身不遂,口眼㖞斜,腰腿疼痛,手足麻木,筋骨拘挛,步履艰难,及小儿急慢惊风。

六百〇五、【方名】回阳丹

【原方组成】沉香、木香、鹿茸、大茴、小茴、青皮、栀子、补骨脂、木通、生地、熟地、肉苁蓉、地龙、石菖蒲、胡巴、大海马、人参

【出处】《奇方类编》

六百〇六、【方名】回阳返本汤

【原方组成】人参、白术、干姜、丁香、甘草、陈皮、半夏、大附子、茯苓、神曲、白豆蔻、沉香

【出处】《古今医鉴》

【原方功效与主治】治急阴证,手足冷,指甲青,少腹疼痛,外肾挛缩。

六百〇七、【方名】活络丹

【原方组成】牛黄、片脑、麝香、人参、犀角、白花蛇、乌梢蛇、黑附子、乌药、白豆蔻、青皮、白茯苓、香附、当归、骨碎补、麻黄、川芎、两头尖、白术、羌活、防风、全蝎、天麻、玄参、威灵仙、白芷、草豆蔻、血竭、黄芩、黄连、地龙、大黄、熟地黄、木香、沉香、丁香、乳香、没香、安息香、细辛、干葛、赤芍药、僵蚕、天竺黄、龟板、虎骨、霍香、甘草、朱砂、官桂、松香、何首乌、金箔、酥油、黄蜡、蜜糖

【出处】《医便》

六百〇八、【方名】活络丹

【原方组成】白花蛇、蕲蛇、乌梢蛇、赤芍、防风、羌活、当归、天麻、牛膝、草蔻、丁香、枳壳、香附、熟地、大黄、没药、麻黄、黄芩、黄连、白术、白芷、赤首乌、猴姜、僵蚕、霍香、白附子、川芎、桂枝、乌药、茯苓、木香、乳香、威灵仙、细辛、麝香、白豆蔻、沉香、朱砂、薄荷、甘草、附子、玄参、天竺黄、龟板、虎骨、杜仲、青皮、干葛、血竭、松香、牛黄、地龙

【出处】《太医院秘藏膏丹丸散方剂》

【原方功效与主治】此药专治中风,口眼㖞斜,半身不遂,及诸风痹,手足拘挛,筋脉不舒,风邪湿痰流滞经络,四肢麻木,言语謇塞,牙关紧闭,不省人事,左瘫右痪,步履艰难。

六百〇九、【方名】藿香散

【原方组成】广明胶、藿香叶、糯米、白丁香、零陵香、皂角、香白芷、檀香、龙脑、沉香、丁香

【出处】《御药院方》

【原方功效与主治】治皮肤干燥，面部酐黯。

六百一十、【方名】鸡金散

【原方组成】鸡内金、沉香、砂仁、陈香橼皮

【出处】《顾松园医镜》

【原方功效与主治】此消积下气之剂，仿内经鸡矢醴方之法也。

六百一十一、【方名】鸡膍胵丸

【原方组成】鸡膍胵、桑螵蛸、厚朴、菝葜、当归、熟干地黄、甘草、沉香、肉苁蓉

【出处】《普济方》

【原方功效与主治】治妇人小便数。

六百一十二、【方名】鸡舌散方

【原方组成】鸡舌香、木香、沉香、麻黄、海藻、大黄

【出处】《幼幼新书》

【原方功效与主治】治疽疮。

六百一十三、【方名】鸡舌香丸

【原方组成】荜茇、连皮大腹、沉香、草豆蔻、木香、干姜、诃黎勒、青皮、甘草、桂、枳壳、槟榔、桃仁

【出处】《普济方》

【原方功效与主治】治上气胸腹胀满，吐逆痰唾。

六百一十四、【方名】鸡舌香丸方

【原方组成】沉香、丁香、木香、巴豆、杏仁

【出处】《圣济总录》

【原方功效与主治】治上气胸满腹胀，精神倦怠。

六百一十五、【方名】积块丸

【原方组成】京三棱、莪术、自然铜、蛇含石、雄黄、蜈蚣、木香、铁粉、辰砂、沉香、冰片、芦荟、天竺黄、阿魏、全蝎

【出处】《证治汇补》

六百一十六、【方名】积块丸

【原方组成】醋三棱、醋蓬术、蛇含石、雄黄、蜈蚣、木香、铁华粉、沉香、冰片、芦荟、天竺黄、阿魏、全蝎、雄猪胆汁、蜜

【出处】《杂病源流犀烛》

【原方功效与主治】治积聚症瘕痃癖痞。

六百一十七、【方名】急济饮

【原方组成】小蓟、童便、磨墨汁、藕汁、沉香

【出处】《丹台玉案》

【原方功效与主治】治吐血如泉之甚。

六百一十八、【方名】急救回阳丹

【原方组成】麝、朱砂、沉香、上蝎、丁香、胆星、牙皂、天麻、防风、乳没、全蝎、北辛、炒甲、白芷、辰砂

【出处】《跌打损伤回生集》

六百一十九、【方名】急痧至宝丹

【原方组成】蟾酥、丁香、真西黄、广木香、沉香、茅山苍术、朱砂、雄黄、麝香

【出处】《文堂集验方》

【原方功效与主治】专治霍乱吐泻,腹痛昏溃,及一切痧气,暑气瘴气。途行触秽中暑热,绞肠痧,即已死途中。略有微息者,灌下即苏,止痛如神,孕妇少服,制之济人。

六百二十、【方名】集香煎

【原方组成】藿香叶、厚朴、丁香、沉香、木香、白茯苓、白豆蔻、白术

【出处】《幼幼新书》

【原方功效与主治】治脾胃虚,不欲食,羸瘦。

六百二十一、【方名】集香散

【原方组成】降真香、沉香、檀香、乳香、安息香、人参、茯神、酸枣仁

【出处】《普济方》

【原方功效与主治】治小儿白虎病。

六百二十二、【方名】集香散

【原方组成】降真香、沉香、乳香、檀香、人参、安息香、茯神、甘草、酸枣仁、麝香

【出处】《冯氏锦囊秘录》

【原方功效与主治】治婴孩白虎病。

六百二十三、【方名】集香汤

【原方组成】沉香、丁香、木香、青木香、霍香、川芎、赤茯苓、槟榔、枳壳、甘草、乳香、麝香

【出处】《仁斋直指方论》

【原方功效与主治】凡虚肿,先用诸香以透其关络,然后审证疗之。

六百二十四、【方名】癖肥丸

【原方组成】川芎、当归、肉桂、沉香、红花、延胡索、香附、莪术、赤芍、青皮

【出处】《外科证治全书》

【原方功效与主治】肥气,肝之积也,在左胁下如覆杯,痛引小腹。由气血两虚,逆气瘀血相并而成。宜和肝散积行血。

六百二十五、【方名】济生八神来复丹

【原方组成】硝石、太阴玄精石、五灵脂、青皮、陈皮、舶上硫黄、沉香、木香、天南星

【出处】《医灯续焰》

【原方功效与主治】治寒痰冷饮,久积心胸或呕逆喘促,或心腹搅疼,或饮食不安,状如反胃等证。

六百二十六、【方名】济生苁蓉润肠丸

【原方组成】肉苁蓉、沉香

【出处】《医灯续焰》

【原方功效与主治】治发汗利小便,亡津液,大肠秘老人、虚人皆可服。

六百二十七、【方名】济生四磨汤

【原方组成】人参、槟榔、沉香、天台乌药

【出处】《医灯续焰》

【原方功效与主治】治七情感伤,上气喘闷不食。

六百二十八、【方名】既济丹

【原方组成】嫩鹿茸、牛膝、肉苁蓉、熟干地黄、当归、柏子仁、枸杞子、酸枣仁、沉香、山药、远志、茯神、附子

【出处】《是斋百一选方》

【原方功效与主治】升降水火,育神益血。久服延年,令人不老。

六百二十九、【方名】既济固真丹

【原方组成】北五味子、白茯苓、附子、沉香、龙骨、苁蓉、益智仁、柏子仁、补骨脂、酸枣仁、金铃子、红椒、当归、川巴戟、菟丝子

【出处】《类编朱氏集验医方》

【原方功效与主治】治水火不既济,精神恍惚,头目昏暗,阳道痿弱,阴湿多汗,遗沥失

精,脾胃虚怯,心肾不宁。常服壮阳固气,温脾益血。

六百三十、【方名】既济汤

【原方组成】当归、肉桂、沉香、广皮、泽泻、牛膝、瞿麦、车前、苡仁、葵花子
【出处】《医醇賸义》
【原方功效与主治】理气行水。

六百三十一、【方名】加减定命丹

【原方组成】蟾酥、牛黄、朱砂、甘草、胡黄连、麝香、使君子肉、犀角屑、当归、天麻、细松烟墨、羌活、全蝎、棘刚子、半夏、天南星、附子、虎骨、乌蛇、干姜、丁香、沉香、肉桂、人参、白茯苓、肉豆蔻、白术
【出处】《杨氏家藏方》
【原方功效与主治】治小儿慢惊,瘛疭,目睛斜视,身体强硬,昏塞如醉。及治胎风成痫,发歇不定,在茸经时。

六百三十二、【方名】加减肾气丸

【原方组成】山茱萸、白茯苓、牡丹皮、熟地黄、五味子、泽泻、鹿角、山药、沉香、官桂
【出处】《严氏济生方》
【原方功效与主治】治劳伤肾经,肾水不足,心火自用,口舌焦干,多渴而利,精神恍惚,面赤心烦,腰痛脚弱,肢体羸瘦,不能起止。

六百三十三、【方名】加减五苓散

【原方组成】沉香、檀香、生地黄、熟地黄、升麻、干葛、芍药、黄芪、黄芩、羚羊角、犀角、连翘、甘草、防风
【出处】《类编朱氏集验医方》
【原方功效与主治】治一切脓包、热疮及发背。

六百三十四、【方名】加减五苓散

【原方组成】木猪苓、白茯苓、白术、板桂、泽泻、南木香、丁香、沉香、槟榔、白豆蔻
【出处】《类编朱氏集验医方》
【原方功效与主治】治肿疾。

六百三十五、【方名】加圣散

【原方组成】柴胡、茯苓、甘草、熟地、人参、当归、龟甲、胡连、沉香、知母、桑寄生、干葛
【出处】《金匮启钥》
【原方功效与主治】治心虚少力,盗汗易惊,烦热头晕减食,胸膈不利。

六百三十六、【方名】加味补阴丸

【原方组成】黄柏、北五味子、知母、人参、龟板、枸杞、天冬、锁阳、白芍、当归、牛膝、杜

仲、故纸、沉香、熟地、干姜、山茱萸肉

【出处】《仁术便览》

六百三十七、【方名】加味大补

【原方组成】黄芪、人参、白术、白茯苓、当归、川芎、白芍、大附子、沉香、木香、川乌、牛膝、杜仲、木瓜、防风、羌活、独活、薏苡仁、肉桂、甘草

【出处】《万病回春》

【原方功效与主治】治口眼㖞斜。

六百三十八、【方名】加味橘核丸

【原方组成】橘核、小茴香、川楝子、桃仁、山楂、香附、红花、琥珀、椒目、天仙藤、沉香、神曲

【出处】《医方简义》

【原方功效与主治】治七疝八瘕。

六百三十九、【方名】加味六君子汤

【原方组成】人参、白术、茯苓、甘草、半夏、陈皮、沉香、厚朴、紫苏子、吴茱萸

【出处】《济阳纲目》

【原方功效与主治】治胃有浊气,膈有湿痰,不因饮食时常虚噯。

六百四十、【方名】加味平胃散

【原方组成】苍术、陈皮、厚朴、甘草、瞿麦、麦芽、川芎、沉香、木香、大黄

【出处】《医学实在易》

【原方功效与主治】治积气痞块,癥瘕等症。

六百四十一、【方名】加味青莪丸

【原方组成】杜仲、破故纸、沉香、胡桃、没药、乳香

【出处】《古今医鉴》

【原方功效与主治】治肾虚腰痛或风寒乘之,血气相搏为痛。

六百四十二、【方名】加味青蛾丸

【原方组成】杜仲、破故纸、胡桃肉、沉香、没药、乳香、肉苁蓉

【出处】《济世神验良方》

【原方功效与主治】治肾虚腰痛,或风寒血气搏痛。

六百四十三、【方名】加味乌沉汤

【原方组成】人参、当归、白术、沉香、天台乌药、白茯苓、附子、肉桂

【出处】《世医得效方》

【原方功效与主治】生气补血。

六百四十四、【方名】加味五苓散治

【原方组成】猪苓、赤茯苓、白术、泽泻、木香、沉香、槟榔、白豆蔻、缩砂仁

【出处】《普济方》

【原方功效与主治】治肿满，因积而得。既取积而肿再作，小便不利。

六百四十五、【方名】加味香连丸

【原方组成】大川黄连、广木香、真沉香、吴茱萸、肉豆蔻

【出处】《丹台玉案》

【原方功效与主治】治一切新久痢疾。

六百四十六、【方名】加味小柴胡汤

【原方组成】柴胡、黄芩、山栀、柿蒂、陈皮、砂仁、半夏、竹茹、藿香、茴香、沉香、木香、甘草

【出处】《济阳纲目》

【原方功效与主治】治身热烦渴发呃。

六百四十七、【方名】加味至宝丹

【原方组成】鸡嗉、牛胆膏、天南星、血竭、马牙硝、硼砂、蝎梢、枯矾、脑子、麝香、至宝丹、沉香、木香、白芷梢、猪牙皂角

【出处】《普济方》

【原方功效与主治】治急慢惊风。

六百四十八、【方名】家传黑神散

【原方组成】当归、赤芍、白术、生地黄、熟地黄、香附、五灵脂、蒲黄、干姜、延胡索、棕炭、乳香、沉香

【出处】《济世全书》

【原方功效与主治】治妇人胎死腹中，胞衣不下，败血攻心，眩晕欲绝，并产后一十八症。

六百四十九、【方名】家传秘结祛痛散

【原方组成】青皮、五灵脂、川楝子肉、穿山甲、良姜、延胡索、没药、沉香、八角茴香、槟榔、木香、砂仁

【出处】《保命歌括》

【原方功效与主治】治诸般心气疼痛，气滞不行，攻刺心腹，痛连胸胁，小肠吊疝，及妇人血气刺痛。

六百五十、【方名】家传胎产金丹

【原方组成】当归、丹皮、蕲艾、延胡索、川芎、益母草、青蒿、白薇、人参、赤石脂、白茯苓、川藁本、白术、生地、鳖甲、香附、桂心、没药、粉草、北五味、沉香

【出处】《胎产心法》

【原方功效与主治】妇人经水不调,诸虚百损,种子安胎,及胎前产后诸证。

六百五十一、【方名】嘉禾散

【原方组成】枇杷叶、薏苡仁、白茯苓、人参、缩砂仁、大腹子、随风子、杜仲、石斛、藿香叶、木香、沉香、陈皮、谷蘖、槟榔、丁香、五味子、白豆蔻、青皮、桑白皮、白术、神曲、半夏、炙甘草

【出处】《太平惠民和剂局方》

【原方功效与主治】治中满下虚,五噎五膈,脾胃不和,胸膈痞闷,胁肋胀满,心腹刺痛,不思饮食,或多痰逆,口苦舌酸,胸满短气,肢体怠惰,面色萎黄,如中焦虚痞,不任攻击,脏气虚寒,不受峻补;或因病气衰,食不复常,禀受怯弱,不能多食,尤宜服之。常服育神养气,和补脾胃,进美饮食。

六百五十二、【方名】嘉禾散

【原方组成】枇杷叶、沉香、石斛、薏苡仁、杜仲、缩砂仁、藿香叶、木香、诃子、丁香、半夏曲、青橘皮、大腹皮、槟榔、白术、五味子、茯苓、神曲、甘草、谷蘖、白豆蔻、人参、桑白皮、橘皮

【出处】《鸡峰普济方》

【原方功效与主治】若咽中如核咽之不下、吐之不出,久不治之渐妨于食,或由思虑不常、气结不散,阴阳阻隔,或因饮食之间气道卒阻,因而留结因气者谓之气噎,其脉缓涩,因食者谓之食噎,其脉短涩,并宜此药,并调气丸食噎。

六百五十三、【方名】嘉禾散

【原方组成】枇杷叶、薏苡仁、茯苓、人参、缩砂仁、甘草、杜仲、石斛、随风子、木香、藿香、沉香、陈皮、谷芽、桑白皮、白豆蔻、青皮、半夏、神曲、五味子、槟榔、白术、丁香

【出处】《普济方》

【原方功效与主治】治脚气皆因脾胃亏损,血弱筋虚,因四气或因饮食而发。

六百五十四、【方名】嘉禾散

【原方组成】茯苓、缩砂、薏苡仁、枇杷叶、桑白皮、沉香、五味子、木香、青皮、谷蘖、藿香、杜仲、随风子、石斛、大腹子、陈皮、半夏曲、神曲、桔梗、白豆蔻、丁香、人参、肉桂、甘草

【出处】《奇效良方》

【原方功效与主治】治脾胃不和,胸膈痞闷,气逆生痰,不进饮食,如五噎五膈,并皆治之。

六百五十五、【方名】甲煎口脂

【原方组成】沉香、甲香、丁香、麝香、檀香、苏合香、薰陆香、零陵香、白胶香、藿香、甘松香、泽兰

【出处】《普济方》

【原方功效与主治】治唇白无血色及口臭。

六百五十六、【方名】甲煎汤

【原方组成】甲香、沉香、丁香、藿香、薰陆香、枫香膏、麝香、大枣
【出处】《普济方》

六百五十七、【方名】甲乙归脏汤

【原方组成】珍珠母、龙齿、沉香、薄荷、生地、柴胡、白芍、归身、夜合花、丹参、柏子仁、红枣、夜交藤
【出处】《校注医醇賸义》

六百五十八、【方名】煎椒法

【原方组成】蜀椒、无灰酒、附子、沉香
【出处】《圣济总录》
【原方功效与主治】治元脏虚冷,目黑暗不明。

六百五十九、【方名】减甘草白豆蔻散

【原方组成】白豆蔻仁、厚朴、白术、沉香、陈皮
【出处】《御药院方》
【原方功效与主治】治脾胃虚寒,气痞胸膈,不思饮食。

六百六十、【方名】建神曲

【原方组成】厚朴、木香、冬术、青皮、槟榔、葛根、茯苓皮、柴胡、桔梗、荆芥、前胡、香附、羌活、紫苏、薄荷、茅术、独活、猪苓、防风、乌药、枳实、大腹皮、藿香、木通、香薷、泽泻、白芥子、丁香、白豆蔻、甘草、麻黄、川芎、木瓜、沉香、白苏子、肉果、檀香、缩砂仁、左秦艽、草果仁、白芷、广皮半夏、莱菔子、光杏仁、麦芽、谷芽、山楂肉
【出处】《本草简要方》
【原方功效与主治】主治解表、散积、除痰、开胃、健脾、止泻、消肿、瘟疫、瘴气、风寒、暑湿、感冒、头痛、头眩、霍乱、呕吐、吞酸、咳嗽、食滞、腹痛、赤白痢疾、按此药所治之病至多,以脾胃病最宜,水土不服者亦宜之。

六百六十一、【方名】健步虎潜丸

【原方组成】黄芪、人参、白术、白茯神、当归、白芍、生地、熟地、枸杞子、五味子、虎胫骨、龟板、牛膝、杜仲、麦冬、故纸、黄柏、知母、远志、石菖蒲、枣仁、沉香、木香、薏苡仁、羌活、独活、防风
【出处】《奇方类编》
【原方功效与主治】专治中风。左瘫右痪,手足不能转动,舌强语涩。

六百六十二、【方名】健步虎潜丸

【原方组成】黄芪、人参、白术、白茯神、当归、生地黄、熟地黄、木瓜、羌活、独活、防风、白

芍药、枸杞子、五味子、虎胫骨、龟板、牛膝、杜仲、破故纸、黄柏、麦门冬、远志、石菖蒲、酸枣仁、薏苡仁、沉香、附子

【出处】《古今医鉴》

【原方功效与主治】中风,左瘫右痪,语言謇涩。

六百六十三、【方名】健步虎潜丸

【原方组成】黄芪、当归、枸杞子、龟板、知母、牛膝、白术、白芍、生地黄、熟地黄、虎胫骨、杜仲、人参、破故纸、麦门冬、白茯苓、木瓜、石菖蒲、酸枣仁、远志、薏苡仁、羌活、独活、防风、黄柏、五味子、沉香、大附子

【出处】《万病回春》

【原方功效与主治】治中风瘫痪,手足不能动,舌强謇于言。

六百六十四、【方名】姜饼丸

【原方组成】三棱、蓬术、神曲、麦芽、姜黄、南星、白术、木香、沉香、山栀、枳核

【出处】《丹溪治法心要》

【原方功效与主治】一人疝,痛作腹内块,痛止则块止。

六百六十五、【方名】姜合丸

【原方组成】木香、附子、肉桂、硇砂、丁香、沉香、荜澄茄、青橘皮、陈橘皮、茴香

【出处】《杨氏家藏方》

【原方功效与主治】疗中脘停寒,胸膈结痞,呕吐恶心,不思饮食。

六百六十六、【方名】姜黄散方

【原方组成】姜黄、沉香、黄芪、桂、延胡索、人参、厚朴、芎劳、防风、芍药、羌活、杏仁、诃黎勒皮

【出处】《圣济总录》

【原方功效与主治】治风劳四肢无力,胸膈烦闷。

六百六十七、【方名】降气和中汤

【原方组成】苏子、沉香、海石、蒌仁、莱菔子、芥子、橘红、半夏、桑皮、贝母、杏仁、姜汁

【出处】《校注医醇賸义》

【原方功效与主治】肺实而咳,胸脘喘满,时吐稠痰。

六百六十八、【方名】交泰丸

【原方组成】沉香、木香、青皮、陈皮、京三棱、蓬莪术、枳壳、神曲、大麦、槟榔、麝香、阿魏

【出处】《御药院方》

【原方功效与主治】温中降气,进美饮食。

六百六十九、【方名】椒红丸

【原方组成】椒红、沉香、附子、莪术、诃子、当归、白术、良姜、白豆蔻仁、丁香、麝香

【出处】《妇人大全良方》

【原方功效与主治】治妇人血风攻脾胃,脏腑虚冷,全不思食,脐腹多痛,体瘦无力。

六百七十、【方名】椒红丸方

【原方组成】椒红、沉香、附子、蓬莪术、诃黎勒皮、当归、高良姜、肉豆蔻、丁香、白术、麝香

【出处】《太平圣惠方》

【原方功效与主治】治妇人血风气攻,脾胃脏腑虚冷,全不思食,脐腹多痛,体瘦无力。

六百七十一、【方名】皆令香方

【原方组成】沉香、甘草、丁香、白瓜子仁、藁本、当归、芎劳、麝香

【出处】《太平圣惠方》

【原方功效与主治】治七孔臭气。

六百七十二、【方名】接骨丹

【原方组成】当归、川芎、白芍、人参、官桂、青皮、陈皮、麻黄、苍术、丁香、青木香、乳香、没药、沉香、血竭、儿茶、甘草

【出处】《古今医鉴》

【原方功效与主治】折伤。

六百七十三、【方名】接骨金丹

【原方组成】红花、胡桃隔、沉香、五加皮、没药、生大黄、当归、乳香、土狗子

【出处】《疡医大全》

【原方功效与主治】跌打损伤。

六百七十四、【方名】接骨至宝七厘散

【原方组成】木香、沉香、乳香、没药、韭子、血竭、王瓜子

【出处】《良朋汇集经验神方》

六百七十五、【方名】接气丹

【原方组成】沉香、硫黄、黑锡、牛膝、白术、苁蓉、丁香、川楝子、木香、茴香、肉豆蔻、破故纸、桂心、附子、葫芦巴、阳起石

【出处】《太平惠民和剂局方》

【原方功效与主治】治真元虚惫,阴邪独盛,阳气暴绝,或大吐大泻,久痢虚脱等病。余同黑锡丹治状。

六百七十六、【方名】接真汤

【原方组成】沉香、丁香、附子、麝香

【出处】《御药院方》

【原方功效与主治】治阴病手足厥冷、脐腹疼痛、真气不足、衰惫欲绝者。

六百七十七、【方名】解毒槟榔丸

【原方组成】槟榔、黄连、青皮、陈皮、木香、沉香、巴戟、当归、白术、枳壳、香附子、甘草、大黄、黄柏、牵牛末

【出处】《济阳纲目》

【原方功效与主治】治男子妇人呕逆酸水，痰涎不利，大便脓血，口苦烦躁，涕唾稠粘，嗽血，血崩，腹胀气满，手足痿弱，四肢无力，酒疸食黄，口舌生疮，寒热往来，疟疾，肠风痔瘘，症瘕血积，诸恶疮疔疽。

六百七十八、【方名】解郁合欢汤

【原方组成】合欢花、郁金、沉香、当归、白芍、丹参、柏仁、山栀、柴胡、薄荷、茯神、红枣、橘饼

【出处】《校注医醇賸义》

【原方功效与主治】所欲不遂，郁极火生，心烦虑乱，身热而躁。

六百七十九、【方名】戒烟丸

【原方组成】党参、玉竹、粟壳、橘红、沉香、黄芪、茯苓、姜、杜仲、肉桂、枣仁、制半夏、益智仁、覆花、红枣、烟灰、赤砂糖、姜汁

【出处】《外科传薪集》

六百八十、【方名】芥草膏

【原方组成】芥草、当归、白芷、防己、蜀艽、吴茱萸、丹参、芎䓖、商陆根、沉香、木香、零陵草、鸡舌香、犀角屑、附子

【出处】《普济方》

【原方功效与主治】治风痹不仁风毒。

六百八十一、【方名】金箔丸方

【原方组成】金箔、银箔、犀牛角、牛黄、丁香、龙脑、沉香、珍珠末、木香、麝香、琥珀、硼砂、乌蛇、大麻、雄黄、蝎梢、白僵蚕、附子、天南星、防风、白附子、甘草、丹砂、墨

【出处】《圣济总录》

【原方功效与主治】治风瘖，奄忽不知人，喉中嘤然有声，舌强不能言，身软自汗。

六百八十二、【方名】金钗煎

【原方组成】当归、白芍药、川芎、石斛、香附子、糯米、降真香、熟地黄、秦艽、贝母、羌活、

桂心、粉草、干姜、北细辛、牡丹皮、大豆卷、茴香、枳壳、延胡索、白芷、人参、木香、石膏、沉香、黄芩、川椒、交加

【出处】《妇人大全良方》

【原方功效与主治】专治妇人诸疾……常服活血驻颜,大暖血海,升降阴阳,滋养荣卫。或子宫久冷,多病少子,能久服之,见效立致。

六百八十三、【方名】金蝉脱壳方

【原方组成】当归、川芎、防风、滑石、天麻、芍药、桔梗、僵蚕、大黄、人参、独活、山栀、黄连、白术、蝉蜕、黄芩、石膏、苦参、连翘、黄柏、细辛、荆芥、羌活、全蝎、芒硝、沉香、大枫子肉

【出处】《秘传大麻疯方》

六百八十四、【方名】金汞灵丹

【原方组成】金箔、水银、辰砂、硫黄、自然铜、生犀角、羚羊角、干蝎、白僵蚕、南星、藿香叶、官桂、乌蛇、白花蛇、白术、白芷、川芎、破故纸、荜澄茄、羌活、当归、防风、牛膝、鹿茸、附子、川乌、沉香、天麻、木香、安息香、白附子

【出处】《世医得效方》

【原方功效与主治】治卒暴中风奄忽,手足弹曳,口面㖞斜,舌强痰盛。搐搦颤掉,或角弓反张,目睛上视。口噤闭绝。中风数年,不能步履。滋养五脏,补益真元,通流关节,祛逐风邪,强筋健骨。

六百八十五、【方名】金陵酒丸

【原方组成】真沉香、牙皂、广木香、槟榔

【出处】《古今医鉴》

【原方功效与主治】治鼓肿。

六百八十六、【方名】金牛汤

【原方组成】郁金、牛蒡子、芥子、陈麻黄、栝蒌皮、苏子、沉香、贝母、杏仁、橘红、半夏、桑皮、枇杷叶

【出处】《校注医醇賸义》

【原方功效与主治】治塞金不鸣,实之甚者,痰气闭结,语音不出,此为塞金不鸣。

六百八十七、【方名】金锁丸方

【原方组成】龙骨、鸡头粉、沉香、山茱萸、桂、附子、肉苁蓉、莲花蕊

【出处】《圣济总录》

【原方功效与主治】壮元气,益精髓,补虚损。

六百八十八、【方名】金永灵丹

【原方组成】金箔、水银、辰砂、硫黄、生犀角、羚羊角、自然铜、干蝎、白僵蚕、南星、藿香叶、官桂、乌蛇、白花蛇、白术、白芷、破故纸、川芎、荜澄茄、羌活、牛膝、附子、川乌、鹿茸、沉

香、天麻、木香、安息香、白附子、当归、防风

【出处】《普济方》

【原方功效与主治】治卒暴中风奄忽。手足弹曳,口面㖞斜,舌强痰盛,搐搦颤掉。或角弓反张,目睛上视,口噤闭绝。中风数年,不能步履。滋养五脏,补益真元,通流关节,驱逐风邪,强筋健骨,壮者不老。

六百八十九、【方名】金主绿云油

【原方组成】蔓荆子、没石子、踯躅花、诃子皮、覆盆子、白芷、沉香、防风、附子、零陵香、生地、芒硝、公丁香、旱莲草、卷柏

【出处】《杂病源流犀烛》

【原方功效与主治】治须发黄白不泽,此绿云油能生发。

六百九十、【方名】金主绿云油方

【原方组成】蔓荆子、没食子、诃子肉、踯躅花、白芷、沉香、附子、卷柏、覆盆子、生地黄、苓香草、莲子草、芒硝、丁皮、防风

【出处】《香奁润色》

六百九十一、【方名】晋象方

【原方组成】元胡索、苏木、五灵脂、天仙子、莪术、广皮、三棱、枳实、厚朴、槟榔、姜黄、乌药、降香、沉香、阿魏、香附、菔子

【出处】《杂病源流犀烛》

【原方功效与主治】此方专治痧气急,胸腹胀痛,迷闷昏沉。

六百九十二、【方名】京三棱煎丸方

【原方组成】京三棱、硇砂、当归、大黄、鳖甲、五灵脂、木香、沉香、槟榔、桂、干漆、没药、马兰花、蓬莪术

【出处】《圣济总录》

【原方功效与主治】治胃热肠寒,食已复饥,小腹痛胀。

六百九十三、【方名】经验定心丹

【原方组成】茯神、远志、人参、沉香、煅龙骨、怀生地、当归身、白芍药、丹参、桂枝、甘草、荷蕊

【出处】《医灯续焰》

【原方功效与主治】心悸、怔忡。

六百九十四、【方名】经验调气汤

【原方组成】人参、赤茯苓、木瓜、麦门冬、白术、白芷、半夏、陈皮、厚朴、青皮、甘草、香附、紫苏、沉香、枳壳、草果、大黄、肉桂、蓬术、大腹皮、丁皮、槟榔、木香、木通

【出处】《仁术便览》

【原方功效与主治】调顺荣卫,通行血脉,快利三焦,安和五脏。诸气痞滞不通,胸膈膨胀,口苦咽干,呕吐不食,肩背腹胁走注疼痛,及喘急痰嗽,面目虚浮,四肢肿满,大便秘结,水道赤涩。又治忧思太过,怔忡郁积。又治脚气风湿,聚结肿满,喘满胀急。

六百九十五、【方名】荆芥散

【原方组成】荆芥、雀脑芎、当归、人参、桂心、牡丹皮、羌活、防风、苦梗、大腹子、甘草、蒲黄、白茯苓、枳壳、厚朴、半夏、杏仁、款冬花、附子、干地黄、鳖甲、白芍药、北柴胡、黄芪、干姜、木香、沉香

【出处】《妇人大全良方》

【原方功效与主治】治血风诸般疾,产后并宜服食。

六百九十六、【方名】荆芥汤

【原方组成】荆芥穗、牡丹皮、川芎、蔓荆子、柴胡、羌活、鳖甲、天灵盖、沉香、甘草、当归、连翘子、秦艽

【出处】《普济方》

【原方功效与主治】治一切男子肝受劳气,筋脉羸弱,目视昏暗,欲睡还觉,常多嗔怒,头旋目晕,面色青,浑身瘘瘁,口中多涎,小便黄赤。

六百九十七、【方名】荆芥汤方

【原方组成】荆芥穗、牡丹皮、芎䓖、蔓荆实、柴胡、羌活、秦艽、鳖甲、天灵盖、沉香、甘草、当归、连翘

【出处】《圣济总录》

【原方功效与主治】治肝脏实热,血气壅滞,目视昏暗,常多嗔怒,头旋目晕面色青,口多涎,小便黄赤。

六百九十八、【方名】荆芥煮散

【原方组成】荆芥穗、北柴胡、秦艽、白芷、黄芪、当归、莪术、川芎、麦门冬、白茯苓、人参、白芍药、沉香、海桐皮、枳壳、熟地黄、甘草、酸枣仁、木香、槟榔、鳖甲、白豆蔻、桂心、苦梗

【出处】《妇人大全良方》

【原方功效与主治】治妇人血海虚冷,手足烦疼,颊赤口干,背甲劳倦,寒热往来,咳嗽痰涎,饮食进退,血经不调,多惊盗汗,胸膈不快。但是风劳气冷,并皆治之。

六百九十九、【方名】九风汤

【原方组成】天台乌药、沉香、香附子、甘草、陈皮、青皮、木香、木通、槟榔、厚朴、桂皮、人参、藿香、白茯苓、半夏、菖蒲

【出处】《普济方》

【原方功效与主治】治诸风疾。

七百、【方名】九香如意丸

【原方组成】檀香、降香、沉香、木香、丁香、藿香、砂仁、乌药、厚朴、广皮、苍术

【出处】《丁甘仁先生家传珍方》

【原方功效与主治】专治平肝和胃。

七百〇一、【方名】久不瘥方

【原方组成】沉香、松节

【出处】《太平圣惠方》

【原方功效与主治】治疥百疮。

七百〇二、【方名】久痢神方

【原方组成】鸦片、牛黄、冰片、麝香、木香、沉香、朱砂、乳香、雄黄

【出处】《鲁府禁方》

七百〇三、【方名】韭子丸

【原方组成】赤石脂、韭子、川牛膝、牡蛎、覆盆子、附子、桑螵蛸、鹿茸、肉苁蓉、龙骨、鸡胵、沉香

【出处】《严氏济生方》

【原方功效与主治】治膀胱虚冷，小便白浊滑数，日夜无度。

七百〇四、【方名】救刑妙方

【原方组成】土鳖、沉香、银朱

【出处】《济阳纲目》

【原方功效与主治】消肿，去毒，止疼。

七百〇五、【方名】拘急独活散方

【原方组成】独活、木香、射干、连翘、甘草、桑寄生、川升麻、沉香、川大黄

【出处】《太平圣惠方》

【原方功效与主治】治恶核风结肿毒，四肢烦热拘急。

七百〇六、【方名】局方黑锡丹

【原方组成】黑锡、硫黄、葫芦巴、沉香、熟附子、桂心、大茴香、破故纸、肉豆蔻、金铃子、木香

【出处】《辨舌指南》

七百〇七、【方名】局方紫雪丹

【原方组成】飞滑石、生石膏、寒水石、磁石、黄金、羚羊角屑、犀角屑、青木香、沉香、紫丁香、元参、升麻、炙甘草

七百〇八、【方名】桔梗黄芪汤方

【原方组成】桔梗、黄芪、沉香、当归、芎䓖、人参、甘草、紫苏叶
【出处】《圣济总录》
【原方功效与主治】治胸膺痛。

七百〇九、【方名】橘半枳术丸

【原方组成】橘皮、半夏、枳实、白术、沉香、荷叶
【出处】《医学入门》
【原方功效与主治】治饮食伤脾,停积痰饮,心胸痞闷,气升。

七百一十、【方名】聚宝丹

【原方组成】木香、沉香、砂仁、麝香、玄胡、乳香、没药、真血竭
【出处】《顾松园医镜》
【原方功效与主治】一切因气滞血凝作痛者。

七百一十一、【方名】聚宝丹

【原方组成】白茯苓、山茱萸、五味子、干山药、石莲肉、鸡头肉、金樱子、巴戟、破故纸、杜仲、牛膝、熟地黄、石菖蒲、远志、枸杞子、龙骨、楮实、茴香、仙茅、肉苁蓉、沉香
【出处】《瑞竹堂经验方》
【原方功效与主治】治五劳七伤,诸虚不足。温中正气,祛风活血,逐寒除湿,填精益髓,强阴壮阳,聪耳明目,开心益智,暖胃化食,消痰宽中。杀九虫,通九窍,补五脏,秘精气,止梦遗,除咳嗽,养肌肤。治腰膝疼痛,轻身。

七百一十二、【方名】聚宝养气丹

【原方组成】代赭石、紫石英、赤石脂、禹余粮、阳起石、肉豆蔻、鹿茸、破故纸、钟乳粉、五灵脂、茴香、柏子仁、当归、远志、没药、白茯苓、附子、天雄、胡椒、沉香、丁香、木香、乳香、黄芪、山药、苁蓉、肉桂、巴戟、血竭、琥珀、朱砂、麝香
【出处】《世医得效方》
【原方功效与主治】治诸虚不足,气血怯弱,头目昏眩,肢节倦怠,心志昏愦,夜梦失精,小便滑数,脾胃气虚。又治诸风瘫痪,半身不遂,语言謇涩,肢体重痛,寒湿气痹。或久寒宿冷泄泻,发疟寒热,下痢赤白。及肠风痔瘘,下血不止。妇人子脏久冷,崩漏,带下五色,月候不调,腹胁刺痛,血痕血闭,羸瘦乏力。

七百一十三、【方名】聚香饮子

【原方组成】檀香、木香、乳香、沉香、丁香、藿香叶、延胡索、片子姜黄、川乌、桔梗、桂心、甘草
【出处】《严氏济生方》

【原方功效与主治】治七情所伤,遂成七疝,心腹胀痛,痛引腰胁连背,不可俯仰。

七百一十四、【方名】决明散

【原方组成】麦门冬、菊花、白附子、石决明、沉香、秦皮、巴戟天、桂、牛膝、栀子仁
【出处】《普济方》
【原方功效与主治】治眼内生疮,烂赤痒,畏风。

七百一十五、【方名】决明散方

【原方组成】石决明、麦门冬、菊花、白附子、枸杞子、沉香、秦皮、巴戟天、桂、牛膝、栀子仁、羌活
【出处】《圣济总录》
【原方功效与主治】治眼内生疮,烂赤痒,畏风。

七百一十六、【方名】均气丸方

【原方组成】茴香子、木香、桂、桃仁、京三棱、青橘皮、莱菔子、槟榔、沉香、厚朴
【出处】《圣济总录》
【原方功效与主治】治脾胃气弱,不思饮食,呕逆吞酸,腹内虚鸣,下利胀满,饮食迟化,气道癌涩,升降不匀,水饮停滞,胸下偏痛,寒气加之结聚成形,动气癖结,痼冷陈寒,久而不去者。常服健脾暖胃,调中进食,消饮匀气。

七百一十七、【方名】浚川丸

【原方组成】大戟、芫花、沉香、檀香、南木香、槟榔、蓬莪术、大腹皮、桑白皮、黑白牵牛、巴豆
【出处】《活幼心书》
【原方功效与主治】治水肿及单腹满胀,气促食减,遍身浮肿。

七百一十八、【方名】开郁理气汤

【原方组成】香附、沉香、半夏、苏子、枳实、萝卜子、丁香、大腹皮、藿香
【出处】《丹台玉案》
【原方功效与主治】治气郁不散,肚腹胀满。

七百一十九、【方名】揩齿白芷散方

【原方组成】白芷、升麻、藁本、细辛、沉香、丁香、石膏、贝齿、麝香、猪牙皂荚、凝水石
【出处】《圣济总录》
【原方功效与主治】益牙齿,去恶气。

七百二十、【方名】揩齿防风散方

【原方组成】防风、升麻、细辛、钟乳粉、凝水石、白石英、丹砂、沉香、丁香、麝香
【出处】《圣济总录》

【原方功效与主治】揩齿。

七百二十一、【方名】揩齿细辛散方

【原方组成】细辛、升麻、白芷、藁本、沉香、丁香、石膏
【出处】《圣济总录》
【原方功效与主治】揩齿。

七百二十二、【方名】坎离丸

【原方组成】苍术、麦门冬、天门冬、茯神、远志、沉香、鹿茸、葫芦巴、川巴戟、当归、人参、枸杞子、雀脑、川芎、陈皮
【出处】《瑞竹堂经验方》
【原方功效与主治】治心脾肾三经不足。

七百二十三、【方名】坎离丸

【原方组成】麦门冬、天门冬、远志、茯神、沉香、鹿茸、巴戟、葫芦巴、当归、人参、枸杞子、陈皮、川芎
【出处】《奇效良方》
【原方功效与主治】治心脾肾三经不足。

七百二十四、【方名】蚵蚾黄连丸

【原方组成】疥蛤蟆、木香、胡黄连、黄连、沉香、丁香、麝香、干姜、木鳖、巴豆
【出处】《博济方》
【原方功效与主治】治小儿疳食气,头面虚肿,腹内泄泻,面色萎黄,头发作穗,心腹胀满,肚上青筋。

七百二十五、【方名】蚵蚾黄连丸方

【原方组成】疥蛤蟆、木香、沉香、丁香、麝香、胡黄连、黄连、木鳖子、巴豆
【出处】《幼幼新书》
【原方功效与主治】治小儿疳食气,头面虚肿,腹内泄泻,面色萎黄,头发作穗,心腹胀满,肚上青筋。

七百二十六、【方名】空心平补丸子

【原方组成】生干地黄、黄芪、白茯苓、楮实子、枸杞、山药、槐实、沉香、泽泻、白蒺藜
【出处】《鸡峰普济方》
【原方功效与主治】治发热不解,五心烦热,不得睡。发渴吃汤饮,初先头痛壮热。

七百二十七、【方名】控脑砂

【原方组成】宿香、橙叶、白牛毛、沉香、雄黄、皂角
【出处】《济阳纲目》

【原方功效与主治】治鼻渊并臭。

七百二十八、【方名】寇相入朝汤

【原方组成】沉香、木香、人参、肉豆蔻、茴香、草豆蔻、荜澄茄、甘草
【出处】《奇效良方》
【原方功效与主治】冲冒雾气。

七百二十九、【方名】枯草慈姑化毒丸

【原方组成】夏枯草、川贝母、山慈姑、蒲公英、广陈皮、全蝎、枳壳、桔梗、山栀、白芷、半夏、柴胡、金银花、沉香、生甘草、杜胆星
【出处】《疬科全书》

七百三十、【方名】快气丸

【原方组成】槟榔、木香、肉豆蔻、甘遂、大戟、白牵牛、墨、沉香、陈橘皮、青橘皮、京三棱
【出处】《圣济总录》
【原方功效与主治】破气逐水,消痞除满。

七百三十一、【方名】快气丸方

【原方组成】槟榔、木香、肉豆蔻、甘遂、大戟、白牵牛、墨、沉香、陈橘皮
【出处】《圣济总录》
【原方功效与主治】治脾积痞气,心腹胀满,呕逆噫酸。

七百三十二、【方名】宽胀散

【原方组成】槟榔、官桂、木香、沉香、大腹皮、青皮、香附、小茴香、姜
【出处】《冯氏锦囊秘录》
【原方功效与主治】治妇人阴疝。

七百三十三、【方名】宽胀汤

【原方组成】槟榔、官桂、木香、沉香、大腹皮、青皮、香附、小茴、食盐
【出处】《类证治裁》

七百三十四、【方名】宽中八宝散

【原方组成】木香、归尾、萝卜子、真苏子、槟榔、砂仁、沉香、牙皂
【出处】《赤水玄珠》
【原方功效与主治】胀满痞塞,七情忧思所致。

七百三十五、【方名】款气丸方

【原方组成】丁香、木香、沉香、白檀香、桂、肉豆蔻、槟榔、荜澄茄、大戟、甘遂、木通、续随子、海蛤、郁李仁、瞿麦、甜葶苈、桑根白皮、牵牛子、腻粉、巴豆

【出处】《圣济总录》

【原方功效与主治】治通身肿喘。

七百三十六、【方名】昆布散

【原方组成】防风、荆芥、黄连、昆布、海藻、海粉、羌活、升麻、连翘、青皮、胆星、贝母、牛蒡子、夏枯草、沉香、香附子、抚芎、黄芩

【出处】《证治准绳》

【原方功效与主治】治瘿气，去风火郁滞，散痰气壅结。

七百三十七、【方名】栝蒌汤

【原方组成】山茱萸、白茯苓、牡丹皮、熟地黄、五味子、泽泻、鹿角、山药、沉香、官桂

【出处】《普济方》

【原方功效与主治】治肾水不足，心火上炎，口舌干燥，多渴引饮，肢体消瘦。

七百三十八、【方名】莱菔丹

【原方组成】莱菔子、白豆蔻仁、牙皂、吴神曲、巴豆壳、过山龙、草血竭、川郁金、槟榔、木香、沉香

【出处】《滇南本草》

七百三十九、【方名】蓝叶散

【原方组成】蓝叶、川升麻、麦门冬、赤芍药、玄参、黄芪、生甘草、犀角屑、沉香、葛根、川大黄

【出处】《普济方》

【原方功效与主治】治渴利口干烦热，背生痈疽，赤焮疼痛。

七百四十、【方名】蓝叶散方

【原方组成】射干、川升麻、犀角屑、蓝叶、黄芩、栝蒌根、沉香、地榆、川大黄、川朴硝

【出处】《太平圣惠方》

【原方功效与主治】治渴利口干烦热，背生痈疽，赤焮疼痛。

七百四十一、【方名】烂金丸

【原方组成】人参、黄芪、五味子、山药、山茱萸、杜仲、石斛、车前子、鳖甲、熟地黄、新莲肉、当归、槐角子、白茯苓、磁石、川芎、沉香、麝香、菟丝子

【出处】《三因极一病证方论》

【原方功效与主治】热中消渴止后，将补精血，益诸虚，解劳倦，去骨节间热，宁心强志，安神定魄，固脏腑，进饮食，免生疮疡。

七百四十二、【方名】狼毒散

【原方组成】狼毒、鼠李根皮、沉香、连翘、薰陆香、鸡舌香、詹糖香、丁香、蛇衔、斑蝥、玄

参、昆布

【出处】《普济方》

【原方功效与主治】治瘰疬久经年月,脓水不时发烧肿。

七百四十三、【方名】狼毒散方

【原方组成】鹳骨、獭肝、狸骨、连翘、射干、玄参、木香、沉香、犀角屑、丁香、麝香、朱砂、羚羊角屑、沙参、人参、丹参、川升麻、甘草

【出处】《太平圣惠方》

【原方功效与主治】治瘰疬久经年月,脓水不止时发烧肿。

七百四十四、【方名】牢牙膏

【原方组成】猪脂、羊脂、野驼脂、黄蜡、盐、雄黄、莨菪子、丁香、白芷、黄柏、青木香、细辛、蜀椒、肉桂、松节、沉香、乳香、麝香、芎䓖、藁本、当归、升麻、莎草根、甘草

【出处】《普济方》

【原方功效与主治】齿疳蚀齿,及唇鼻风疼,齿肿宣露。

七百四十五、【方名】老奴丸

【原方组成】木香、灯心、大蜘蛛、胡桃肉、荜澄茄、车前子、马兰花、牡蛎、萆薢、韭子、木通、山茱萸、破故纸、桑螵蛸、全蝎、龙骨、母丁香、紫稍花、肉苁蓉、菟丝子、蛇床子、白茯苓、仙灵脾、八角茴香、巴戟、远志、当归、沉香、干漆、熟地黄

【出处】《奇效良方》

【原方功效与主治】此药专兴阳事。如善解者,饮凉水三口。年高气衰,虚耗风湿,腰脚疼痛,并宜服之,此药最灵验。添精补肾虚,去冷除风湿,扶经更起阳,老诚好修合,秘密莫传扬,假之保元气,延寿得安康。

七百四十六、【方名】雷火针法

【原方组成】乳香、官桂、血竭、丁香、麝香、杏仁、真蕲艾、木香、沉香、檀香

【出处】《春脚集》

【原方功效与主治】治一切腿痛。

七百四十七、【方名】蕧散方

【原方组成】蕧(蕧)、土瓜根、黄芪、白龙骨、牡蛎、附子、沉香、五味子、肉苁蓉

【出处】《太平圣惠方》

【原方功效与主治】治膀胱虚冷,小便滑数,其色白浊。

七百四十八、【方名】冷补丸

【原方组成】熟地黄、生地黄、天门冬、川牛膝、白芍药、地骨皮、白蒺藜、麦门冬、石斛、玄参、磁石、沉香

【出处】《严氏济生方》

【原方功效与主治】治肾水燥少,不受峻补,口干多渴,耳痒耳聋,腰痛腿弱,小便赤涩,大便或难。

七百四十九、【方名】冷汤饮

【原方组成】沉香、附子

【出处】《奇效良方》

【原方功效与主治】主冷痰虚热,诸劳寒热。

七百五十、【方名】冷香汤

【原方组成】沉香、炮附子

【出处】《医垒元戎》

【原方功效与主治】诸虚寒热,冷痰虚热。

七百五十一、【方名】离照汤

【原方组成】琥珀、丹参、朱砂、茯神、柏子仁、沉香、广皮、青皮、郁金、灯芯、姜皮

【出处】《校注医醇賸义》

【原方功效与主治】心胀者,烦心短气,卧不安。治之之法,但须发其神明,摧荡邪气,使浮云不能蔽日,自然离照当空,太阳之火不烦补助也。

七百五十二、【方名】理中汤

【原方组成】砂仁、干姜、苏子、厚朴、官桂、陈皮、甘草、沉香、木香

【出处】《万病回春》

【原方功效与主治】治寒喘。

七百五十三、【方名】理中汤方

【原方组成】槟榔、白茯苓、益智、桂、陈橘皮、半夏、沉香

【出处】《圣济总录》

【原方功效与主治】治男子妇人患后不思饮食,补虚。

七百五十四、【方名】立僧正方

【原方组成】鸡嗉子、木香、丁香、沉香

【出处】《是斋百一选方》

七百五十五、【方名】立生丹

【原方组成】母丁香、沉香、茅苍术、明雄黄

【出处】《温病条辨》

【原方功效与主治】治伤暑、霍乱、痧证、疟、痢、泄泻、心痛、胃痛、腹痛、吞吐酸水,及一切阴寒之证、结胸、小儿寒痉。

七百五十六、【方名】立消斗大疝气方

【原方组成】沉香、紫苏、苏木、南星
【出处】《惠直堂经验方》

七百五十七、【方名】立应汤方

【原方组成】大腹、木香、诃黎勒、防己、紫苏茎、羌活、芍药、干木瓜、杉木节、沉香
【出处】《圣济总录》
【原方功效与主治】治干湿脚气,冲注四肢。

七百五十八、【方名】利肺汤

【原方组成】人参、麦门冬、沉香、白豆蔻、五味子、益智、丁香、川芎
【出处】《普济方》
【原方功效与主治】治肺气虚寒。咳嗽不止,痰唾并多,或吐血劳嗽,并皆治之。

七百五十九、【方名】利济汤

【原方组成】泽泻、沉香、枳壳、青皮、赤苓、当归、赤芍、广皮、牛膝、车前、小蓟根
【出处】《诊验医方歌括》
【原方功效与主治】热结膀胱,水液满而不出,故少腹内痛,若沃以汤涩于小便,足太阳之脉从巅络脑气闭,故上流清涕。

七百六十、【方名】利气丹

【原方组成】沉香、木香、黑丑、延胡索、槟榔、枳壳、莪术、乌药、大黄、黄连、山楂肉
【出处】《丹台玉案》
【原方功效与主治】治一切气滞,心腹胀闷疼痛,呕吐酸水,痰涎不利,头目眩晕,或下利脓血,大小便结滞不快,郁结等症。

七百六十一、【方名】荔核散

【原方组成】荔枝核、沉香、八角茴香、木香、青盐、食盐、川楝肉、小茴香
【出处】《奇效良方》
【原方功效与主治】治疝气,阴核肿大,痛不可忍。

七百六十二、【方名】痢疾丸方

【原方组成】鸦片、鸦胆、人参、白石榴皮、上好沉香、枯矾
【出处】《惠直堂经验方》

七百六十三、【方名】连翘解毒饮

【原方组成】木通、防风、羌活、连翘、丁香、乳香、沉香、升麻、大黄、黄芩、甘草、木香、桑寄生、麝香

【出处】《名家方选》

【原方功效与主治】疗大人小儿头疮，及臁疮。

七百六十四、【方名】连翘散

【原方组成】连翘子、独活、木香、射干、甘草、桑寄生、升麻、鸡舌香、沉香、乳香、大黄、麝香

【出处】《普济方》

【原方功效与主治】治发背肿，痈疽恶风结脓血。

七百六十五、【方名】连翘散方

【原方组成】连翘、黄芪、木香、川升麻、葛根、地骨皮、红雪、麦门冬、犀角屑、甘草、石膏、沉香、黄芩、防风

【出处】《太平圣惠方》

【原方功效与主治】治乳石发毒生痈肿，烦热疼痛，口干心燥，筋脉拘急，头项强硬。

七百六十六、【方名】连翘升麻汤方

【原方组成】连翘、升麻、射干、独活、桑寄生、木通、大黄、木香、沉香、薰陆香、丁香、麝香

【出处】《圣济总录》

【原方功效与主治】治热聚胃脘，留结为痈。

七百六十七、【方名】连翘汤

【原方组成】连翘、独活、川升麻、射干、木通、桑寄生、赤茯苓、甘草、大黄、木香、乳香、沉香

【出处】《仁斋直指方论》

【原方功效与主治】治便毒肿结。

七百六十八、【方名】连翘丸

【原方组成】连翘、大黄、沉香、薰陆香、牛蒡子、黄芪、枳壳、玄参、羌活、赤芍药、升麻、芎劳、黄芩、占斯、红盐、皂荚子

【出处】《普济方》

【原方功效与主治】治瘰疬结肿不散欲成脓，致寒热不退。

七百六十九、【方名】莲子草膏

【原方组成】莲子草、松叶、青桐白皮、枣根白皮、防风、芎劳、白芷、辛夷仁、藁本、沉香、秦艽、商陆根、犀角、青竹皮、细辛、杜若、蔓荆子、零陵香、甘松香、白术、天雄、柏白皮、枫香、生地黄、生麻油、猪鬃脂、马鬐膏、熊脂、蔓青子油

【出处】《外台秘要》

【原方功效与主治】疗头风、白屑，长发令黑。

七百七十、【方名】莨菪膏方

【原方组成】莨菪、白蔹、芎䓖、丁香、沉香、乳香、木香、鸡舌香、黄丹、麻油

【出处】《太平圣惠方》

【原方功效与主治】治一切恶毒疮肿。

七百七十一、【方名】凉膈散

【原方组成】连翘、栀子、薄荷、大黄、黄芩、朴硝、甘草、木香、沉香

【出处】《丹溪手镜》

【原方功效与主治】退六经热痛秘。

七百七十二、【方名】凉水金丹

【原方组成】沉香、公丁香、甜瓜子仁、木香、儿茶、京牛黄、巴豆霜、乳香、天南星、没药、轻粉、冰片、雄黄、血竭、朱砂、牙皂、鸦片、白花蛇

【出处】《良朋汇集经验神方》

【原方功效与主治】治四时不正之气,伤寒、伤暑、伤风,疟、痢、发热头痛等症。

七百七十三、【方名】凉水金丹

【原方组成】乳香、没药、皂角、丁香、木香、沉香、朱砂、五灵脂、巴豆、鸦片、轻粉、白花蛇、冰片、甜瓜子

【出处】《良朋汇集经验神方》

【原方功效与主治】男女一切大小病症。

七百七十四、【方名】疗瘰疬丸方

【原方组成】鹳骨、狸骨、射干、玄参、升麻、青木香、沉香、犀角、丁香、羚羊角、丹参、甘草、人参、沙参、獭肝、连翘、光明砂

【出处】《外台秘要》

七百七十五、【方名】林文忠公戒烟灵丹

【原方组成】明党参、玉竹、半夏、黄芪、杜仲、茯苓、粟壳、杞子、益智、姜、枣仁、橘红、沉香草、覆花、桂心、红枣、砂糖

【出处】《外科传薪集》

七百七十六、【方名】蔺花散

【原方组成】马蔺花、川楝子、海柑子核、荔枝核、附子、沉香、木香、薰陆香、甘草、麝香

【出处】《鸡峰普济方》

【原方功效与主治】治元阳气弱,肾精不能制水,循运失时。

七百七十七、【方名】灵宝丹

【原方组成】木香、沉香、乳香、巴霜、大枣

【出处】《杂病源流犀烛》

【原方功效与主治】治大便不通。

七百七十八、【方名】灵宿丹方

【原方组成】菟丝子、覆盆子、槟榔、牛膝、肉苁蓉、天麻、熟干地黄、鹿茸、桂、巴戟天、附子、石斛、青橘皮、楮实、茴香子、白龙骨、杜仲、补骨脂、葫芦巴、石苇、枸杞子、远志、五味子、沉香、蛇床子、山茱萸、萆薢、山芋

【出处】《圣济总录》

【原方功效与主治】治脚腰,通九窍,利三焦,及治五劳七伤,诸风冷气,安和五脏,益血补虚。

七百七十九、【方名】绫锦养脾丸

【原方组成】木香、丁香、沉香、红豆、大椒、官桂、附子、肉豆蔻、白豆蔻、荜澄茄、川姜、荜茇、甘草、人参、白茯苓、白术、陈皮、神曲、麦糵、缩砂仁、诃子肉、良姜、厚朴、破故纸

【出处】《御药院方》

【原方功效与主治】大补脾胃,极进饮食,调顺三焦,保养营卫。

七百八十、【方名】零陵香油方

【原方组成】零陵香、乌麻油、茅香、莲子草、细辛、藁本、白芷、生铧铁、诃黎勒皮、没石子、酸石榴皮、牛膝、白檀香、沉香、地骨皮、芎䓖

【出处】《普济方》

【原方功效与主治】治发,令黑光滑润。

七百八十一、【方名】硫黄挺生丸

【原方组成】硫黄、故纸、白术、胡巴盐、附子、小茴、肉豆蔻、木香、沉香、白胡椒、丁香、山药

【出处】《目经大成》

七百八十二、【方名】六甲散

【原方组成】沉香、槟榔、甘草、木香、恒山、龙骨、人参、白茯苓、柴胡、青皮、甘松、半夏、藿香、生地黄、官桂、陈皮、当归、鳖甲

【出处】《普济方》

【原方功效与主治】治一切病眼,不通路者。

七百八十三、【方名】六磨汤

【原方组成】槟榔、沉香、木香、乌药、大黄、枳壳

【出处】《世医得效方》

【原方功效与主治】气滞腹痛,痞满便秘而有热者。

七百八十四、【方名】六味沉香饮方

【原方组成】沉香、葫芦巴、楝实、茴香子、木香、附子

【出处】《圣济总录》

【原方功效与主治】治肾脏虚冷,气攻心腹疼痛,腰背急强,不思饮食,身热足冷。

七百八十五、【方名】六味汤

【原方组成】破故纸、川楝子、南木香、舶上茴香、沉香、麝香

【出处】《普济方》

【原方功效与主治】治男子涩滞疼痛沙淋,或小便出血。

七百八十六、【方名】六味熏衣香方

【原方组成】沉香、麝香、苏合香、白胶香、沉香、丁香

【出处】《肘后备急方》

七百八十七、【方名】龙齿丹

【原方组成】龙齿、附子、远志、酸枣仁、当归、官桂、琥珀、南星、木香、紫石英、沉香、熟地黄

【出处】《严氏济生方》

【原方功效与主治】治心血虚寒,怔忡不已,痰多恍惚。

七百八十八、【方名】龙胆丸方

【原方组成】龙胆、熊胆、马牙硝、朴硝、山栀子、玄参、人参、枳壳、柴胡、当归、陈橘皮、麝香、沉香、甘草、赤茯苓

【出处】《圣济总录》

【原方功效与主治】治小儿骨热生风。

七百八十九、【方名】龙虎小还丹

【原方组成】鹿角胶、虎掌、川草薢、肉苁蓉、熟地、金钗石斛、川续断、破故纸、龟板、茯苓、山萸肉、山药、天冬、巴戟肉、沉香、枸杞

【出处】《惠直堂经验方》

【原方功效与主治】治一切手足拘挛,血气凝滞,阳事不举,齿豁目昏,心神散乱,种子延年。

七百九十、【方名】龙脑膏方

【原方组成】龙脑、沉香、白檀香、苏合香、鸡舌香、零陵香、丁香、甘松、木香、藿香、白芷、白附子、细辛、当归、芎䓖、天雄、辛夷、甘菊花、乌喙、防风、蔓荆实、杏仁、秦椒、乌麻油

【出处】《圣济总录》

【原方功效与主治】治头风痒白屑,长发令黑。

七百九十一、【方名】龙脑散

【原方组成】白龙脑、诃黎勒皮、人参、丁香、肉豆蔻、藿香、茅香花、沉香、甘草
【出处】《普济方》
【原方功效与主治】治妇人脾胃虚弱,胸膈气滞,吐逆不止。

七百九十二、【方名】龙脑散方

【原方组成】白龙脑、牛黄、犀角屑、羚羊角屑、马牙硝、玄参、沉香、朱砂、甘草、川升麻、硼砂
【出处】《太平圣惠方》
【原方功效与主治】治马喉痹,颊肿咽痛。

七百九十三、【方名】龙脑丸方

【原方组成】龙脑、麝香、珍珠、琥珀、牛黄、雄黄、犀角屑、人参、白茯苓、羌活、白花蛇肉、腻粉、白附子、独活、晚蚕蛾、附子、蔓荆子、防风、乌蛇肉、麻黄、白僵蚕、干蝎、天麻、芎䓖、槟榔、白蒺藜、半夏、零陵香、藿香、丁香、朱砂、乳香、羚羊角屑、沉香、木香
【出处】《太平圣惠方》
【原方功效与主治】治一切风。

七百九十四、【方名】龙涎汤

【原方组成】沉香、木香、人参、甘草、丁香、乌药、陈皮
【出处】《普济方》
【原方功效与主治】治心腹胀闷呕吐,不思饮食,噎塞。

七百九十五、【方名】漏芦汤

【原方组成】生黄芪、连翘、沉香、漏芦、生粉草、大黄
【出处】《普济方》
【原方功效与主治】治疽作后二日,服此退毒下脓。

七百九十六、【方名】漏芦汤方

【原方组成】漏芦、海藻、连翘、沉香、山栀子仁、玄参、丹参
【出处】《圣济总录》
【原方功效与主治】治瘰疬久不瘥,将欲破者。

七百九十七、【方名】漏芦汤方

【原方组成】漏芦、升麻、连翘、麻黄、大黄、防己、木香、白蔹、沉香
【出处】《圣济总录》
【原方功效与主治】治附骨疽。

七百九十八、【方名】芦荟散方

【原方组成】芦荟、龙骨、雄黄、麝香、胡黄连、青黛、木香、丁香、牛黄、天竺黄、熊胆、干蝎、腻粉、丹砂、犀角、附子、人参、沉香

【出处】《圣济总录》

【原方功效与主治】治小儿慢惊风，胸膈痰涎，咽喉壅塞，身体壮热，筋脉拘急，时或发渴。

七百九十九、【方名】芦荟丸方

【原方组成】芦荟、使君子、芜荑、槟榔、胡黄连、沉香、木香、麝、龙胆草、朱砂、夜明砂

【出处】《幼幼新书》

【原方功效与主治】治惊疳积滞，或渴，或泻，或热。

八百、【方名】鲁府遇仙传种子药酒方

【原方组成】白茯苓、大红枣、胡桃肉、白蜂蜜、绵黄芪、人参、白术、当归、川芎、白芍、生地黄、熟地黄、小茴香、覆盆子、陈皮、沉香、木香、甘枸杞子、官桂、砂仁、甘草、乳香、没药、北五味子

【出处】《寿世保元》

【原方功效与主治】安魂定魄，改易容颜，添髓驻精，补虚益气，滋阴降火，保元调经，壮筋骨，润肌肤，目视有光，心力无倦，行步如飞。寒暑不侵，能除百病。交媾而后生子也。

八百〇一、【方名】鹿白丸

【原方组成】桑上寄生、川续断、鹿茸、麋茸、鹿角、麋角、附子、川乌、钟乳粉、阳起石、川巴戟、沉香、川牛膝、川萆薢、菟丝子、五味子、宣木瓜、椒红

【出处】《严氏济生方》

【原方功效与主治】治诸虚百损。精血俱耗，血少不能养筋，精虚不能实骨，筋骨痿弱，面色黧黑，耳鸣气短，目视昏花，腰背疼痛，足膝酸弱，步履艰难，小便白浊，或小便频数。但是一切虚弱之证，悉能治疗，妇人虚弱亦宜服之。

八百〇二、【方名】鹿马宝元丹

【原方组成】珍珠、琥珀、朱砂、金箔、银箔、真玉屑、珊瑚屑、犀角屑、沉香、木香、丁香、乳香、檀香、人参、茯苓、白术、芍药、缩砂、桂花、当归、川芎、白芷、甘草、白豆蔻、早籼米、晚粳米、糯米、大粟米、造面麦

【出处】《普济方》

【原方功效与主治】扶阳抑阴。

八百〇三、【方名】鹿茸补肝丸

【原方组成】鹿茸、熟干地黄、当归、白术、黄芪、人参、附子、柏子仁、石斛、枳壳、白茯苓、覆盆子、酸枣仁、沉香、肉桂

【出处】《杨氏家藏方》

【原方功效与主治】治产后劳伤,血气肝经不足,头晕怔悸,四肢懈倦,翕翕气短,目视茫茫,耳鸣听重。常服补五脏,益肝血,驻颜色。

八百〇四、【方名】鹿茸补肝丸

【原方组成】鹿茸、干熟地黄、当归、白术、黄芪、附子、柏子仁、石斛、枳壳、白茯苓、覆盆子、酸枣仁、沉香、肉桂

【出处】《普济方》

【原方功效与主治】治产后劳伤,血气肝经不足,头晕怔悸,四肢懈倦,翕翕气短。常服补五脏,益肝血,驻颜色。

八百〇五、【方名】鹿茸世宝丸

【原方组成】鹿茸、附子、白术、阳起石、椒红、成炼钟乳粉、苁蓉、人参、肉豆蔻、川当归、牛膝、白茯苓、沉香、巴戟

【出处】《洪氏集验方》

【原方功效与主治】诸虚不足,心脾气弱,腹胁胀急,肠鸣泄泻,腹疼,手足厥逆,顽痹,中满恶心,头疼怯寒,肢体酸痛,饮食少思,气短乏力,惊悸自汗。

八百〇六、【方名】鹿茸丸

【原方组成】鹿茸、肉苁蓉、附子、桑螵蛸、石斛、茴香子、钟乳粉、白龙骨、沉香、菟丝子、磁石、木香

【出处】《普济方》

【原方功效与主治】治膀胱虚冷,面色萎黑,小便不禁,腰胯酸痛,两胁胀满,不能饮食,肌肤消瘦。

八百〇七、【方名】鹿茸丸

【原方组成】嫩鹿茸、菟丝子、沉香、附子、当归、茴香、葫芦巴、破故纸

【出处】《普济方》

【原方功效与主治】治精血虚惫,补益肾水。

八百〇八、【方名】鹿茸丸方

【原方组成】鹿茸、椒红、桂心、牡蛎、附子、桑螵蛸、补骨脂、沉香、石斛、肉苁蓉、鸡肶胵

【出处】《太平圣惠方》

【原方功效与主治】治妇人久积虚冷,小便白浊,滑数不禁。

八百〇九、【方名】鹿茸丸方

【原方组成】鹿茸、肉苁蓉、附子、牛膝、天雄、五味子、巴戟天、葫芦巴、山芋、菟丝子、熟干地黄、桂、桑螵蛸、楮实、木香、肉豆蔻、红豆、蜀椒、没药、沉香、人参、白茯苓、羌活、白蒺藜

【出处】《圣济总录》

【原方功效与主治】治男子肾脏虚损,腰脚弱、气不足、体烦倦、面色黑、小便数。

八百一十、【方名】萝卜丸

【原方组成】萝卜子、沉香、草豆蔻、白术、青皮
【出处】《类编朱氏集验医方》
【原方功效与主治】治诸冷积,腹胀气痛。

八百一十一、【方名】萝卜牙皂散

【原方组成】萝卜子、牙皂、沉香、枳壳、大黄、琥珀
【出处】《医学从众录》
【原方功效与主治】治五臌神方。

八百一十二、【方名】吕祖塞鼻丹

【原方组成】沉香、乳香、木香、硼砂、牙皂、良姜、细辛、当归、巴豆、川椒、麝香、朱砂、雄黄、硇砂、熟枣瓤
【出处】《良朋汇集经验神方》
【原方功效与主治】呼吸补泻便离床。口含凉水面朝上,不问轻重一炷香。祖师留下灵丹药,诸病闻之自安康。

八百一十三、【方名】麻黄煎丸方

【原方组成】麻黄、白花蛇肉、乌蛇肉、巴豆、硫黄、硇砂、干蝎、桂心、附子、防风、天麻、沉香、羌活、天南星、天雄、羚羊角屑、槟榔、白僵蚕、当归、牛黄、犀角屑、白龙脑、麝香、白附子
【出处】《太平圣惠方》
【原方功效与主治】治瘫痪风,脚手肿满,骨节疼痛。

八百一十四、【方名】麻黄苏子汤

【原方组成】陈皮、半夏、竹黄、麻黄、苏子、沉香、细辛、炙草
【出处】《不知医必要》
【原方功效与主治】温散治哮喘既发。

八百一十五、【方名】麦煎汤方

【原方组成】鳖甲、柴胡、木香、秦艽、干漆、葛根、黄连、石斛、沉香、石菖蒲、桂、附子、乌头
【出处】《圣济总录》
【原方功效与主治】治虚劳,四肢烦疼拘急,潮热盗汗心忪。

八百一十六、【方名】莽草膏方

【原方组成】莽草、附子、丹参、汉防己、芎䓖、椒、吴茱萸、白芷、沉香、零陵香、鸡舌香、犀角、当归、商陆根、青木香

【出处】《外台秘要》

【原方功效与主治】用摩顽痹并肿处好。

八百一十七、【方名】没药丸方

【原方组成】没药、麒麟竭、丁香、沉香、桂、京三棱、蓬莪术、当归、斑蝥、芫花、干漆、硇砂、芸薹子

【出处】《圣济总录》

【原方功效与主治】治妇人血块血积血瘕,及经候不行。

八百一十八、【方名】梅花点舌丹

【原方组成】熊胆、冰片、雄黄、硼砂、血竭、葶苈子、沉香、乳香、没药、珍珠、牛黄、麝香、蟾酥、朱砂

【出处】《外科证治全生集》

【原方功效与主治】清热解毒,散瘀消肿。

八百一十九、【方名】蒙石顶

【原方组成】礞石、大黄、黄芩、木香、沉香、白信

【出处】《串雅补》

【原方功效与主治】一切老痰。

八百二十、【方名】麋茸丸

【原方组成】麋茸、当归、鹿茸、鹿角胶、大黑附子、沉香、肉苁蓉、牛膝、熟干地黄、赤石脂、破故纸、阳起石

【出处】《洪氏集验方》

【原方功效与主治】治妇人风虚劳冷,一切诸疾,或风寒邪气留滞经络,气血冷涩,不能温润肌肤。或风寒客于腹内,则脾胃冷弱,不能克消水谷。或肠虚受冷,大便时泄。或子藏挟寒,月水不调,乍多乍少,或月前,或月后,或淋沥不断,或闭不通。百节酸疼,头顶作痛,相应脐、腹、腰、腿痛,痹不仁,悉能主治,大补益元藏。

八百二十一、【方名】秘传牛黄清心丸

【原方组成】天麻、防风、牛胆南星、僵蚕、全蝎、白附子、干天罗、川乌、远志、穿山甲、蝉蜕、蒿虫、辰砂、雄黄、犀角、蜈蚣、蟾酥、沉香、细辛、龙齿、琥珀、珍珠、天竺黄、蛤蚧、金银箔

【出处】《医便》

【原方功效与主治】治小儿惊风,大人中风,中痰,中气,一切风痰之症。

八百二十二、【方名】秘传赛仙丹

【原方组成】当归、虎胫、土鳖、龙骨、乳香、没药、丁香、沉香、上蝎、辰砂、朱砂、羌活、上桂、小茴、大茴、碎补、生地、白芍、熟地、川膝、三七、伸金藤、防风、丹皮、苏木、秦艽、党参、莪术、当门、红花

八百二十三、【方名】秘传玉液还丹

【原方组成】枸杞子、五味子、覆盆子、菟丝子、巨胜子、生地黄、熟地黄、天门冬、麦门冬、人参、钟乳粉、鹿茸、甘菊花、肉苁蓉、山药、沉香

【出处】《松厓医径》

八百二十四、【方名】秘方消痞膏药

【原方组成】红花、蓬术、三棱、当归、两头尖、五灵脂、穿山甲、川乌、生地、丹皮、巴豆肉、木鳖子、阿魏、沉香、乳香、苏合油、麝香、广木香、子丁香、檀香

【出处】《丹台玉案》

【原方功效与主治】治痞块。内服丸子，外以膏药贴在块上，内外挟攻，定然消熔。

八百二十五、【方名】蜜桃酥

【原方组成】当归、川芎、白芍、生地黄、人参、白茯苓、白术、陈皮、半夏、厚朴、苍术、香附、枳壳、乌药、砂仁、杏仁、木香、沉香、天门冬、麦门冬、五味子、破故纸、小茴、牛膝、枸杞子、川椒、何首乌、肉苁蓉、川乌、草乌、细辛、白芷、麻黄、防风、羌活、独活、干姜、官桂、甘草、五加皮、小红枣、北蜜、胡桃肉、真酥油

【出处】《万病回春》

【原方功效与主治】治男妇久患风寒湿痹，左瘫右痪。

八百二十六、【方名】面脂方

【原方组成】丁香、零陵香、桃仁、土瓜根、白蔹、白及、防风、当归、沉香、辛夷、商陆、麝香、栀子花、芎䓖、蜀水花、青木香、白芷、葳蕤、菟丝子、藿香、甘松香、木兰皮、白僵蚕、藁本、茯苓、冬瓜仁、鹅脂、羊髓、羊肾脂、猪胰、清酒、生猪肪脂

【出处】《外台秘要》

【原方功效与主治】主面及皱皮䵟黑奸，凡是面上之病，皆悉主之。

八百二十七、【方名】妙功十一丸

【原方组成】丁香、木香、沉香、乳香、麝香、荆三棱、广术、黑牵牛、黄连、雷丸、鹤虱、胡黄连、黄芩、大黄、陈皮、青皮、雄黄、熊胆、甘草、赤小豆、白丁香、轻粉、巴豆

【出处】《儒门事亲》

【原方功效与主治】治痫。

八百二十八、【方名】妙功丸

【原方组成】大黄、滑石、黄连、郁金、莪术、槟榔、黄芩、黑牵牛末、轻粉、硇砂、川芎、白豆蔻、沉香、木香、粉霜

【出处】《奇效良方》

【原方功效与主治】专治荣卫失调，将理饮食不节，冷热所伤，或饮醉酒，狂阳流荡，强为

伤损,或大饱暴怒伤气,或忧惊而气结不升,或悲痛而气消不聚,或郁结而气不散,或伤重而力不生,或乘喜而气散不敛。七情所感,众事冗繁,起居失常,动劳不一,四时乖戾,触冒天地之司气,留积于荣卫之中。冒值风寒湿气,凝滞经络之间,或五脏中各生蓄积之恙,或六腑中各长留结之聚,或生症瘕癖块,或留聚而为肿为痈,疮疡疥癣,风痹痿厥,及黄疸水湿,蛊毒鼓胀等疾。

八百二十九、【方名】妙功丸

【原方组成】丁香、木香、沉香、乳香、麝香、熊胆、白丁香、轻粉、雄黄、青皮、黄芩、胡黄连、黄连、黑牵牛、荆三棱、甘草、蓬莪术、陈皮、雷丸、鹤虱、大黄、赤小豆、巴豆

【出处】《证治准绳》

【原方功效与主治】治诸痫,无不愈者。

八百三十、【方名】妙功丸

【原方组成】丁香、木香、沉香、乳香、麝香、熊胆、白丁香、鹤虱、白雷丸、陈皮、轻粉、大黄、赤小豆、巴豆、朱砂

【出处】《张氏医通》

【原方功效与主治】治虫积在内。使人多疑善惑,而成癫痫。

八百三十一、【方名】妙功丸

【原方组成】丁香、木香、沉香、乳香、麝香、熊胆、雄雀屎、鹤虱、雷丸、陈皮、轻粉、大黄、赤小豆、巴豆、朱砂

【出处】《类证治裁》

【原方功效与主治】杀虫。

八百三十二、【方名】妙姜丸方

【原方组成】干姜、桂、木香、沉香、当归、甘草、白豆蔻、白茯苓、青橘皮、芍药、干木瓜、姜黄

【出处】《圣济总录》

【原方功效与主治】治妊娠两胁胀闷,腹中疼痛,呕逆不思食。

八百三十三、【方名】妙灵散

【原方组成】木香、沉香、牛膝、何首乌、当归、螵蛸、桑寄生、海藻、青葙子、昆布、海带、甘草节

【出处】《玉机微义》

【原方功效与主治】治疮疡。

八百三十四、【方名】妙应散

【原方组成】白术、茯苓、陈皮、香附子、川芎、沉香、血竭、人参、甘草

【出处】《产科发蒙》

八百三十五、【方名】明朗丸

【原方组成】龙骨、磁石、沉香、木香、天麻、苦参

【出处】《眼科锦囊》

【原方功效与主治】治瞳孔阔大，黑花缭乱，一物两形，不真雀目等之证。

八百三十六、【方名】明目大补汤

【原方组成】人参、白术、茯苓、甘草、地黄、当归、川芎、白芍、肉桂、黄芪、沉香、大附子、白豆蔻

【出处】《古今医鉴》

【原方功效与主治】治气血俱损，眼目昏花，神光不足，及久患眼，服凉药过多，气血凝滞，双目昏蒙，全不通路。服此以镇阳光，壮肾水。

八百三十七、【方名】明目益水丸

【原方组成】北五味、熟地、肉苁蓉、枸杞子、杜仲、沉香、石斛、青盐、磁石、菟丝子

【出处】《丹台玉案》

【原方功效与主治】治一切患目，肾水枯竭。

八百三十八、【方名】摩风膏

【原方组成】黄芪、当归、白芍药、茅香、甘草、防风、白芷、杏仁、桃仁、藿香叶、檀香、川芎、零陵香、白附子、沉香、白及、白蔹、天麻、独活、木香、木通、大栝蒌穰、龙脑、清油、黄蜡

【出处】《御药院方》

【原方功效与主治】摩风止痒，消肿定痛。治头面唇鼻诸疮，肌肉裂痛。

八百三十九、【方名】摩腰膏

【原方组成】母丁香、木香、朱砂、藿香、附子、干姜、沉香、桂、生硫黄、白矾、吴茱萸、雄黄、杏仁、陈皮、麝香、轻粉

【出处】《活人事证方后集》

【原方功效与主治】补下元虚败，白浊。

八百四十、【方名】牡蛎丸方

【原方组成】牡蛎粉、肉苁蓉、磁石、山茱萸、黄芪、熟干地黄、沉香、枳壳、茴香子、丁香、石斛、干姜、巴戟、桂心、槟榔、附子、吴茱萸

【出处】《太平圣惠方》

【原方功效与主治】暖水脏，治虚损，益元气，止小便滑数。

八百四十一、【方名】木鳖子丸

【原方组成】沉香、枳壳、五灵脂、木鳖子

【出处】《杨氏家藏方》

【原方功效与主治】治小儿久痢,肠滑脱肛。

八百四十二、【方名】木沉煎丸

【原方组成】木香、沉香、陈皮、当归、槟榔、肉桂、胡椒、芫花
【出处】《普济方》
【原方功效与主治】治一切阴冷气攻注,四肢百脉刺痛,及留饮痃癖积聚,心腹坚胀满痛。

八百四十三、【方名】木沉散

【原方组成】木香、益智子、沉香、草豆蔻、蓬莪术、白豆蔻
【出处】《幼幼新书》

八百四十四、【方名】木瓜丸方

【原方组成】木瓜、赤茯苓、木香、桂心、沉香、陈橘皮、紫苏茎叶、柴胡、高良姜、赤芍药、槟榔、吴茱萸
【出处】《太平圣惠方》
【原方功效与主治】治脚气,心腹胀满,脚膝浮肿,上气喘促。

八百四十五、【方名】木瓜万补圆

【原方组成】人参、白术、阳起石、肉苁蓉、肉桂、缩砂仁、赤石脂、肉豆蔻、当归、钟乳粉、草豆蔻、沉香、地榆、荜茇、白姜、茴香、大麦、神曲、丁香、厚朴、乳香、白茯苓、罂粟壳、大附子、嫩茄茸
【出处】《传信适用方》
【原方功效与主治】治脾胃久虚,大肠积冷,下痢白脓;或肠滑不固。

八百四十六、【方名】木通散

【原方组成】沉香、木香、白术、桑根白皮、陈橘皮、木通、胡椒、黑牵牛子
【出处】《普济方》
【原方功效与主治】治脚气,呕逆,心胸烦闷。

八百四十七、【方名】木通散方

【原方组成】木通、黄芪、玄参、沉香、赤芍药、子芩、败酱、露蜂房、汉防己、川朴硝
【出处】《太平圣惠方》
【原方功效与主治】治妇人乳痈以成瘀肿,脓水疼痛不可忍。

八百四十八、【方名】木香槟榔散

【原方组成】木香、槟榔、磁石、诃黎勒、沉香、牡蛎、桂心、茴香子、川芎、白芷、陈橘皮
【出处】《奇效良方》
【原方功效与主治】治积气不散,结伏奔豚,发即上冲心胸,令人喘逆,骨瘘少气。

八百四十九、【方名】木香槟榔散

【原方组成】木香、青橘皮、白芷、茴香子、沉香、桂、蓬莪术、杉木节、枳壳、木瓜

【出处】《普济方》

【原方功效与主治】治积病不散,结伏奔豚,发即上冲心胸,令人喘逆,骨瘘少气。

八百五十、【方名】木香饼子丸

【原方组成】广木香、沉香、白豆蔻、藿香、檀香、丁香、蓬莪术、甘松

【出处】《普济方》

【原方功效与主治】治气不顺。

八百五十一、【方名】木香和脾饮方

【原方组成】木香、丁香、白术、炙甘草、芎䓖、人参、草豆蔻、沉香、大腹皮、诃黎勒

【出处】《圣济总录》

【原方功效与主治】治妊娠心腹冷痛,霍乱吐泻。

八百五十二、【方名】木香和中丸

【原方组成】木香、沉香、白豆蔻、枳实、槟榔、蓬术、青皮、陈皮、当归、黄芩、木通、黄连、砂仁、三棱、黄柏、香附子、大黄、牵牛、猪牙皂角

【出处】《普济方》

【原方功效与主治】和脾气,益肾水,消肠胃中积滞,调三焦气脉,开胸膈痞满,上攻心腹闷痛,筋脉拘急,肢体困倦,润大便,清小便,进饮食。

八百五十三、【方名】木香和中丸

【原方组成】木香、沉香、槟榔、枳实、青皮、莪术、橘皮、当归、黄芩、木通、黄连、白豆蔻、郁李仁、牙皂连子、三棱、缩砂仁、香附子、黄柏、牵牛、大黄

【出处】《奇效良方》

【原方功效与主治】治脾气,益肾水,消肠胃中积聚,症瘕癖块,宣畅三焦,和脾开利胸膈,气逆攻心,胁肋胀满痞痛,身体困倦,大小便不利。

八百五十四、【方名】木香和中丸

【原方组成】木香、黄芩、青礞石、枳壳、槟榔、青皮、橘红、白滑石、沉香、大黄、黑牵牛

【出处】《赤水玄珠》

【原方功效与主治】和脾胃,消宿食,利胸膈,化痰涎,除膈热,进饮食。

八百五十五、【方名】木香流气饮

【原方组成】陈皮、半夏、厚朴、青皮、紫苏、香附、肉蓬术、丁香皮、槟榔、藿香、草果、木通、白术、人参、木瓜、大腹皮、麦门冬、赤苓、沉香、石菖蒲

【出处】《医方集宜》

【原方功效与主治】治诸气痞塞,胸膈膨胀,面目浮,大便秘。

八百五十六、【方名】木香流气饮

【原方组成】陈皮、青皮、香附、紫苏、赤茯苓、木瓜、白术、麦门冬、大黄、白芷、枳壳、草果、人参、官桂、蓬术、大腹皮、丁皮、槟榔、木香、沉香、木通、甘草、半夏、厚朴

【出处】《万病回春》

【原方功效与主治】调顺荣卫、流通血脉、快利三焦、安和五脏,治诸气痞滞不通,胸膈膨闷、口苦咽干、呕吐食少、肩背腰胁走注则痛、喘急痰嗽、面目虚浮、四肢肿胀、大便闭结、小便赤涩;又治忧思太过,怔忡郁积、脚气风湿、结聚肿痛、胀满喘急、水肿等症。

八百五十七、【方名】木香流气饮

【原方组成】藿香叶、木香、厚朴、青皮、香附、麦门冬、白芷、甘草、陈皮、大腹皮、木瓜、人参、蓬莪术、丁香皮、半夏、赤茯苓、石菖蒲、草果仁、紫苏叶、槟榔、白术、肉桂、木通、沉香

【出处】《松厓医径》

八百五十八、【方名】木香流气饮

【原方组成】木香、沉香、砂仁、苏子、橘红、枳壳、郁金、腹皮、甜葶苈

【出处】《顾松园医镜》

【原方功效与主治】治气郁腹胀,皮厚色苍,或一身尽肿,或自上而下,按之窅而不起。

八百五十九、【方名】木香硫黄丸方

【原方组成】木香、硫黄、青橘皮、干姜、桂、沉香、肉豆蔻、茴香子、附子、铜青、槟榔

【出处】《圣济总录》

【原方功效与主治】治肾积频发,小腹急胀疼痛,唇口青黑。

八百六十、【方名】木香平气丸方

【原方组成】木香、沉香、丁香、肉豆蔻仁、丹砂、麝香、槟榔、桂、厚朴、乳香、半夏

【出处】《圣济总录》

【原方功效与主治】治心胸有痰,噫醋吞酸。

八百六十一、【方名】木香三棱丸方

【原方组成】木香、京三棱、补骨脂、牵牛子、丁香皮、干漆、陈橘皮、乌梅肉、五灵脂末、巴豆霜、沉香

【出处】《圣济总录》

【原方功效与主治】治远年食症积气,并酒食所伤,胸膈胀满,及妇人血块。

八百六十二、【方名】木香散方

【原方组成】木香、白蒺藜、茴香子、羌活、赤茯苓、青橘皮、桃仁、诃黎勒皮、附子、沉香、槟榔

【出处】《太平圣惠方》

【原方功效与主治】治肾脏风冷气,腹胁胀满,心胸壅滞,腰脚无力,脾胃虚弱,少思饮食。

八百六十三、【方名】木香顺气散

【原方组成】木香、砂仁、乌药、香附、青皮、枳壳、陈皮、厚朴、官桂、甘草、半夏、干姜、苏子、沉香、姜

【出处】《儒医心镜》

【原方功效与主治】治中气症晕倒者。

八百六十四、【方名】木香汤方

【原方组成】木香、沉香、青橘皮、京三棱、桂、当归、槟榔、厚朴

【出处】《圣济总录》

【原方功效与主治】治肾脏虚冷气,攻腹中疼痛,两胁胀满。

八百六十五、【方名】木香丸方

【原方组成】木香、犀角、生干地黄、葳蕤、杜仲、沉香、白术、石膏、当归、芍药、知母、柴胡、肉苁蓉、槟榔、茴香子、人参、白茯苓、附子

【出处】《圣济总录》

【原方功效与主治】治伤寒后未平复合阴阳,毒气感动身体,热气冲胸,头重不能举,四肢拘急,小腹绞痛,或筋脉舒缓,气力疲乏,眠卧着床,不能摇动,甚者手足拳,即死。

八百六十六、【方名】木香郁李仁丸

【原方组成】木香、郁李仁、沉香、槟榔、桂、青橘皮、附子、茴香子

【出处】《圣济总录》

【原方功效与主治】奔豚,气从少腹奔冲上心,昏乱呕吐,痛甚。

八百六十七、【方名】木香匀气散

【原方组成】木香、丁香、檀香、白豆蔻、藿香叶、甘草、砂仁、沉香

【出处】《医学入门》

【原方功效与主治】治气滞胸膈,虚痞恶心,宿冷不消,心腹刺痛。

八百六十八、【方名】纳气丸

【原方组成】熟地、山茱萸、丹皮、山药、白茯苓、泽泻、沉香、砂仁

【出处】《医通祖方》

【原方功效与主治】治脾肾皆虚,蒸热咳嗽,倦怠少食。

八百六十九、【方名】硇砂附子丸方

【原方组成】硇砂、槟榔、木香、干蝎、附子、沉香、茴香子、桃仁、自然铜

【出处】《圣济总录》

【原方功效与主治】治虚劳冷气,攻击心腹撮痛,腰胯重疼。

八百七十、【方名】硇砂煎丸

【原方组成】硇砂、舶上茴香、当归、金铃子、肉苁蓉、穿心巴戟、天雄、槟榔、木香、沉香、黑附子、阿魏

【出处】《苏沈良方》

【原方功效与主治】治一切积滞,化气消食,补益真气,产后逐败血,补虚损至善。

八百七十一、【方名】硇砂煎丸方

【原方组成】硇砂、阿魏、陈曲、诃黎勒、丁香、荜茇、附子、白芥子、茴香子、槟榔、青橘皮、沉香

【出处】《圣济总录》

【原方功效与主治】脾脏虚冷,心腹有积滞气,发歇疼痛,胸膈不利,两胁胀满,不能饮食。

八百七十二、【方名】硇砂煎丸方

【原方组成】硇砂、附子、沉香、天雄、木香、巴戟天、肉苁蓉、牛膝、茴香子、桂、槟榔、当归、补骨脂、干姜、阿魏、楝实

【出处】《圣济总录》

【原方功效与主治】男子脾肾风劳,大补益元脏,和一切气。

八百七十三、【方名】硇砂丸

【原方组成】羊胫骨、木香、白槟榔、官桂、人参、牛膝、茯苓、郁李仁、附子、巴戟、薯蓣、丁香、沉香、苁蓉、石斛、阿魏

【出处】《博济方》

【原方功效与主治】治男子元脏虚惫积冷。

八百七十四、【方名】硇砂丸方

【原方组成】硇砂、荜澄茄、人参、沉香、桔梗、木香、槟榔、肉豆蔻仁、丁香

【出处】《圣济总录》

【原方功效与主治】治肾心气痛连背脊。

八百七十五、【方名】硇砂丸方

【原方组成】硇砂、干姜、槟榔、当归、桂心、干蝎、苦楝子、乌蛇肉、茴香子、附子、木香、沉香

【出处】《太平圣惠方》

【原方功效与主治】治肾脏风冷气,脐腹疼痛。

八百七十六、【方名】内补黄芪丸方

【原方组成】黄芪、白蒺藜、乌蛇肉、槐子仁、鹿茸、附子、猬皮、枳壳、当归、沉香、槟榔、厚朴

【出处】《太平圣惠方》

【原方功效与主治】治肠风痔疾，下血太多，虚羸无力。

八百七十七、【方名】内补散

【原方组成】沉香、丁香、木香、安息香、麝香、鳖甲、柴胡、熟干地黄、京三棱、白茯苓、人参、附子、槟榔、五味子、白芍药、甘草、厚朴、桃仁、肉豆蔻、秦艽、知母、牛膝、白术、地骨皮、大黄

【出处】《杨氏家藏方》

【原方功效与主治】治五脏劳气，肌肉消瘦，发热盗汗，不进饮食。

八百七十八、【方名】内补五香丸方

【原方组成】沉香、薰陆香、木香、藿香、丁香、续断、熟干地黄、白芍药、侧子、石长生、厚朴、败酱、人参、白茯苓、鹿角屑、虎胫骨

【出处】《太平圣惠方》

【原方功效与主治】治痈脓血至甚不生肌肉。

八百七十九、【方名】内托黄芪丸

【原方组成】黄芪、当归、肉桂、木香、乳香、沉香

【出处】《杨氏家藏方》

【原方功效与主治】治因用针、砭伤其经络，白脓赤汁逗流不止。

八百八十、【方名】内消活关轻窍散

【原方组成】附子、川乌、草乌、麻黄、沉香、苍术、防风、萆薢、杜仲

【出处】《卫济宝书》

【原方功效与主治】可同内解散同服，更将疽发中金花散同煎服。如欲洗，以用芎黄散洗，后用百花膏贴。如渐觉消退，未十分好，更服瘭中内托散、固济丸，再用瘭内秦皮散洗之，碧油五枝煎膏药贴之，不然使癌发内作。槟榔散亦得。

八百八十一、【方名】内消散

【原方组成】人参、当归、黄芪、川升麻、沉香、黄芩、防己、防风、瞿麦、白蔹、甘草、赤小豆

【出处】《仙传外科集验方》

【原方功效与主治】治痈疽发背，诸疮疖结硬，疼痛不止。

八百八十二、【方名】内消散方

【原方组成】赤小豆、人参、甘草、蘧麦、白蔹、当归、黄芩、防风、黄芪、沉香、川升麻

【出处】《太平圣惠方》

【原方功效与主治】治痈肿结硬疼痛。

八百八十三、【方名】内消丸

【原方组成】木香、茴香、沉香、硫黄、附子、硇砂、全蝎

【出处】《杨氏家藏方》

【原方功效与主治】治小肠膀胱疝气,下部等疾。

八百八十四、【方名】内消丸

【原方组成】薄荷叶、皂角、牵牛、青皮、陈皮、沉香、广术、京三棱

【出处】《普济方》

【原方功效与主治】治疮肿初生,及瘰疬结核,热毒郁滞。

八百八十五、【方名】内追毒丹

【原方组成】大朱砂、雄黄、生麝香、犀牛角、琥珀、黑角沉香

【出处】《世医得效方》

【原方功效与主治】清心,解毒,散潮。

八百八十六、【方名】酿乳酒法

【原方组成】人参、木香、藿香、沉香、橘皮、神曲、麦蘗、丁香

【出处】《普济方》

【原方功效与主治】治吐泻成慢惊,睡多惊哭,肌面黄,脉细难治。

八百八十七、【方名】牛黄抱龙丸

【原方组成】西牛黄、天竹黄、琥珀、陈胆星、僵蚕、川贝、枳壳、茯神、沉香、制腰黄、麝香、飞辰砂、金箔

【出处】《幼科折衷》

八百八十八、【方名】牛黄点舌丹

【原方组成】牛黄、熊胆、蟾酥、犀角、羚羊角、珍珠、冰片、麝香、沉香、辰砂、雄黄、硼砂、血竭、乳香、没药、葶苈

【出处】《外科大成》

【原方功效与主治】治喉风喉痹,痰火壅盛,并大头瘟及痈毒等。

八百八十九、【方名】牛黄豁痰丸

【原方组成】胆星、天竺黄、熟大黄、黄芩、贝母、黑丑、玄明粉、白附子、天麻、雄黄、朱砂、礞石、沉香、牛黄、麝香、冰片

【出处】《简明医彀》

【原方功效与主治】治中风颠狂,惊痫僵仆,不省人事。痰涎壅盛,牙关紧急。男妇老幼

一切痰盛喘满,危笃者多服。

八百九十、【方名】牛黄健步丹

【原方组成】牛黄、薄荷、南星、天麻、橘红、鹿茸、黄芪、人参、白术、白茯神、当归、白芍、生地黄、熟地、甘枸杞、五味子、虎胫骨、龟板、牛膝、杜仲、破故纸、黄柏、知母、门冬、远志、石菖蒲、酸枣仁、沉香、木瓜、薏仁米、羌活、独活、防风

【出处】《太医院秘藏膏丹丸散方剂》

【原方功效与主治】治中风、中气、昏冒、僵扑、卒倒、口眼歪斜,手足瘫痪,步履艰辛,言语謇涩,痰涎壅盛,心神恍惚,人事不省;及诸风痹,手足拘挛,筋脉不舒,肢节疼痛,一切风痰痿痹之症。

八百九十一、【方名】牛黄清心丸

【原方组成】天麻、防风、牛胆南星、僵蚕、全蝎、白附子、干天罗、川乌、远志、穿山甲、蝉蜕、蒿虫、辰砂、雄黄、犀角、蜈蚣、蟾酥、沉香、细辛、龙齿、琥珀、珍珠、天竺黄、蛤蚧、金银箔

【出处】《医便》

【原方功效与主治】治小儿惊风,大人中风,中痰,中气,一切风痰之症。

八百九十二、【方名】牛黄丸

【原方组成】牛黄、人参、沉香、木香、枳壳、前胡、麝香、黄连、犀角、胡黄连

【出处】《普济方》

【原方功效与主治】治走疰恶气,偏僻皮肤疼痛如锥刺,背膊牵强,伏连羸瘦发渴。

八百九十三、【方名】牛黄丸方

【原方组成】牛黄、麝香、人参、沉香、丁香、木香、胡黄连、柴胡、犀角屑、枳壳、桃仁、鳖甲

【出处】《太平圣惠方》

【原方功效与主治】治传尸恶气复连瘦病。

八百九十四、【方名】牛黄丸方

【原方组成】牛黄、麝香、人参、沉香、丁香、胡黄连、前胡、木香、生犀角、枳壳

【出处】《圣济总录》

【原方功效与主治】治男子妇人,热劳留连羸瘦。

八百九十五、【方名】牛黄镇惊丸

【原方组成】天麻、白术、远志、白附、柴胡、麝香、全蝎、川芎、代赭、礞石、麻黄、天竺黄、沉香、独活、朱砂、防风、蝉蜕、牛黄、荆芥、粉甘、僵蚕、犀角、珍珠、琥珀

【出处】《小儿推命方脉活婴秘旨全书》

【原方功效与主治】治惊风、急惊诸症。

八百九十六、【方名】牛黄紫金丹

【原方组成】朱砂、阿芙蓉、沉香、牛黄、广木香、冰片、麝香

【出处】《鲁府禁方》

【原方功效与主治】中风、暗风、痰厥、气厥,不省人事。

八百九十七、【方名】牛脑散

【原方组成】牛脑子、雄鸡肫、木香、沉香、砂仁、皮硝、轻粉

【出处】《普济方》

【原方功效与主治】气积成块。

八百九十八、【方名】牛膝海桐皮煎丸

【原方组成】牛膝、海桐皮、附子、赤箭、川乌头、川苦楝、五加皮、虎脑骨、大黄、桃仁、赤芍药、肉桂、当归、麻黄、地龙、川芎、木香、独活、没药、乳香、防风、骨碎补、麒麟竭、舶上茴香、沉香、干蝎、天南星、硇砂、麝香

【出处】《博济方》

【原方功效与主治】治肾脏风,并肾俞气。有时上攻耳目头,而背膊,及流注手臂腰脚,筋络顽麻,疼痛,或时无力,耳作蝉鸣,以至重听。大壮筋骨,补元气。

八百九十九、【方名】牛膝煎丸方

【原方组成】牛膝、海桐皮、茴香子、当归、赤箭、五加皮、赤芍药、桂、麻黄、地龙、木香、独活、没药、乳香、防风、骨碎补、麒麟竭、沉香、干蝎、天南星、附子、乌头、楝实、芎䓖、麝香、虎脑骨

【出处】《圣济总录》

【原方功效与主治】治肾气虚弱,风邪干之,上攻于耳,常作蝉鸣,以至重听。

九百、【方名】牛膝丸

【原方组成】牛膝、海桐皮、茴香子、当归、赤箭、五加皮、赤芍药、桂、麻黄、地龙、木香、独活、没药、乳香、防风、骨碎补、麒麟竭、沉香、干蝎、天南星、附子、乌头、楝实、芎䓖、麝香、虎脑骨

【出处】《普济方》

【原方功效与主治】治肾气虚弱,风邪干之,上攻于耳,常作蝉鸣,以至重听。

九百〇一、【方名】暖肝煎

【原方组成】当归、枸杞、茯苓、肉桂、乌药、小茴、沉香、吴萸、附子、干姜

【出处】《医学举要》

【原方功效与主治】此治阴寒疝气之方,疝属肝病,而阴寒为虚。

九百〇二、【方名】暖肝煎

【原方组成】当归、枸杞、茯苓、小茴香、肉桂、乌药、沉香
【出处】《景岳全书》
【原方功效与主治】肝肾阴寒，小腹疼痛，疝气等。

九百〇三、【方名】暖肝煎

【原方组成】当归、枸杞子、茯苓、小茴香、乌药、肉桂、沉香、生姜
【出处】《成方切用》
【原方功效与主治】治肝肾阴寒，小腹疼痛等证。

九百〇四、【方名】暖肾散方

【原方组成】巴戟天、甘遂、槟榔、木香、苦葶苈、大麦蘖、芫花、陈橘皮、腻粉、沉香、泽泻
【出处】《圣济总录》
【原方功效与主治】治水气肿满。

九百〇五、【方名】暖肾丸

【原方组成】葫芦巴、故纸、川楝肉、大熟地黄、益智仁、鹿茸、山茱萸、代赭石、赤石脂、龙骨、海螵蛸、熟艾、丁香、沉香、滴乳香、禹余粮
【出处】《仁斋直指方论》
【原方功效与主治】治肾虚多溺，或小便不禁而浊。

九百〇六、【方名】女金丹

【原方组成】人参、当归、生地、丹皮、白茯苓、白芷、延胡索、肉桂、白芍、藁本、没药、川芎、白薇、沉香、赤石脂、甘草
【出处】《惠直堂经验方》
【原方功效与主治】治女人不孕。

九百〇七、【方名】排毒散

【原方组成】大黄、白芷、沉香、木香、穿山甲、当归梢
【出处】《痘疹心法》
【原方功效与主治】治痘毒发痈。

九百〇八、【方名】蟠桃丸

【原方组成】沉香、木香、没药、乳香、琥珀、生白丑头末、黑丑头末、槟榔、皂角
【出处】《杂病源流犀烛》
【原方功效与主治】治水肿。

九百〇九、【方名】蟠桃丸

【原方组成】沉香、木香、乳香、没药、琥珀、白丑、黑丑、槟榔
【出处】《寿世保元》
【原方功效与主治】治男妇浑身头面手足浮肿,肚腹胀满疼痛,上气喘急。

九百一十、【方名】炮肾散

【原方组成】巴戟天、甘遂、槟榔、木香、葶苈、大麦、芫花、陈橘皮、腻粉、沉香、泽泻
【出处】《普济方》
【原方功效与主治】治水气肿满。

九百一十一、【方名】蓬香散方

【原方组成】蓬莪术、京三棱、荆芥穗、沉香、厚朴、桂、乌药、当归、延胡索、天麻、附子
【出处】《圣济总录》
【原方功效与主治】治妇人血风,每至天阴,即先头旋眼睛痛,头目昏,躁闷怔忪,手足热疼,吃食减少,经候不匀,有时腹痛,或多便利。

九百一十二、【方名】硼砂丸

【原方组成】木香、沉香、巴霜、青皮、铜青、硼砂
【出处】《杂病源流犀烛》

九百一十三、【方名】痞疾丸

【原方组成】阿魏、天竺黄、芦荟、沉香、胡黄连、硇砂、雄黄、没药、穿山甲、草乌、三棱、莪术
【出处】《鲁府禁方》
【原方功效与主治】痞疾。

九百一十四、【方名】辟邪膏

【原方组成】降真香、白胶香、沉香、虎头骨、鬼臼、龙胆草、人参、白茯苓
【出处】《万病回春》
【原方功效与主治】治小儿卒中恶毒,心腹刺痛、闷乱欲死等症。

九百一十五、【方名】偏坠丸

【原方组成】雄壳树叶、沉香、橘核、木香
【出处】《婴童类萃》

九百一十六、【方名】平安丹

【原方组成】苍术、芸香、檀香、沉香
【出处】《太医院秘藏膏丹丸散方剂》

【原方功效与主治】此丹专避山岚瘴气,瘟疫时邪,一切秽恶煤炭之气,如遇之即然,此丹并皆去之。

九百一十七、【方名】平安丸

【原方组成】黄沉香、丁香、寸香、蟾酥、牛黄、朱砂、木香、月石、冰片、苍术、雄黄、明矾
【出处】《外科传薪集》

九百一十八、【方名】平肺汤方

【原方组成】黄芪、沉香、紫菀、人参、紫苏、杏仁、橘皮汤
【出处】《圣济总录》
【原方功效与主治】治肺痈,气逆喘咳。

九百一十九、【方名】平和汤

【原方组成】人参、当归、桔梗、白芍、黄芪、防风、白芷、甘草、官桂、沉香、乳香、藿香、檀香、生姜
【出处】《验方新编》

九百二十、【方名】平和汤

【原方组成】人参、当归、桔梗、白芍、紫苏、黄芪、白芷、甘草、防风、官桂、沉香、檀香、乳香、藿香
【出处】《家用良方》
【原方功效与主治】表虚之痘,脓浆不满,多有痒者。

九百二十一、【方名】平和汤

【原方组成】人参、当归、桔梗、白芍、紫苏、黄芪、防风、白芷、甘草、肉桂、沉香、檀香、乳香、藿香
【出处】《罗氏会约医镜》
【原方功效与主治】治邪秽所触,伏陷而出不快者,其痘必痒。

九百二十二、【方名】平胃散

【原方组成】萹蓄、瞿麦、炒大麦芽、川芎、沉香、木香
【出处】《时方妙用》

九百二十三、【方名】平胃丸

【原方组成】半夏曲、沉香、肉豆蔻、槟榔、青橘皮、木香、丁香、麝香
【出处】《御药院方》
【原方功效与主治】治脾胃气虚弱,呕吐,不下食,进食消痰。

九百二十四、【方名】萍草丸

【原方组成】防风、龙胆、生地黄、沉香、升麻

【出处】《普济方》

【原方功效与主治】治舌疮肿。

九百二十五、【方名】朴沉汤方

【原方组成】厚朴、沉香、丁香、附子、高良姜、白术、藿香叶、木香、甘草

【出处】《圣济总录》

【原方功效与主治】治中焦有寒，胃中逆冷泄利。

九百二十六、【方名】七红丹

【原方组成】牛黄、麝香、狗宝、沉香、朱砂、赤石脂、松香

【出处】《惠直堂经验方》

【原方功效与主治】治膈食。

九百二十七、【方名】七磨散

【原方组成】人参、枳壳、川贝、乌药、郁金、木香、沉香

【出处】《惠直堂经验方》

【原方功效与主治】能消胸膈积食。不伤正气。

九百二十八、【方名】七香跌打丸

【原方组成】乌狗脚爪、红花、木瓜、田七、沉香、金边湖蜞、枳壳、珍珠、象皮、三棱、凤凰根、川芎、青皮、沙参、降香、金边土鳖、胆星、无名异、大王、自然铜、木香、檀香、桃仁、地龙、归尾、焦蝎子、牛膝、藿香、桂枝、莪术、虎骨、赤芍、郁金、生地、苏木、血竭、麝香、乳香

【出处】《杨成博先生遗留穴道秘书》

【原方功效与主治】如伤轻者用一丸，伤重者二丸，作一服，必能痊愈。

九百二十九、【方名】七香丸

【原方组成】丁香、乳香、木香、麝香、安息香、沉香、藿香、青橘皮、陈皮、槟榔、诃子皮、京三棱、蓬莪术、肉豆蔻、桂、猪牙皂角、巴豆、细墨

【出处】《瑞竹堂经验方》

【原方功效与主治】治酒食过伤，停饮。消积、宽胸膈、快脾。

九百三十、【方名】七香丸方

【原方组成】沉香、麝香、白檀香、木香、藿香、丁香、零陵香、白芷、槟榔、诃黎勒皮、肉豆蔻、芎劳、桂心、当归、细辛、香附子

【出处】《太平圣惠方》

【原方功效与主治】治虚冷气上攻，心膈不利，腹胁虚胀，不思饮食。

九百三十一、【方名】七香丸方

【原方组成】零陵香、甘松香、藿香、木香、丁香皮、沉香、麝香、红豆蔻、草豆蔻、荜澄茄、山芋、槟榔、厚朴、白术、半夏、人参、青橘皮、白豆蔻、蒟酱、陈橘皮、炙甘草

【出处】《圣济总录》

【原方功效与主治】治虚劳脾胃虚冷,寒痰呕吐,心腹胀满绞痛,水谷不消。

九百三十二、【方名】荠苨丸

【原方组成】荠苨、大豆、茯神、磁石、玄参、栝蒌根、石斛、地骨皮、熟地黄、鹿角、沉香、人参

【出处】《严氏济生方》

【原方功效与主治】治强中为病,茎长兴盛,不交精液自出,消渴之后,多作痈疽,多由过服丹石所致。

九百三十三、【方名】麒麟竭膏方

【原方组成】麒麟竭、桂心、木香、附子、槟榔、当归、白芷、芎䓖、诃黎勒皮、沉香、没药、白及、朱砂、丁香、乳香、甘草、麝香、白檀香、甘松香、零陵香、槐枝、柏枝、垂柳枝、松枝、白蜡、黄丹、油

【出处】《太平圣惠方》

【原方功效与主治】治一切痈疽发背,日夜疼痛,解毒生肌。

九百三十四、【方名】乞力伽丸方

【原方组成】白术、光明朱砂、麝香、诃黎勒、香附子、沉香、木香、丁香、安息香、白檀香、荜茇、生犀角屑、薰陆香、苏合香、龙脑

【出处】《太平圣惠方》

【原方功效与主治】治传尸殗殜,肺痿痖忤,鬼气卒心痛,霍乱、吐利时,气鬼魅、瘴疟、瘀血、月闭痎癖、疔肿、惊痫等。

九百三十五、【方名】启峻汤

【原方组成】人参、黄芪、当归、白术、陈皮、甘草、肉桂、茯苓、干姜、肉果、沉香、附子

【出处】《张氏医通》

【原方功效与主治】治脾肾俱虚,腹胀少食。

九百三十六、【方名】起痿丹

【原方组成】附子、枸杞子、肉苁蓉、沉香、官桂、朱砂、熟地黄、母丁香、木香、阳起石、天雄、硫黄、麝香、腻粉、白丁香

【出处】《普济方》

【原方功效与主治】治诸痿。

九百三十七、【方名】气复散

【原方组成】甘草、白术、茯苓、人参、当归、生地、知母、五味子、麦门冬、黄芪、沉香、诃子、枳实、橘皮

【出处】《济阳纲目》

【原方功效与主治】补三焦劳极。

九百三十八、【方名】千金抱龙丸

【原方组成】大竺黄、蜡琥珀、胆南星、枳壳、白茯神、生甘草、干山药、辰砂、白硼砂、明雄黄、麝香、沉香

【出处】《菉竹堂集验方》

九百三十九、【方名】千金不易比天助阳补精膏

【原方组成】香油、甘草、远志、牛膝、虎颈骨、川断、熟地、肉苁蓉、蛇床子、天冬、生地、菟丝子、肉豆蔻、川楝子、杏仁、谷精草、紫梢花、大附子、官桂、飞过黄丹、松香、雄黄、硫黄、龙骨、赤石脂、沉香、木香、蟾酥、没药、母丁香、阳起石、阿芙蓉、黄蜡

【出处】《杂病源流犀烛》

九百四十、【方名】千金定吼丸

【原方组成】南星、半夏、贝母、枳实、黄连、黄芩、连翘、白附子、天麻、僵蚕、桔梗、瓜蒌、锦纹大黄、青礞石、沉香

【出处】《寿世保元》

【原方功效与主治】清肺泻热,逐痰定喘。

九百四十一、【方名】千金疗面目口齿七孔臭方

【原方组成】沉香、甘草、白瓜瓣、芎劳、丁香、藁本、麝香、当归

【出处】《外台秘要》

【原方功效与主治】疗面目口齿七孔臭。

九百四十二、【方名】千金散

【原方组成】千金子、枳实、青皮、陈皮、香附、山楂肉、木香、砂仁、云术、沉香

【出处】《惠直堂经验方》

【原方功效与主治】治一切膨胀。

九百四十三、【方名】千金神曲丸

【原方组成】磁石、朱砂、神曲、沉香

【出处】《仁斋直指方论》

【原方功效与主治】升降水火,明眼目,血心肾。

九百四十四、【方名】千金湿香方

【原方组成】沉香、零陵香、麝香、薰陆香、丁子香、甲香、甘松香、檀香、藿香
【出处】《外台秘要》
【原方功效与主治】熏衣。

九百四十五、【方名】千金至室丹

【原方组成】明天麻、全蝎、直僵蚕、防风、胆南星、羌活、白附子、茯神、石菖蒲、半夏、荆芥穗、川芎、酸枣仁、细辛、桔梗、人参、白术、茯苓、远志、炙甘草、犀牛角、羚羊角、大珍珠、真琥珀、辰砂、京牛黄、麝香、明雄黄、大赤头蜈蚣、天竺黄、重裹金、银箔、川乌、钩藤、川黄连、沉香、乌蛇尾
【出处】《良朋汇集经验神方》
【原方功效与主治】专治小儿脾虚，急慢惊风等症，兼治大人三十六种风。多服，疗一切不明，久疾沉疴并效。

九百四十六、【方名】千缗汤

【原方组成】陈皮、半夏、茯苓、茯神、麦冬、沉香、甘草
【出处】《不居集》
【原方功效与主治】治痰迷心窍，怔忡不止。

九百四十七、【方名】前胡散方

【原方组成】前胡、槟榔、诃黎勒皮、木香、川大黄、枳壳、赤茯苓、沉香、甘草
【出处】《太平圣惠方》
【原方功效与主治】治小儿伤饱，心腹滞闷，不能乳哺。

九百四十八、【方名】钱乙羌活膏

【原方组成】羌活、川芎、人参、赤茯苓、白附子、天麻、白僵蚕、干蝎、白花蛇、川附子、防风、麻黄、豆蔻肉、鸡舌香、藿香叶、沉香、木香、轻粉、珍珠、麝香、牛黄、龙脑、雄黄、辰砂
【出处】《幼幼新书》
【原方功效与主治】治脾胃虚，肝气热盛生风，或取转过，或吐泻后为慢惊者。亦治伤寒。

九百四十九、【方名】羌活膏

【原方组成】羌活、川芎、人参、白附子、赤茯苓、天麻、僵蚕、干蝎、白花蛇、川附子、防风、麻黄、肉豆蔻、母丁香、藿香叶、沉香、木香、轻粉、珍珠末、牛黄、龙脑、麝、雄黄、辰砂
【出处】《玉机微义》
【原方功效与主治】治脾胃虚，肝气热盛生风，或吐泻后成慢惊者。

九百五十、【方名】羌活散方

【原方组成】羌活、干蝎、楝实、硇砂、桃仁、附子、天麻、白附子、桂、槟榔、芎䓖、地龙、木香、沉香、阿魏

【出处】《圣济总录》

【原方功效与主治】治肾脏风毒气流注,腰脚虚肿疼痛,或上攻头目昏眩,耳聋生疮,及脚气上冲,心头迷闷,腹肚坚硬,冷汗出者。

九百五十一、【方名】羌活散方

【原方组成】羌活、甘菊花、白茯苓、白蒺藜、当归、牛膝、肉苁蓉、沉香、防风、枳壳、桂心、萆薢、附子

【出处】《太平圣惠方》

【原方功效与主治】治虚劳痿痹,肢节疼痛。

九百五十二、【方名】羌活煮散

【原方组成】羌活、荆芥、附子、秦艽、人参、麻黄、茯苓、牛膝、白蒺藜、沉香、鹿茸酥、萆薢、甘草、当归、牡丹皮、汉防己、官桂、半夏

【出处】《博济方》

【原方功效与主治】治风劳攻疰四肢,背胛酸痛,上焦虚热,心胸躁闷,面无颜色,四肢昏沉,多困少力,元藏虚急,腰脚沉重,日渐羸瘦。冷气时攻肠胁,疞刺胀满,酒后痰唾稠多。

九百五十三、【方名】羌菊丸方

【原方组成】羌活、菊花、白茯苓、蒺藜子、枳壳、附子、肉苁蓉、黄芪、沉香、兔肝、萆薢

【出处】《圣济总录》

【原方功效与主治】治肾毒风攻冲,眼生黑花,风泪不止。

九百五十四、【方名】秦绫锦家二十四味养脾圆

【原方组成】丁香、沉香、木香、附子、陈皮、大腹皮、神曲、白术、大麦、肉桂、厚朴、诃子、人参、茯苓、缩砂仁、荜澄茄、白附子、高良姜、红豆、胡椒、荜茇、甘草、川姜、生姜

【出处】《传信适用方》

【原方功效与主治】治风冷寒湿邪气,腹胀痞满刺痛,肠鸣泄泻,吐逆吞酸,羸弱困怠无力,不思饮食。一切脾胃之疾。

九百五十五、【方名】清肺汤

【原方组成】片黄芩、山栀子、枳实、桑白皮、陈皮、白茯苓、杏仁、苏子、麦门冬、贝母、沉香、辰砂

【出处】《万病回春》

【原方功效与主治】治火喘。

九百五十六、【方名】清火豁痰丸

【原方组成】制大黄、白术、枳实、陈皮、山栀、半夏、酒黄连、酒黄芩、南星、贝母、连翘、花粉、茯苓、神曲、白芥子、元明粉、青礞石、青黛、甘草、沉香、竹沥

【出处】《杂病源流犀烛》

【原方功效与主治】治痰饮。

九百五十七、【方名】清气化痰汤

【原方组成】人参、沉香、青皮、甘草、知母、桑白皮、地骨皮、五味子、苏子、半夏、麦门冬

【出处】《丹台玉案》

【原方功效与主治】汤治酒色过度,咳嗽不止,两肋疼痛。

九百五十八、【方名】清热拔毒饮

【原方组成】黄芩、黄连、藿香、升麻、木通、连翘、沉香、樱皮

【出处】《名家方选》

【原方功效与主治】疗痈疔,热毒剧,脓血不出者。

九百五十九、【方名】清霞条

【原方组成】银朱、沉香、好茶、金箔、麝香、百草霜

【出处】《眼科锦囊》

【原方功效与主治】治眼病,或痛,或不痛,生翳失明,头痛耳鸣。

九百六十、【方名】清心滚痰丸

【原方组成】大黄、黄芩、青礞石、沉香、犀角、皂角、麝香、朱砂

【出处】《万病回春》

【原方功效与主治】治癫痫惊狂,一切怪症,神效。

九百六十一、【方名】清心解毒散

【原方组成】大朱砂、雄黄、生麝香、生犀角、琥珀、黑角、沉香

【出处】《普济方》

九百六十二、【方名】清心汤

【原方组成】萍蓬根、大黄、当归、川芎、芍药、干地黄、黄芩、黄连、沉香、人参、槟榔子、木香、细辛、桂枝、丁子、炙甘草

【出处】《产科发蒙》

【原方功效与主治】凡妇人诸般杂病,及胎前产后诸疾,悉能治之。世人以此方为血晕之妙剂,又治金疮打扑损伤等证。

九百六十三、【方名】清心药方

【原方组成】降真香、香白芷、苏木、枳壳、藿香、丁皮、紫金皮、木香、丁香、木通、山栀子、大黄、莲子肉、沉香、人参、当归、川芎、羌活、独活、花蕊石、乌豆、灯心、赤芍药

【出处】《世医得效方》

【原方功效与主治】或大小肠不通,服此。

九百六十四、【方名】清燥解郁汤

【原方组成】人参、丹参、茯神、半夏、柏仁、当归、郁金、广皮、沉香

【出处】《校注医醇賸义》

九百六十五、【方名】琼玉膏

【原方组成】人参、白茯苓、沉香、真琥珀、生地黄、白沙蜜

【出处】《保命歌括》

【原方功效与主治】治虚劳、干咳嗽之人。

九百六十六、【方名】秋石丸

【原方组成】秋石、白茯苓、南参、山药、川当归、血茸、龙骨、大附子、沉香、辰砂

【出处】《朱氏集验方》

【原方功效与主治】心肾不足,精血亏虚。

九百六十七、【方名】楸叶膏方

【原方组成】楸叶、马齿苋、乌犀角、沉香末

【出处】《圣济总录》

【原方功效与主治】治发背痈肿恶疮。

九百六十八、【方名】驱邪散

【原方组成】犀角、羚羊角、龙齿、虎头骨、木香、沉香、檀香、降香、麝香、雄黄、牛黄、朱砂、羊肉、茯神、枣仁、远志

【出处】《顾松园医镜》

【原方功效与主治】治卒中邪恶,头面青黑,口噤眼闭,昏不知人,手足厥冷,肌肤粟起,或错言、妄语,或直视握拳,或遍身骨节疼痛非常。

九百六十九、【方名】祛风牢牙散

【原方组成】防风、川芎、白蒺藜、石膏、沉香、青盐、香白芷、细辛、甘松、山柰、香附子、荆芥穗、升麻、旱莲草、荷叶灰、没石子、胆矾

【出处】《普济方》

【原方功效与主治】治牙齿动摇。

九百七十、【方名】祛暑汤

【原方组成】香薷、厚朴、白扁豆、沉香、川黄连、陈皮、桔梗

【出处】《丹台玉案》

【原方功效与主治】治暑厥,气升不省人事。

九百七十一、【方名】曲术香棱丸

【原方组成】荆三棱、莪术、陈皮、香附子、白豆蔻、沉香、缩砂仁、荜澄茄、木香、川姜、乌药、枳壳、槟榔、干葛、半夏曲、神曲、干葛花

【出处】《普济方》

【原方功效与主治】治男子妇人小儿,脾积气滞,胸膈痞闷,肚腹胀满,疢痞气块,往来走注,刺痛大肠。酒食呕吐酸水,饮食不思。妇人血气症瘕,小儿伤食。

九百七十二、【方名】全鹿丸

【原方组成】中鹿、人参、白术、茯苓、甘草、当归、川芎、生地黄、熟地黄、黄芪、天门冬、麦门冬、枸杞、杜仲、牛膝、山药、芡实、菟丝、五味子、锁阳、肉苁蓉、破故纸、巴戟肉、葫芦巴、川续断、覆盆子、楮实子、秋石、陈皮、川椒、小茴香、沉香、青盐

【出处】《古今医统》

【原方功效与主治】诸虚百损,五劳七伤,精神虚惫,头眩耳鸣,面色萎黄,体虚怕冷,腰膝酸软,阳痿精冷;妇人宫寒不孕,崩漏带下;老年阳衰,精髓空虚,步履不便,手足麻木,遗尿失禁。

九百七十三、【方名】鹳骨丸

【原方组成】鹳骨、狸骨、射干、玄参、升麻、青木香、沉香、犀角、丁香、羚羊角、丹参、甘草、人参、沙参、獭肝、连翘子、光明砂

【出处】《普济方》

【原方功效与主治】治瘰疬。

九百七十四、【方名】人参半夏汤

【原方组成】人参、半夏、广皮、茯苓、当归、沉香、郁金、砂仁、佩兰、薏苡仁、牛膝、佛手、白檀香

【出处】《医醇賸义》

【原方功效与主治】痰气上逆,食入呕吐。

九百七十五、【方名】人参黄芪犀角汤

【原方组成】人参、绵黄芪、犀角屑、木香、沉香、乳香、丁香、粉草

【出处】《普济方》

九百七十六、【方名】人参藿香散

【原方组成】人参、藿香、丁香、沉香、肉豆蔻、木香、官桂、姜、厚朴、陈皮、枇杷叶、甘草、半夏

【出处】《鸡峰普济方》

【原方功效与主治】治一切气补真气,及治脾胃呕逆,心胸痞满,泻疾等。

九百七十七、【方名】人参荆芥煮散

【原方组成】荆芥穗、柴胡、秦艽、肉豆蔻、白芷、黄芪、鳖甲、桔梗、官桂、当归、川芎、蓬莪术、麦门冬、芍药、人参、茯苓、海桐皮、甘草、枳壳、熟干地黄、酸枣仁、木香、沉香、槟榔

【出处】《御药院方》

【原方功效与主治】治妇人血风劳气,攻刺疼痛,四肢无力,不思饮食,多困黄瘦,胸膈痞满,经水不利,心多怔忡。

九百七十八、【方名】人参荆芥煮散

【原方组成】荆芥穗、柴胡、秦艽、肉豆蔻、白芷、黄芪、当归、鳖甲、官桂、蓬莪术、芎劳、麦门冬、酸枣仁、海桐皮、芍药、人参、茯苓、炙甘草、干地黄、枳壳、木香、沉香、槟榔

【出处】《博济方》

【原方功效与主治】如觉脏腑热,即空心服。小便多,即食后卧时服。如患有气块血块,立得消,亦治丈夫风劳病。

九百七十九、【方名】人参利膈丸

【原方组成】人参、白芍、大黄、枳实、厚朴、槟榔、沉香

【出处】《顾松园医镜》

【原方功效与主治】利膈消痞,行气导滞。

九百八十、【方名】人参散

【原方组成】人参、白术、白茯苓、降沉香、乌药、甘草

【出处】《婴童百问》

【原方功效与主治】治小儿脏腑冷,若才吃乳食,即又吐出。或因才吃乳,为惊触犯。令小儿外症面唇青黑,手足心热,口多清涎,吐逆不止,或作泻候,青黄紫白,或如鼻涕鸡子清者。

九百八十一、【方名】人参散

【原方组成】新罗人参、沉香、白茯苓、大麦、丁香、生姜

【出处】《普济方》

【原方功效与主治】生心胃气,散滞郁。

九百八十二、【方名】人参散方

【原方组成】人参、白术、当归、麦门冬、芎䓖、厚朴、草豆蔻、白茯苓、诃黎勒皮、沉香、甘草

【出处】《太平圣惠方》

【原方功效与主治】治产后霍乱吐利,胃虚烦躁。

九百八十三、【方名】人参散方

【原方组成】人参、厚朴、陈橘皮、白术、沉香、紫苏茎叶

【出处】《太平圣惠方》

【原方功效与主治】治膈气噎塞,不能下食,食即呕逆。

九百八十四、【方名】人参散方

【原方组成】人参、枳壳、甘草、沉香、黄芪、厚朴

【出处】《太平圣惠方》

【原方功效与主治】治热病后脾胃虚,不思饮食,胁下有气,腹肚不调。

九百八十五、【方名】人参调中汤

【原方组成】沉香、木香、白豆蔻、甘草、脑子、麝香、人参

【出处】《儒门事亲》

九百八十六、【方名】人参煮散方

【原方组成】人参、远志、桑寄生、牡丹皮、木香、沉香

【出处】《圣济总录》

【原方功效与主治】治久怀忧戚,气滞血涩,失志健忘,饮食无味,精神错乱。

九百八十七、【方名】壬水大金丹

【原方组成】川大黄、乌梅、薄荷叶、枳壳、广木香、陈皮、九转胆星、檀香、枸杞子、蚊蛤、川贝母、石膏、牙皂、制半夏、生矾、便附、黄芩、栀子仁、沉香、白茯苓

【出处】《太医院秘藏膏丹丸散方剂》

【原方功效与主治】凡一切痰迷瘫痪,蛊膈虚损,哮喘诸症。

九百八十八、【方名】茸附煎丸

【原方组成】鹿茸、肉苁蓉、牛膝、熟地黄、当归、巴戟、续断、茯神、川楝肉、茴香、大附子、破故纸、官桂、五味子、沉香、杜仲、川椒、木香、苍术、菟丝子

【出处】《奇效良方》

【原方功效与主治】治诸虚百损,生精补血。

九百八十九、【方名】茸附益肾丸

【原方组成】鹿茸、沉香、天雄、鹿角霜、家韭子、青盐、茴香、桑螵蛸、牡蛎粉、白石脂、鹿角胶

【出处】《医方类聚》

【原方功效与主治】阳痿,早泄。

九百九十、【方名】荣芝丸

【原方组成】鹿角霜、鹿茸、麝香、沉香、白术、当归、熟干地黄、苁蓉、牛膝、菟丝子、萆薢、川芎、五味子

【出处】《御药院方》

【原方功效与主治】治诸虚不足,起阴发阳,安神定魄。补五脏,和六腑,活血脉,填骨髓,强骨生力,驻颜色,久服轻身,延年不老。

九百九十一、【方名】容颜不老方

【原方组成】生姜、枣、白盐、甘草、丁香、沉香、茴香

【出处】《香奁润色》

【原方功效与主治】每日清晨饮一杯,一世容颜长不老。

九百九十二、【方名】肉苁蓉散方

【原方组成】肉苁蓉、石斛、五味子、黄芪、丹参、牛膝、肉桂、附子、当归、人参、沉香、白茯苓、石南、杜仲、枳实、熟干地黄、磁石

【出处】《太平圣惠方》

【原方功效与主治】治肾气不足,体重嗜卧,骨节酸疼,目暗耳鸣,多恐喜唾,腰背强痛,小腹满急。

九百九十三、【方名】肉苁蓉丸

【原方组成】肉苁蓉、沉香末、火麻仁

【出处】《不知医必要》

【原方功效与主治】润治阴结,或因发汗利小便,致亡津液而大便不通者。凡老人虚人亦宜。

九百九十四、【方名】肉苁蓉丸方

【原方组成】肉苁蓉、磁石、威灵仙、槟榔、肉豆蔻、木香、桂、蜀椒、牛膝、远志、黄芪、补骨脂、茴香子、硇砂、附子、生姜、沉香

【出处】《圣济总录》

【原方功效与主治】治元脏气虚,脐腹紧痛,腰脚少力,行步艰难,面黄肌瘦,耳内虚鸣,精神不爽。

九百九十五、【方名】肉豆蔻丸方

【原方组成】肉豆蔻、木香、桂、沉香、益智子、荜澄茄、胡椒、青橘皮、附子

【出处】《圣济总录》

【原方功效与主治】治膈气痰结，不入饮食。

九百九十六、【方名】如熬膏

【原方组成】赤石脂、舶上硫黄、天门冬、麦门冬、熟地黄、菟丝子、木香、肉苁蓉、没药、紫霄花、杏仁、鹿茸、虎骨、牛膝、阳起石、远志、川续断、蛇床子、谷精草、龙骨、附子、乳香、蟾酥、麝香、雄黄、生地黄、沉香、母丁香、官桂、甘草、松香、木鳖子

【出处】《普济方》

【原方功效与主治】贴脐上、腰上，则与寝，有益无损。

九百九十七、【方名】如神汤

【原方组成】黄芩、黄连、木通、白芷、丁子、木香、升麻、茯苓、防风、连翘、大黄、枳壳、沉香、乳香、薰陆、地黄、土茯苓、白藓皮、甘草

【出处】《霉疠新书》

【原方功效与主治】治一切疮毒侵眼，目生翳膜者。

九百九十八、【方名】如神丸

【原方组成】阿片、黄连、沉香、砂仁、黄柏、甘草

【出处】《名家方选》

【原方功效与主治】治痢疾。

九百九十九、【方名】如神丸

【原方组成】木香、黄连、阿片、乳香、没药、沉香

【出处】《证治摘要》

一千、【方名】如圣散

【原方组成】北柴胡、白茯苓、甘草、熟地黄、人参、当归、鳖甲、胡黄连、沉香、知母、桑寄生、干葛

【出处】《妇人大全良方》

【原方功效与主治】治妇人所禀血气不足，不耐寒暑，易冒疾伤，月水不调；久而心虚，状若心劳。四肢易倦，筋骨少力，盗汗易惊，或时不宁，五心烦热，肌肤不长，间作头昏，饮食无味，胸膈不利；或产前、产后受病。

一千〇一、【方名】如意丸

【原方组成】沉香、木香、大丁香、荜澄茄、使君子、辣桂、川白姜、桃仁、五灵脂、硇砂、雄黄、没药、大戟、牵牛、巴豆、荆三棱末、蓬莪术、肉豆蔻

【出处】《普济方》

【原方功效与主治】治积聚块痛,疝瘕症癖等疾。

一千〇二、【方名】如意仙丹

【原方组成】真鸦片、沉香、朱砂、木香、京牛黄、麝香

【出处】《良朋汇集经验神方》

【原方功效与主治】专治男妇远近九种心痛,疝气牵引遍身作痛,大渴饮水,随饮随吐,饮食不进,昼夜不睡,噎膈翻胃,久痢不止并治。

一千〇三、【方名】如意紫沉煎丸

【原方组成】沉香、木香、朱砂、硇砂、使君子、荜澄茄、荆三棱、莪术、肉豆蔻、槟榔、母丁香、巴豆、黑牵牛

【出处】《鸡峰普济方》

【原方功效与主治】治气虚中寒,脾胃不和,宿谷迟化,饮食多伤,胸膈痞闷,心腹绞痛,噎醋吞酸,呕逆恶心,胁肋疼胀,泻痢里急,久新积聚,疝瘕癖结等疾。

一千〇四、【方名】乳香膏(乳沉膏)

【原方组成】附子、乳香、当归、麝香、沉香

【出处】《普济方》

【原方功效与主治】治小儿盘肠气吊。曲身啼叫,面红青黑不定,大便青白,奶片不化。

一千〇五、【方名】乳香丸

【原方组成】乳香、没药、沉香、蝎梢、槟榔

【出处】《冯氏锦囊秘录》

【原方功效与主治】治惊风内吊,腹痛夜啼。

一千〇六、【方名】乳香丸

【原方组成】乳香、木香、沉香、枳壳、槟榔、术、芫花、干漆、阿魏、青皮、硇砂、川楝肉

【出处】《鸡峰普济方》

【原方功效与主治】消化积滞。

一千〇七、【方名】乳香丸

【原方组成】乳香、沉香、没药、木香、朱砂、枳壳、乌头、蓬莪术、槟榔、芫花、狼毒、干漆、阿魏、青皮

【出处】《博济方》

【原方功效与主治】散滞气,消酒食,利胸膈,化痰,和顺元气,止冷气攻刺。

一千〇八、【方名】乳香蝎梢丸

【原方组成】乳香、蝎梢、没药、沉香

【出处】《小儿卫生总微论方》
【原方功效与主治】治盘肠内吊,痛不可忍。

一千〇九、【方名】乳香寻痛散

【原方组成】乳香、没药、木香、沉香、肉桂、草乌
【出处】《验方新编》
【原方功效与主治】治远年损伤,偏身疼痛。

一千〇一十、【方名】乳香寻痛散

【原方组成】乳香、没药、木香、沉香、肉桂、草乌、花粉、木瓜、羌活、独活、小茴、甘草、当归、川芎、白芷、血竭
【出处】《跌损妙方》
【原方功效与主治】治远年损伤,遍身疼痛。

一千〇一十一、【方名】入药灵砂丸

【原方组成】当归、鹿茸、黄芪、沉香、北五味、远志、酸枣仁、吴茱萸、茴香、破故纸、牡蛎、熟地黄、人参、龙骨、附子、巴戟、灵砂
【出处】《世医得效方》
【原方功效与主治】治诸虚,白浊,耳鸣,大效。

一千〇一十二、【方名】软犀丸

【原方组成】沉香、檀香、丁香、木香、肉豆蔻、槟榔、巴豆、杏仁、白丁香、鹰粪白、百草霜
【出处】《杨氏家藏方》
【原方功效与主治】治久虚沉积,心腹撮痛,肠滑下利,脏腑不固,日渐羸弱。

一千〇一十三、【方名】润肠丸

【原方组成】肉苁蓉、沉香
【出处】《严氏济生方》
【原方功效与主治】治发汗、利小便,亡津液,大腑秘,老人虚人皆可服。

一千〇一十四、【方名】润生丸

【原方组成】人参、川乌、草乌、白芷、当归、槐角子、何首乌、枳壳、连翘、海风藤、乌药、杜仲、桔梗、石楠叶、肉桂、干姜、白僵蚕、甘草、赤芍药、升麻、虎骨、防己、白花蛇、乳香、没药、沉香
【出处】《疡医大全》

一千〇一十五、【方名】润体丸

【原方组成】雄黄、辰砂、牛黄、乳香、生犀、羚羊角、麝香、白龙脑、沉香、木香、丁香、藿香叶、槟榔、肉豆蔻仁、白僵蚕、蒺藜子、蔓荆子、黑附子、防风、麻黄、人参、羌活、白茯苓、白附

子、桂、晚蛾蚕、芎劳、干蝎、半夏、川乌头、白花蛇、天麻、白豆蔻仁、南番琥珀、腻粉、珍珠、独活、金箔

【出处】《幼幼新书》

【原方功效与主治】治诸风手足不随，神志昏惯，语言謇涩，口眼㖞僻，筋脉拘急，骨节烦疼，头旋眩晕，恍惚不宁，健忘怔忪，痰涎壅满，及皮肤顽厚，麻痹不仁，小儿惊风诸痫。

一千〇一十六、【方名】三才葆真丸

【原方组成】背阴草、白蒺藜、天冬、熟地、人参、黄芪、茯神、枣仁、枸杞、牛膝、杜仲、续断、五加皮、山药、山萸、白术、菟丝、沉香、朱砂、南星、沙苑、半夏、鹿茸、虎胫、乳香、没药、黄芩、山楂、龙骨、地龙、土鳖、甜瓜子、骨碎补、肉桂、附子、炙甘草

【出处】《惠直堂经验方》

【原方功效与主治】凡五劳七伤，左瘫右痪。

一千〇一十七、【方名】三和散

【原方组成】羌活、紫苏、沉香、木瓜、芎劳、大腹皮、白术、橘皮、木香、槟榔、甘草、生姜

【出处】《凌临灵方》

【原方功效与主治】背胸痛妨食及脚气上攻胸腹满闷不大便者。

一千〇一十八、【方名】三和汤方

【原方组成】大腹皮、紫苏、沉香、木瓜、羌活、白术、芎劳、木香、甘草、陈橘皮、槟榔

【出处】《圣济总录》

【原方功效与主治】治三焦病气不升降，水道不利，渐成水胀。

一千〇一十九、【方名】三和丸

【原方组成】枳实、槟榔、半夏、木香、青皮、陈皮、赤茯苓、丁香皮、萝卜子、白术、京三棱、蓬莪术、白豆蔻仁、沉香、桂、藿香、黑牵牛

【出处】《御药院方》

【原方功效与主治】治三焦不和，气不升降，心胸痞闷，胁肋疼痛，因伤冷物传化失常。

一千〇二十、【方名】三建汤

【原方组成】大附子、大川乌、天雄、沉香

【出处】《景岳全书》

【原方功效与主治】治元阳素虚，寒邪外攻，手足厥冷，六脉沉微，大小便数滑，凡中风潮涎，不省人事，伤寒阴证，气逆。

一千〇二十一、【方名】三棱散

【原方组成】三棱、莪术、白术、人参、茯苓、大麦蘖、豆蔻仁、青皮、木香、桃仁、沉香、神曲、诃子皮、槟榔、甘草、干姜

【出处】《鸡峰普济方》

【原方功效与主治】治脾元虚冷,心胸满闷,腹胁胀满。

一千〇二十二、【方名】三妙膏

【原方组成】乳香、没药、血竭、雄上黄、木香、沉香、檀香、枫香、降香、丁香、藿香、麝香、珠粉、大梅

【出处】《丁甘仁先生家传珍方》

【原方功效与主治】专治一切痈疽大症,未成者即消,已成者即溃,已溃者即敛。

一千〇二十三、【方名】三仁五子丸

【原方组成】柏子仁、肉苁蓉、车前、苡仁、酸枣仁、枸杞子、菟丝、当归、覆盆子、白茯苓、沉香、五味子、熟地黄

【出处】《审视瑶函》

【原方功效与主治】治肝肾不足,体弱眼昏,内障生花,不计近远。

一千〇二十四、【方名】三仁五子丸

【原方组成】菟丝子、五味子、枸杞子、覆盆子、车前子、柏子仁、酸枣仁、薏苡仁、沉香、鹿茸、肉苁蓉、巴戟、当归、白茯苓、乳香、熟干地黄

【出处】《杨氏家藏方》

【原方功效与主治】治血气耗虚,五脏不足,睡中惊悸,盗汗怔忪,梦遗失精,四肢倦懈,肌肤瘦弱,或发寒热,饮食减少。常服养心益肝,生血补气,润泽肌肤,倍进饮食。

一千〇二十五、【方名】三脘痞气丸

【原方组成】木香、白豆蔻、青皮、陈皮、京三棱、大腹子、半夏、缩砂仁、槟榔、沉香

【出处】《御药院方》

【原方功效与主治】治三焦痞滞,气不升降,水饮停积,不得流行,胁下虚满或时刺痛。

一千〇二十六、【方名】三脘散方

【原方组成】大腹皮、紫苏茎叶、沉香、木瓜、羌活、白术、芎䓖、木香、炙甘草、陈橘皮、槟榔

【出处】《圣济总录》

【原方功效与主治】治产后脏腑壅滞,肠胃燥涩,大小便秘。

一千〇二十七、【方名】三香宝暑散

【原方组成】细辛、荆芥、郁金、檀香、沉香

【出处】《验方新编》

【原方功效与主治】专治七十二种痧症,霍乱转筋尤为神妙。

一千〇二十八、【方名】三香鳖甲饮方

【原方组成】鳖甲、大黄、人参、附子、枳壳、牛膝、桂、熟干地黄、厚朴、五味子、木香、丁

香、当归、白术、芍药、白茯苓、肉豆蔻、沉香、京三棱、羌活、槟榔

【出处】《圣济总录》

【原方功效与主治】治虚劳身体气刺疼痛，日渐瘦弱，心下气满，不思饮食。

一千〇二十九、【方名】三香槟榔圆

【原方组成】香附、沉香、槟榔、人参、哈蟆、麝香

【出处】《幼科证治大全》

【原方功效与主治】治婴孩小儿禀受肾气不足。肾主骨髓，髓不充于齿，故齿不生。

一千〇三十、【方名】三香散

【原方组成】木香、沉香、檀香

【出处】《痧胀玉衡》

【原方功效与主治】过饮冷水，痧不愈者。

一千〇三十一、【方名】三因化气汤

【原方组成】砂仁、桂心、木香、甘草、茴香、丁香皮、青皮、陈皮、干姜、蓬术、胡椒、沉香

【出处】《医灯续焰》

【原方功效与主治】治息积。

一千〇三十二、【方名】散救法方

【原方组成】土鳖、沉香末、银朱

【出处】《万病回春》

【原方功效与主治】随用好酒温调服，消肿去毒止疼神效。

一千〇三十三、【方名】桑白皮汤方

【原方组成】桑根白皮、青橘皮、半夏、沉香、柴胡、贝母、附子、干姜、白茯苓、赤芍药、白芷、炙甘草、白术、鳖甲、细辛、麻黄、大黄、木通、乌梅、黄芪、玄参、石斛、陈橘皮、常山

【出处】《圣济总录》

【原方功效与主治】治虚劳伤损，骨节酸疼，肌热咳嗽。

一千〇三十四、【方名】桑螵蛸丸方

【原方组成】桑螵蛸、菖蒲、山茱萸、磁石、肉苁蓉、附子、续断、五味子、薯蓣、草薢、沉香、茴香子

【出处】《太平圣惠方》

【原方功效与主治】治肾脏风虚，耳鸣，腰脊强直，小便数滑。

一千〇三十五、【方名】桑朴汤

【原方组成】桑皮、厚朴、橘红、半夏、茯苓、沉香、苏子、杏仁、蒌皮、贝母、郁金、佛手、姜

【出处】《校注医醇賸义》

【原方功效与主治】治烦满喘而呕。

一千〇三十六、【方名】痧疫回春丹

【原方组成】苍术、雄黄、沉香、丁香、木香、郁金、蟾酥、麝香
【出处】《时病论》
【原方功效与主治】治一切痧疫，神效。

一千〇三十七、【方名】山虎汤

【原方组成】蛤蚧尾、生地、沉香、破故纸、人参、沙参、茯苓、山药、贝母、杏仁、麦冬
【出处】《医醇賸义》
【原方功效与主治】肾经之咳，或呛或喘，痰味咸而有黑花者。

一千〇三十八、【方名】山茱萸散方

【原方组成】山茱萸、薯蓣、菖蒲、土瓜根、甘菊花、木通、防风、赤茯苓、天雄、牛膝、沉香、甘草、远志、生干地黄、蔓荆子
【出处】《太平圣惠方》
【原方功效与主治】治风虚耳聋，头脑旋闷，四肢不利。

一千〇三十九、【方名】疝气丸

【原方组成】沉香、木香、川楝肉、大茴香、小茴香、青皮、陈皮、山楂肉、荔核、橘核、吴茱萸
【出处】《婴童类萃》

一千〇四十、【方名】上好香茶饼

【原方组成】檀香、诃子皮、儿茶、硼砂、沉香、南薄荷叶、甘松、乌梅肉、冰片
【出处】《奇方类编》

一千〇四十一、【方名】上上香茶饼

【原方组成】檀香、诃子皮、儿茶、硼砂、沉香、薄荷叶、甘松、乌梅肉
【出处】《寿世保元》

一千〇四十二、【方名】烧香泽法

【原方组成】沉香、甲香、丁香、麝香、檀香、苏合香、薰陆香、零陵香、白胶香、藿香、甘松香、泽兰
【出处】《备急千金要方》
【原方功效与主治】甲煎口脂，治唇白无血色及口臭方。

一千〇四十三、【方名】烧枣丸

【原方组成】沉香、木香、公丁香、胡椒、官桂、干姜、砂仁、赤小豆

【出处】《回生集》

【原方功效与主治】治泄泻不止,虽至面黑气息奄奄者,亦立效回生。

一千〇四十四、【方名】蛇头丸

【原方组成】花蛇头、全蝎、紫粉、生麝香、五灵脂、朱砂、真郁金、沉香、白附子、金银箔、蛇含石

【出处】《世医得效方》

【原方功效与主治】主治搐搦不已,惊狂迷闷,角弓反张,或昏沉啮齿,双目直视,频唤不省,变为痫证。

一千〇四十五、【方名】蛇头丸

【原方组成】朱砂、紫粉、全蝎、生麝香、花蛇头、沉香、真郁金、五灵脂、白附子、金银箔、片脑子、蛇含石、白僵蚕、南星、天麻

【出处】《普济方》

【原方功效与主治】若儿搐搦不已,惊狂迷闷,角弓反张,或昏沉啮齿,双目直视,频唤不省,变为痫证。

一千〇四十六、【方名】射干汤方

【原方组成】射干、玄参、连翘、犀角、紫檀香、沉香、升麻

【出处】《圣济总录》

【原方功效与主治】治诸风肿欲成脓。

一千〇四十七、【方名】麝沉膏

【原方组成】乳香、木香、诃子、麝香、沉香、蚵蚾、豆蔻

【出处】《普济方》

【原方功效与主治】治小儿疳泻,白浊腥臭肥腻,骨热多渴,腹痛不食,羸乏无力,颈骨垂倒。

一千〇四十八、【方名】麝沉散方

【原方组成】麝香、沉香

【出处】《圣济总录》

【原方功效与主治】治小儿哕逆。

一千〇四十九、【方名】麝香宽中丸

【原方组成】沉香、香附子、缩砂仁、甘松、姜黄、木香、陈橘皮、甘草、白檀香、麝香

【出处】《杨氏家藏方》

【原方功效与主治】治中脘不快,胸膈痞闷,呕逆恶心,腹胁刺痛,不思饮食。

一千〇五十、【方名】麝香鹿茸丸

【原方组成】熟地黄、山药、杜仲、鹿茸、五味子、肉苁蓉、牛膝、沉香、麝香

【出处】《古今医统大全》

【原方功效与主治】治真元虚惫，精血耗少。

一千〇五十一、【方名】麝香平气丸方

【原方组成】麝香、木香、沉香、丁香、肉豆蔻、丹砂、槟榔、桂、厚朴、乳香、半夏

【出处】《圣济总录》

【原方功效与主治】治心胸痞闷，痰逆恶心，吞酸噫食，腹胁疼痛，肢体倦怠，和益脾胃，思进饮食，辟除邪气。

一千〇五十二、【方名】麝香三棱丸

【原方组成】京三棱、人参、白术、丁香、陈橘皮、半夏、神曲、沉香、麝香

【出处】《杨氏家藏方》

【原方功效与主治】化生冷宿食，散心腹胀闷，止呕吐恶心，匀气宽膈，消痰美食。

一千〇五十三、【方名】麝香散

【原方组成】沉香、白术、人参、肉豆蔻、槟榔、木香、官桂、陈橘皮、枳壳、荆三棱、草豆蔻、厚朴、丁香、诃子、茯苓、益智、青橘皮、蓬莪术、甘草、干姜、郁李仁

【出处】《传家秘宝》

【原方功效与主治】治气劳及一切痞气，胸膈膺胁疼痛不利。

一千〇五十四、【方名】麝香散方

【原方组成】麝香、木香、沉香、犀角、独活、甘草、射干、川大黄、桑寄生

【出处】《幼幼新书》

【原方功效与主治】治小儿热毒肿，恐恶毒气入腹，取利以泄毒气。

一千〇五十五、【方名】麝香汤方

【原方组成】麝香、木香、人参、沉香、赤茯苓、丁香

【出处】《圣济总录》

【原方功效与主治】治小儿吐，胸中痞满，乳饮停积。

一千〇五十六、【方名】神功七宝丹

【原方组成】膃肭脐、黑附子、阳起石、钟乳粉、鹿茸、龙骨、沉香、麝香

【出处】《御药院方》

【原方功效与主治】补益真元，固精实髓，通畅百脉，悦泽颜色。久服延年益寿，强力壮神。

一千○五十七、【方名】神功助化散

【原方组成】萹蓄、麦芽、瞿麦穗、甘草、沉香、神曲、木香、大黄
【出处】《经验丹方汇编》
【原方功效与主治】治痞积。

一千○五十八、【方名】神功助化散

【原方组成】地萹蓄、瞿麦穗、大麦蘗、神曲、沉香、木香、甘草、大黄
【出处】《医学纲目》
【原方功效与主治】专治男子妇人腹中痞块,不拘气血食积所成。

一千○五十九、【方名】神秘沉香丸

【原方组成】大黄、黄芩、青礞石、沉香、百药煎
【出处】《本草汇言》
【原方功效与主治】一切新旧失心丧志,或癫,或狂等证。一切中风瘫痪,痰涎壅塞,大便或通或结者。一切阳证,风毒脚气遍身游走疼痛。

一千○六十、【方名】神妙沉香丸

【原方组成】丁香、沉香、乳香、阿魏、肉桂、舶上茴香、槟榔、肉豆蔻、荜茇、巴豆
【出处】《博济方》
【原方功效与主治】消化滞气,调顺三焦,空胸膈,理脾元,大能化酒食毒。

一千○六十一、【方名】神妙列仙散

【原方组成】沉香、木香、茴香、槟榔、萹蓄、大黄、麦芽、瞿麦
【出处】《赤水玄珠》
【原方功效与主治】饮酒所伤,以致遍身疼痛,腰脚强跛,手足顽麻,胃脘疼痛,胸膈满闷,肚腹膨胀,呕吐泻痢,及酒食停久,或一切积聚、黄疸、热鼓。

一千○六十二、【方名】神妙丸

【原方组成】硫黄、荔枝核、川芎、吴茱萸、大茴香、木香、沉香、乳香、橘核
【出处】《万病回春》
【原方功效与主治】治小肠气、膀胱气、疝气、盘肠气、水肾气、偏坠。

一千○六十三、【方名】神妙丸

【原方组成】真沉香、阿魏、槟榔、穿山甲、云术、朱砂、雄黄
【出处】《丹台玉案》
【原方功效与主治】治疟母积块,作痛发热。

一千〇六十四、【方名】神明膏

【原方组成】栝蒌、赤芍药、甘草、黄芪、杏仁、香白芷、当归、桃仁、人参、川芎、苍术、桑白皮、沉香、零陵香、藿香叶

【出处】《杨氏家藏方》

【原方功效与主治】治痈疽、发背，一切疮肿，打扑伤损，汤火金疮。

一千〇六十五、【方名】神明膏

【原方组成】生瓜蒌、赤芍药、甘草、黄芪、白芷、杏仁、当归、桃仁、人参、川芎、苍术、桑白皮、沉香、藿香

【出处】《叶氏录验方》

【原方功效与主治】治一切疮肿折伤，磨风止痛。

一千〇六十六、【方名】神曲丸

【原方组成】神曲、荜茇、白豆蔻仁、白术、人参、附子、诃子、厚朴、丁香、沉香、荜澄茄、陈橘皮

【出处】《杨氏家藏方》

【原方功效与主治】治阴阳不和，脾胃虚弱，气不升降，呕吐泄泻，胁肋刺痛，心腹胀满。

一千〇六十七、【方名】神塞丸

【原方组成】麝香、生白矾、沉香、糯米

【出处】《外科心法要诀》

【原方功效与主治】塞入耳鼻，衄血痊。

一千〇六十八、【方名】神圣膏方

【原方组成】木香、雄黄、桂心、赤芍药、当归、人参、附子、丁香、白芷、黄芪、没药、芎䓖、防风、甘草、沉香、细辛、乳香、白檀香、甘松香、蜡、松脂、垂柳枝、柏枝、黄丹、清麻油

【出处】《太平圣惠方》

【原方功效与主治】治发背痈疽，疮肿结硬，痛不可忍。

一千〇六十九、【方名】神圣化脾丸

【原方组成】雷丸、神曲、麦蘖、陈皮、青皮、茯苓、苦葶苈、石三棱、萝卜子、阿魏、白豆蔻、沉香、青木香、广木香、莪术、苍术、半夏、丁香

【出处】《普济方》

【原方功效与主治】专治小儿脾疳。积聚成块，在皮膜外者，发热发渴，乳食不进，日渐羸瘦。

一千〇七十、【方名】神授卫生汤

【原方组成】羌活、防风、白芷、穿山甲、沉香、红花、连翘、石决明、金银花、皂角刺、归尾、

甘草节、花粉、乳香、大黄

【出处】《外科正宗》

【原方功效与主治】宣热散风,行瘀活血,解毒消肿。

一千〇七十一、【方名】神通汤

【原方组成】良姜、丁香、沉香、木香、陈皮、莪术、大腹、吴茱萸、砂仁、干姜、枇杷叶、连翘

【出处】《名家方选》

【原方功效与主治】治饮食大过,腹痛无吐下,闷乱痛甚。

一千〇七十二、【方名】神仙沉麝丸

【原方组成】没药、血竭、沉香、麝香、辰砂、木香、甘草

【出处】《太平惠民和剂局方》

【原方功效与主治】治一切气痛不可忍者。

一千〇七十三、【方名】神仙回脓散

【原方组成】大黄、白芷、木香、沉香、没药、蛤粉、穿山甲(炙)

【出处】《盘珠集胎产症治》

一千〇七十四、【方名】神仙聚宝丹

【原方组成】乳香、没药、当归、麝香、琥珀、辰砂、木香、沉香、川芎

【出处】《薛氏济阴万金书》

【原方功效与主治】室女百病并难产,一切血晕,败血攻心,口噤舌强,及恶露不尽。

一千〇七十五、【方名】神仙快活丸

【原方组成】桂花、木香、丁香、青皮、陈皮、官桂、荜澄茄、肉果、砂仁、良姜、白果、白芷、甘松、广三棱、檀香、沉香、茯苓、香附子、麝香、益智、大椒、红豆、藿香

【出处】《普济方》

【原方功效与主治】治妇人男子脾胃不和,气不升降,腹胀肠鸣,反胃吐食,呕吐酸水,不思饮食,心腹痞闷,水谷不消,渐成泻痢。酒食所伤,小儿奶癖。

一千〇七十六、【方名】神仙秘宝丹

【原方组成】白花蛇头、乌蛇头、赤足蜈蚣、附子、白花蛇项后肉、朱砂、白僵蚕、雄雀、全蝎、天麻、天南星、人参、沉香、五灵脂、川芎、脑子、乳香、没药、牛黄、血竭、麝香

【出处】《杨氏家藏方》

【原方功效与主治】治一切中风,左瘫右痪,手足弹曳,牙关紧急,口眼㖞斜,语言謇涩,昏塞如醉,或痛连骨髓,或痹袭皮肤,瘙痒顽痹,血脉不行。及治小儿心肺中风,涎潮搐搦,妇人产后中风。

一千〇七十七、【方名】神仙排脓散

【原方组成】大黄、白芷、沉香、木香、乳香、没药、穿山甲

【出处】《万病回春》

【原方功效与主治】治恶疮毒、风毒、疔疮、背花疮、小儿恶疮,脓血俱从大便中出。亦治气滞腹胀及妇人经闭不通。

一千〇七十八、【方名】神仙通气散

【原方组成】蛤蚧、母丁香、沉香、胡椒、大茴香、广木香、麝香

【出处】《广嗣要语》

【原方功效与主治】助嗣育。

一千〇七十九、【方名】神仙丸

【原方组成】朱砂、人参、沉香、全蝎、白僵蚕、天麻、天南星、川芎、附子、五灵脂、乳香、蜈蚣、白花蛇头、乌蛇头、花蛇、牛黄、麝香、脑子、没药、血竭、硇砂、雄雀

【出处】《幼幼新书》

【原方功效与主治】治小儿急慢惊风,兼治中风瘫痪。

一千〇八十、【方名】神仙延寿丹

【原方组成】黄精、仙茅、赤白何首乌、淫羊藿、斑龙霜、嫩鹿茸、虎胫骨、大附子、肉桂、嫩黄芪、楝参、柏子仁、远志、白茯神、石菖蒲、怀山药、益智仁、补骨脂、川巴戟、怀牛膝、川杜仲、菟丝子、小茴、川椒、葫芦巴、金铃子、川萆薢、青盐、赤石脂、沉香、乳香、辰砂

【出处】《济世全书》

【原方功效与主治】专补诸虚,除百病,填精髓,助元阳,暖丹田,壮筋骨,悦颜色,安五脏,和六腑,乌须发,牢牙齿,聪耳明目,轻身壮力,返老还童,延年益寿。

一千〇八十一、【方名】神仙紫雪

【原方组成】黄金、寒水石、石膏、犀角屑、羚羊角屑、玄参、沉香、木香、丁香、甘草、升麻

【出处】《鸡峰普济方》

【原方功效与主治】治脚气毒攻,内外烦热,狂易叫走,解一切热毒。

一千〇八十二、【方名】神效龟龄益寿膏

【原方组成】菟丝子、牛膝、木鳖子、熟地、肉苁蓉、川断、蛇床子、鹿茸、大附子、生地、虎腿骨、官桂、紫梢花、杏仁、谷精草、松香、黄丹、硫黄、雄黄、龙骨、蛤蚧、乳香、没药、赤石脂、沉香、鸦片、母丁香、麝香、木香、真阳起石、蟾酥

【出处】《太医院秘藏膏丹丸散方剂》

【原方功效与主治】此膏异授秘传,能固玉池,真精不泄,灵龟不死,通二十四道血脉,镇三十六道骨节。气血流畅,精髓充满,保固下元,全形固本,如海之常盈,通三关,壮五脏,下元虚冷,诸虚百损,五劳七伤,阳痿不举,不坚固。久无子嗣,下淋白浊,小肠疝气,遗精盗

汗,手足顽麻,半身不遂,单腹胀满,腰腿疼痛。强阳健力,种子之功,百试百效。并治脾胃虚弱,经水不调,赤白带下,气血虚亏,久不孕育,干血劳瘵,或系屡经小产。此膏充实血海,能暖子宫,易得孕育,并治崩漏不止,症瘕血海等症。男妇如能常贴此膏者,气血充足,容颜光彩,诸疾不生,乌须黑发,固精种子。此膏终身永贴者,体健身轻,返老还童,虽八十老人,阴阳强健,惯能远视,行不困乏。

一千〇八十三、【方名】神效开结散

【原方组成】沉香、木香、陈皮、珍珠、猪靥肉子
【出处】《医学入门》
【原方功效与主治】治男妇项下瘿疾,不问远年近日皆效。

一千〇八十四、【方名】神效木香丸

【原方组成】木香、沉香、砂仁、苦葶苈、益智、连翘、桑皮、白牵牛、椒目、枳壳、木通、黑牵牛、陈皮、青皮、泽泻、大黄、槟榔、胡椒、甘遂
【出处】《奇效良方》
【原方功效与主治】治二十四种虫病。

一千〇八十五、【方名】神效散

【原方组成】沉香、芫花、月季花
【出处】《经验丹方汇编》
【原方功效与主治】未破用此而消,已溃烂牵至两间胸腋。茄子大,四、五年不愈者亦治。

一千〇八十六、【方名】神效种子丸

【原方组成】大熟地、肉苁蓉、萆薢、灯草、木香、山萸肉、荜澄茄、大茴香、马兰实、干漆、巴戟肉、蛇床子、龙骨、全当归、牡蛎粉、母丁香、桑螵蛸、全蝎、茯苓、蜘蛛、威灵仙、菟丝子、沉香、车前子、木通、远志肉
【出处】《外科传薪集》
【原方功效与主治】此方云寡妇服下,且有孕。

一千〇八十七、【方名】沈氏头风丸

【原方组成】煨天麻、麸枳壳、酒白芍、炒黑瓜蒌仁、于术炭、姜炒半夏曲、煅蛤粉、炒焦枣仁、黄连吴萸同炒去萸、砂仁、甘菊、炙草、酒归身、沉香屑、檀香、金石斛、黑枣肉
【出处】《杂病源流犀烛》
【原方功效与主治】治头风两边痛。

一千〇八十八、【方名】肾积方

【原方组成】姜味草、姜智仁、沉香、荔枝核
【出处】《滇南本草》

一千〇八十九、【方名】肾沥汤方

【原方组成】磁石、巴戟、附子、沉香、石斛、人参、肉桂、白茯苓、牛膝、黄芪、五味子、桑螵蛸、泽泻、防风、熟干地黄、山茱萸

【出处】《太平圣惠方》

【原方功效与主治】治肾脏风虚,两耳常鸣。

一千〇九十、【方名】升麻散

【原方组成】升麻、防风、细辛、钟乳、凝水石、白石英、丹砂、沉香、丁香、麝香

【出处】《普济方》

【原方功效与主治】治齿黄黑,揩齿令白。

一千〇九十一、【方名】升麻散

【原方组成】升麻、防风、藁本、细辛、白芷、地骨皮、露蜂房、木香、甘松、丁香、沉香、柳枝心

【出处】《普济方》

【原方功效与主治】龈肉腐烂。

一千〇九十二、【方名】升麻散方

【原方组成】川升麻、吴白芷、藁本、细辛、沉香、石膏、贝齿、麝香、寒水石

【出处】《太平圣惠方》

【原方功效与主治】揩齿,去风辟口气,令白净。

一千〇九十三、【方名】升麻汤方

【原方组成】升麻、黄芩、白茯苓、麦门冬、大黄、羌活、木香、犀角、沉香、玄参

【出处】《圣济总录》

【原方功效与主治】治心气实热,神思不安,常思狂走,喜笑无度,坐卧不安。

一千〇九十四、【方名】生发膏方

【原方组成】松叶、莲子草、枣根皮、韭根、蔓荆子、竹沥、猪脂、防风、白芷、辛夷仁、吴蓝、升麻、芎䓖、独活、寄生、藿香、沉香、零陵香

【出处】《外台秘要》

【原方功效与主治】疗热风冲发,发落。

一千〇九十五、【方名】生肌方

【原方组成】木香、沉香、麦门冬、贝母、甘草

【出处】《普济方》

【原方功效与主治】治口疮。

一千○九十六、【方名】生津补血汤

【原方组成】当归、白芍、熟地黄、生地黄、茯苓、枳实、陈皮、黄连、苏子、贝母、砂仁、沉香
【出处】《万病回春》
【原方功效与主治】治年少胃脘血燥,故塞。

一千○九十七、【方名】生料木香匀气散

【原方组成】丁香、檀香、木香、甘草、缩砂、白豆蔻仁、沉香、藿香
【出处】《世医得效方》
【原方功效与主治】治寒疝作痛,和气。

一千○九十八、【方名】生胃丹

【原方组成】大天南星、丁香、粟米、木香、厚朴、神曲、麦蘖、橘红、防风、白术、谷蘖、缩砂仁、白豆蔻仁、青皮、半夏曲、人参、沉香、甘草
【出处】《严氏济生方》
【原方功效与主治】治脾胃不足,痰多呕逆,不思饮食。

一千○九十九、【方名】生胃汤

【原方组成】丁香、白豆蔻、缩砂、白术、白茯苓、陈皮、黄芪、干姜、沉香、甘草、木香、半夏
【出处】《普济本事方》
【原方功效与主治】治不思饮食。

一千一百、【方名】生胃丸

【原方组成】大天南星、丁香、木香、厚朴、神曲、麦蘖、橘红、白豆蔻仁、缩砂仁、青皮、半夏曲、人参、沉香、粟米、甘草
【出处】《瑞竹堂经验方》
【原方功效与主治】治脾胃不足,痰多呕逆,不思饮食。

一千一百○一、【方名】圣惠沉香散

【原方组成】沉香、槟榔、丹参、赤芍药、白蒺藜、枳壳、赤茯苓
【出处】《证治准绳》
【原方功效与主治】风热客于肾经,肾虚不能宣散而肿,发歇疼痛。

一千一百○二、【方名】圣灵丹

【原方组成】川乌、草乌、麻黄、生地黄、五灵脂、虎胫骨、自然铜、广木香、乳香、没药、干酸木瓜、甜瓜子、沉香、败龟板
【出处】《瑞竹堂经验方》
【原方功效与主治】男子妇人,风湿相搏,气痹传于手足,麻肿疼痛,久则偏枯,及脚气不能行履,大治瘫痪风湿,手足复旧。

一千一百〇三、【方名】胜金丹

【原方组成】牡丹皮、川藁本、人参、川当归、白茯苓、赤石脂、香白芷、官桂、白薇、京芎、延胡索、白芍药、白术、甘草、沉香、没药

【出处】《是斋百一选方》

【原方功效与主治】凡妊娠临月,服此五、六粒即易产。久无子息,服二十粒当月有子。并治积年血风,半身不遂,种种血疾。

一千一百〇四、【方名】湿香方

【原方组成】沉香、甘松、檀香、雀头香、甲香、丁香、零陵香、鸡骨煎香、麝香、薰陆香

【出处】《备急千金要方》

一千一百〇五、【方名】十八味丁沉透膈汤

【原方组成】白术、香附、人参、缩砂仁、丁香、麦蘖、肉豆蔻、白豆蔻、木香、青皮、炙甘草、半夏、藿香、厚朴、神曲、草果、沉香、陈皮

【出处】《太平惠民和剂局方》

【原方功效与主治】治脾胃不和,中寒上气,胁肋胀满,心腹绞痛,痰逆恶心;或时呕吐,饮食减少,十膈五噎,痞塞不通,噫气吞酸,口苦失味。

一千一百〇六、【方名】十二味玄翘饮

【原方组成】元参、连翘、山豆根、银花、桔梗、银柴胡、牛蒡、蝉蜕、升麻、花粉、马蹄香(即沉香)、生甘

【出处】《喉舌备要秘旨》

【原方功效与主治】治白喉初起。

一千一百〇七、【方名】十金定喘丸

【原方组成】人参、沉香、紫菀,紫苏叶、枳壳、甜葶苈、桔梗、桑白皮、五味子、款冬花、乌梅肉、麻黄

【出处】《身经通考》

【原方功效与主治】治一切痰喘,坐卧不安。

一千一百〇八、【方名】十九味三香追毒饮

【原方组成】羌活、连翘、甘草、花粉、紫苏、白芷、防风、二花、肉桂、黄芪、茯苓、乳香、木香、沉香、芍药、郁金、生地、枳壳、前胡

【出处】《万氏秘传外科心法》

【原方功效与主治】心腹肚痛,生于正肚之侧,去脐一掌。

一千一百〇九、【方名】十全抱龙丸

【原方组成】天竺黄、辰砂、琥珀、胆星、枳壳、生甘草、白茯神、山药、白硼砂、沉香、雄黄

【出处】《奇方类编》

【原方功效与主治】治小儿一切惊风潮热,心神不宁,咳嗽痰喘。

一千一百一十、【方名】十全大补汤

【原方组成】黄芪、人参、白术、白茯苓、当归身、川芎、白芍、怀熟地黄、肉桂、白豆蔻、沉香、大附子、甘草

【出处】《济世全书》

【原方功效与主治】治久病虚损,脾胃伤损,眼目昏暗;或饮食失节,劳役形体,脾胃不足,得内障、耳鸣之患;或多年眼目昏暗,视物不明。此药能令广大聪明,久服无内障、外障之患,耳鸣耳聋等症。

一千一百一十一、【方名】十味五积丸方

【原方组成】沉香、青橘皮、京三棱、甘松、姜黄、木香、甘遂炒、芫花、大戟、牵牛子

【出处】《圣济总录》

【原方功效与主治】治五积气,呕吐酸水,心腹胀闷,不思饮食。

一千一百一十二、【方名】十仙夺命丹

【原方组成】三棱、莪术、木香、沉香、丁香、没药、川芎、苦葶苈、皂角、巴豆

【出处】《鲁府禁方》

【原方功效与主治】治梅核气,膨胀气块,冷心疼,经脉不通,食积气积冷积。

一千一百一十三、【方名】十香返魂丹

【原方组成】公丁香、木香、乳香、藿香、苏合香、降香、海沉香、安息香、麝香、香附、诃子肉、僵蚕、天麻、郁金、蒌仁、礞石、甘草、建莲子、檀香、朱砂、琥珀、京牛黄、冰片、大赤金箔

【出处】《春脚集》

【原方功效与主治】痰厥中风,口眼㖞斜,牙关紧闭,昏晕欲死,或诸风狂乱。

一千一百一十四、【方名】十香膏

【原方组成】沉香、麝香、木香、乳香、甘松、丁香、白芷、安息香、零陵香、藿香、当归、川芎、黄芪、木香、芍药、细辛、升麻、白蔹、独活、川椒、藁本、菖蒲、厚朴、木鳖子、官桂、桃仁、商陆根、杏仁、柏子仁、松子仁、槐枝、桑枝、柳枝、松枝、没药、轻粉、雄黄、朱砂、云母石、生犀角、乱发灰、白矾灰、真酥、猪脂、羊肾脂、青芝麻油、黄丹

【出处】《普济方》

【原方功效与主治】治五发恶疮,结核瘰疬,疳瘘疽痔。

一千一百一十五、【方名】十香丸

【原方组成】木香、沉香、泽泻、乌药、陈皮、丁香、小茴香、香附、荔枝核、皂角

【出处】《景岳全书》

【原方功效与主治】气滞、寒滞诸痛。

一千一百一十六、【方名】十香丸方

【原方组成】麝香、沉香、丁香、安息香、木香、降真香、藿香、甲香、苏合香、薰陆香、牛黄、犀角屑、人参、细辛、芎䓖、白茯苓、当归、桂心

【出处】《太平圣惠方》

【原方功效与主治】破积血,除瘦病,去恶气,好音声,畅六腑,调五脏,壮气益心神。

一千一百一十七、【方名】十一味五香连翘汤

【原方组成】木香、藿香、乳香、沉香、香附、羌活、独活、桑寄、升麻、木通、连翘

【出处】《万氏秘传外科心法》

一千一百一十八、【方名】十珍饼子

【原方组成】丁香、沉香、木香、桂、藿香、肉豆蔻、吴茱萸、半夏、舶上硫黄、水银

【出处】《御药院方》

【原方功效与主治】治大人小儿呕吐痰涎,粥药难停,无问新久,服之愈。

一千一百一十九、【方名】石干散

【原方组成】石干、槟榔、黑丑头末、海金沙、葶苈、西珀、沉香、木香

【出处】《杂病源流犀烛》

【原方功效与主治】肿胀。

一千一百二十、【方名】石膏散

【原方组成】石膏、凝水石、丹砂、升麻、白芷、细辛、藁本、沉香

【出处】《普济方》

【原方功效与主治】治齿黑黄,并口臭,揩齿。

一千一百二十一、【方名】石斛苁蓉散

【原方组成】肉苁蓉、石斛、五味子、黄芪、丹参、牛膝、附子、当归、人参、杜仲、沉香、茯苓、石南、枳实、熟地黄、桂、磁石

【出处】《鸡峰普济方》

【原方功效与主治】补肾气。

一千一百二十二、【方名】石斛散方

【原方组成】石斛、麻黄、丹参、牛膝、侧子、桂心、沉香、当归、羌活、枳壳、萆薢、续断

【出处】《太平圣惠方》

【原方功效与主治】治虚劳偏枯,手足不遂,筋脉拘急,骨节疼痛。

一千一百二十三、【方名】石斛散方

【原方组成】石斛、附子、五味子、泽泻、当归、牛膝、白茯苓、沉香、人参、桂心、磁石、黄

芪、肉苁蓉、茴香子、枳实

【出处】《太平圣惠方》

【原方功效与主治】治膀胱虚冷,两胁胀满,脚胫多疼,腰脊强痛,小便滑数。

一千一百二十四、【方名】石斛丸方

【原方组成】石斛、牛膝、续断、菟丝子、石龙芮、桂、肉苁蓉、鹿茸、杜仲、白茯苓、熟干地黄、附子、巴戟天、防风、桑螵蛸、芎劳、山茱萸、覆盆子、补骨脂、荜澄茄、五味子、泽泻、沉香、茴香子、薏苡仁

【出处】《圣济总录》

【原方功效与主治】治肾虚骨痹,肌体羸瘦,腰脚酸痛,饮食无味,小便滑数。

一千一百二十五、【方名】石斛丸方

【原方组成】石斛、牛膝、山茱萸、续断、肉苁蓉、沉香、钟乳粉、桂心、熟干地黄、白茯苓、泽泻、黄芪、菟丝子、蛇床子、薯蓣、附子、鹿茸、巴戟、杜仲、补骨脂

【出处】《太平圣惠方》

【原方功效与主治】脾肾久虚,腰体不利,肌肤羸弱,宜服此。强筋骨,悦颜色,耐寒暑,倍气力。

一千一百二十六、【方名】收阴散

【原方组成】当归、白芍、川芎、熟地、人参、白术、枳壳、升麻、陈皮、沉香、肉桂、茱萸、甘草

【出处】《郑氏家传女科万金方》

一千一百二十七、【方名】收阴散

【原方组成】人参、白术、甘草、肉桂、枳壳、升麻、吴萸、沉香

【出处】《女科切要》

【原方功效与主治】产后偶取重物,致膀胱坠落在外不收,此气弱血冷,移取重物,努力而致伤胜,因而坠下不收。或三四月,或半年一载,不能还原者。

一千一百二十八、【方名】手拈散

【原方组成】草果、延胡索、五花脂、乳香、没药、沉香、阿魏

【出处】《丹台玉案》

【原方功效与主治】治心腹腰胁,两肋疼痛,并瘀血凝滞。

一千一百二十九、【方名】梳头零陵香油方

【原方组成】零陵香、乌麻油、茅香、莲子草、细辛、藁本、芎劳、白芷、生铧铁、诃黎勒皮、没石子、酸石榴皮、牛膝、白檀香、沉香、地骨皮

【出处】《太平圣惠方》

【原方功效与主治】益发令黑,光滑润泽。

一千一百三十、【方名】舒筋汤

【原方组成】姜黄、赤芍、当归、海桐皮、白术、羌活、甘草、沉香

【出处】《杂病源流犀烛》

【原方功效与主治】治肩臑肘臂腕手病。

一千一百三十一、【方名】舒筋调荣汤

【原方组成】当归、肉苁蓉、川芎、牛膝、人参、威灵仙、红花、生地、丹皮、沉香、黑枣

【出处】《丹台玉案》

【原方功效与主治】治一切股痛。

一千一百三十二、【方名】舒筋丸

【原方组成】海桐皮、天麻、大栝蒌、防风、虎骨、牛膝、沉香、木香、当归、乳香、没药、血竭、甜瓜子、楮实、自然铜、肉桂

【出处】《普济方》

【原方功效与主治】治筋痹不能屈伸。

一千一百三十三、【方名】舒气活络丸

【原方组成】当归、白芍、沉香、香附、桂枝、川芎、牛膝、乌药、苍术、薏苡仁、生地、柴胡、丹皮、桑寄生、甘草、防己、茯神、大附子

【出处】《丹台玉案》

【原方功效与主治】治男妇七情所感,气血不行,手足顽麻。

一千一百三十四、【方名】舒郁丸

【原方组成】香附、枳实、苍术、沉香、宿砂、山栀仁、抚芎、红曲、半夏

【出处】《丹台玉案》

【原方功效与主治】治一切郁症。

一千一百三十五、【方名】疏利分心气饮

【原方组成】木通、官桂、赤芍、桑白皮、大腹皮、青皮、陈皮、紫苏、羌活、甘草半、半夏、沉香

【出处】《身经通考》

【原方功效与主治】翻胃。

一千一百三十六、【方名】熟地黄丸方

【原方组成】熟干地黄、牛膝、远志、巴戟、石斛、桂心、车前子、菟丝子、覆盆子、天门冬、何首乌、白茯苓、黄芪、鹿茸、附子、沉香

【出处】《太平圣惠方》

【原方功效与主治】治下元虚冷,腰脚无力,益颜色,美髭鬓,补虚损。

一千一百三十七、【方名】熟干地黄散方

【原方组成】熟干地黄、天门冬、五味子、附子、当归、芎䓖、黄芪、桂心、山茱萸、石斛、沉香、磁石

【出处】《太平圣惠方》

【原方功效与主治】治肾气不足,胸胁时痛,骨节酸疼,目常茫茫,耳不审听,背膂拘急,体重嗜卧。

一千一百三十八、【方名】熟干地黄丸方

【原方组成】熟干地黄、巴戟天、肉苁蓉、五味子、山茱萸、蒺藜子、草薢、山芋、蜀椒、续断、菟丝子、杜仲、沉香

【出处】《圣济总录》

【原方功效与主治】治妊娠小便不禁,脐腹疼痛。

一千一百三十九、【方名】黍谷回春膏

【原方组成】杜仲、归身、乳香、丁香、甘草、川芎、半夏、苍术、黄芪、檀香、木香、附子、大茴、洋参、芸香、降香、薄荷、甘松、桂枝、巴戟、杞子、山奈、辛夷、锁阳、干姜、益智、独活、五味子、干安息、沉香

【出处】《鸡鸣录》

【原方功效与主治】治阳气虚弱,腰软脚酸,溺冷便溏,神衰痿惫等证。

一千一百四十、【方名】鼠毒神方

【原方组成】当归、芎䓖、生地、芍药、沉香、洋参、茯苓、紫檀、白檀、甘草、千屈菜

【出处】《救急选方》

【原方功效与主治】疗鼠咬毒。或经久寒热淋沥如劳,或遍身发紫赤斑,或骨节疼痛,精神不爽。

一千一百四十一、【方名】薯蓣散方

【原方组成】薯蓣、白茯苓、远志、泽泻、黄芪、人参、龙骨、白芍药、五味子、山茱萸、沉香、枳壳

【出处】《太平圣惠方》

【原方功效与主治】治五劳六极七伤,脐下膨脝,两胁胀满,腰脊相引痛,鼻中干燥,目暗盲盲,愤愤不乐,胸中气逆,不下饮食,小便赤黄余沥,梦与鬼交失精,惊恐虚乏。

一千一百四十二、【方名】薯蓣丸方

【原方组成】薯蓣、远志、柏子仁、沉香、茯神、熟干地黄、芎䓖、菖蒲、人参、丹参、甘草、防风

【出处】《太平圣惠方》

【原方功效与主治】治心虚恐畏,胁腹暴痛,志意不乐。

一千一百四十三、【方名】漱口沉香散

【原方组成】香附子、沉香、升麻、华阴细辛

【出处】《普济方》

【原方功效与主治】治牙槽热毒之气，冲发齿根肿痛，或疮，或瘘，或发。

一千一百四十四、【方名】刷牙沉香散

【原方组成】沉香、白檀、醋石榴皮、诃子皮、青盐、青黛、当归、川苦楝、细辛、香附子、母丁香、荷叶灰、南乳香、龙脑、麝香

【出处】《御药院方》

【原方功效与主治】荣养髭发，坚固牙齿。

一千一百四十五、【方名】双补丸

【原方组成】鹿角胶、沉香、泽泻、覆盆子、白茯苓、人参、宣木瓜、薏苡仁、黄芪、熟地黄、苁蓉、菟丝子、北五味子、石斛、当归、麝香

【出处】《仁斋直指方论》

【原方功效与主治】治肾虚水涸，燥渴劳倦。

一千一百四十六、【方名】双解泻心汤

【原方组成】黄连、附子、远志、丹参、茯神、郁金、广皮、沉香、合欢花、灯芯、姜

【出处】《校注医醇滕义》

【原方功效与主治】治心气厥痛。心本纯阳，寒邪上犯，阴阳相争，厥逆作痛。

一千一百四十七、【方名】双芝丸

【原方组成】麋鹿茸、沉香、川附子

【出处】《是斋百一选方》

一千一百四十八、【方名】双芝丸

【原方组成】熟干地黄、石斛、五味子、黄芪、肉苁蓉、牛膝、杜仲、菟丝子、麋鹿角霜、沉香、麝香、人参、白茯苓、覆盆子、干山药、木瓜、天麻、秦艽、薏苡仁

【出处】《黄帝素问宣明论方》

【原方功效与主治】补精气，填骨髓，壮筋骨，助五脏，调六腑。久服驻颜不老。

一千一百四十九、【方名】水门串

【原方组成】沉香、小茴、萹蓄、瞿麦、大腹子、生大黄、巴霜

【出处】《串雅补》

【原方功效与主治】妇人小腹痛，经水不调，经闭等症。

一千一百五十、【方名】睡惊丸

【原方组成】桃仁、胡黄连、沉香、朱砂、金箔

【出处】《幼科证治准绳》

【原方功效与主治】治小儿因吃着患热病奶次腹痛,并及惊风毒奶,便乃下痢吐逆,又名奶疳。

一千一百五十一、【方名】顺风匀气散

【原方组成】白术、天麻、沉香、白芷、青皮、甘草、人参、乌药、紫苏、木瓜

【出处】《奇效良方》

【原方功效与主治】治中风中气,半身不遂,口眼歪斜,先宜服此。

一千一百五十二、【方名】顺气导痰汤

【原方组成】半夏、茯苓、陈皮、南星、枳实、甘草、香附、乌药、沉香、木香

【出处】《医学入门》

【原方功效与主治】治痰饮语涩,头目眩晕;或胸膈留饮,痞塞不通。

一千一百五十三、【方名】顺气消食化痰丸

【原方组成】半夏、胆星、陈皮、青皮、苏子、沉香、莱菔子、生姜、麦芽、神曲、山楂、葛根、杏仁、香附

【出处】《汤头歌诀》

【原方功效与主治】湿去食消,则痰不生,气顺则喘满自止矣。

一千一百五十四、【方名】顺血散

【原方组成】当归、芎䓖、芍药、蒲黄、泽泻、枳壳、人参、大黄、沉香、茯苓、甘草、接骨木

【出处】《救急选方》

【原方功效与主治】疗一切金疮扑损,及产后血晕。

一千一百五十五、【方名】顺正集香散

【原方组成】降真香、沉香、檀香、乳香、安息香、人参、茯神、酸枣仁

【出处】《幼幼新书》

【原方功效与主治】治白虎病。

一千一百五十六、【方名】思食调中丸

【原方组成】神曲、麦蘖、半夏、陈皮、乌药、槟榔、人参、木香、沉香、白术

【出处】《御药院方》

【原方功效与主治】治脾胃久弱,三焦不调,胸膈痞闷,肢体倦怠,呕逆恶心,饮食进退,气道不匀。

一千一百五十七、【方名】四白散

【原方组成】黄芪、厚朴、益智仁、藿香、白术、白扁豆、陈皮、半夏、白茯苓、人参、白豆蔻仁、天台乌药、甘草、京南芍药、檀香、沉香

【出处】《妇人大全良方》

【原方功效与主治】治男子、妇人血虚发热,夜多盗汗,不进饮食,四肢羸瘦、骨立,拘挛,脚痛不能行。

一千一百五十八、【方名】四君子汤

【原方组成】人参、白术、茯苓、陈皮、厚朴、砂仁、苏子、桑皮、当归、沉香、木香、甘草

【出处】《杂病广要》

【原方功效与主治】治气喘气短而喘者,呼吸短促而无痰声也。

一千一百五十九、【方名】四磨汤

【原方组成】人参、槟榔、沉香、天台乌药

【出处】《严氏济生方》

【原方功效与主治】治七情伤感,上气喘息,妨闷不食。

一千一百六十、【方名】四味乌沉汤

【原方组成】乌药、香附、砂仁、沉香

【出处】《济阳纲目》

【原方功效与主治】治心脾刺痛。

一千一百六十一、【方名】四物补经汤

【原方组成】当归、白芍、香附、川芎、熟地、元胡、黄芪、白术、白茯苓、黄芩、陈皮、人参、阿胶、沉香、小茴香、吴茱萸、砂仁、甘草

【出处】《郑氏家传女科万金方》

一千一百六十二、【方名】四物羌活汤

【原方组成】当归、白芍药、川芎、生地、秦艽、独活、沉香、砂仁

【出处】《症因脉治》

【原方功效与主治】气滞。

一千一百六十三、【方名】四物吴萸汤

【原方组成】吴萸、当归、人参、白术、熟地、川芎、陈皮、白芍、沉香、肉桂、甘草

【出处】《秘珍济阴》

一千一百六十四、【方名】四物五子丸

【原方组成】菟丝子、五味子、枸杞子、覆盆子、车前子、酸枣仁、薏苡仁、柏子仁、鹿茸、苁

蓉、当归、熟地黄、沉香、茯苓

【出处】《普济方》

【原方功效与主治】肝肾不足，体弱眼昏，内障生花，不计远近。

一千一百六十五、【方名】四物玄胡汤

【原方组成】熟地黄、当归、白芍、川芎、延胡索、沉香

【出处】《竹林女科证治》

【原方功效与主治】经来胁内有一块如杯作痛，其血淡黑色。

一千一百六十六、【方名】四香散

【原方组成】木香、沉香、乳香、甘草、川芎、胡椒、陈皮、人参、白矾、桂心、干姜、砂仁、茴香、大茄

【出处】《医学入门》

【原方功效与主治】脾气、血气、血蛊、气蛊、水蛊、石蛊。

一千一百六十七、【方名】四香饮方

【原方组成】丁香、木香、沉香、乳香、青橘皮、陈橘皮、枳实

【出处】《圣济总录》

【原方功效与主治】治气病，结核未破者。

一千一百六十八、【方名】四子调中汤

【原方组成】青皮、陈皮、枳实、香附、黄连、半夏、栝蒌仁、苏子、沉香、茯苓、桃仁、白芥子、木通、芒硝

【出处】《古今医鉴》

【原方功效与主治】治翻胃，或大小便闭，及痰气壅盛。

一千一百六十九、【方名】松叶膏方

【原方组成】松叶、莲子草、马鬐膏、韭根、蔓荆子、防风、白芷、辛夷、川升麻、吴蓝、芎䓖、独活、桑寄生、藿香、沉香、零陵香

【出处】《太平圣惠方》

【原方功效与主治】治血气风热所致，眉发髭不生。

一千一百七十、【方名】松叶膏方

【原方组成】松叶、天雄、松脂、杏仁、白芷、莽草、甘松香、零陵香、甘菊花、秦艽、独活、辛夷仁、香附子、藿香、川乌头、川椒、芎䓖、沉香、木香、牛膝、踯躅花

【出处】《太平圣惠方》

【原方功效与主治】治头风鼻塞，头旋发落，白屑风痒。

一千一百七十一、【方名】搜风大元宝饮

【原方组成】天雄、沉香、防风、南星、薄荷叶、地龙、木香、全蝎

【出处】《普济方》

【原方功效与主治】治挟气中风。

一千一百七十二、【方名】搜风九宝散

【原方组成】天雄、大附子、沉香、防风、南星、地龙、薄荷叶、全蝎、木香

【出处】《济阳纲目》

【原方功效与主治】治挟气中风。

一千一百七十三、【方名】搜风润肠丸

【原方组成】沉香、槟榔、木香、青皮、陈皮、京三棱、萝卜子、槐角、商壳、枳实、木通、郁李仁

【出处】《御药院方》

【原方功效与主治】治三焦不和,胸膈痞闷,气不升降,饮食迟化,肠胃燥涩,大便秘硬。

一千一百七十四、【方名】漱口沉香散

【原方组成】沉香、升麻、细辛、香附子

【出处】《奇效良方》

【原方功效与主治】治牙槽热毒之气冲发,齿龈肿痛或生疮。

一千一百七十五、【方名】苏沉破结汤

【原方组成】紫苏、薄荷、枳实、麦门冬、当归、川芎、大黄、木通、甘遂、白僵蚕、白豆蔻、木香、沉香、牙皂、生姜、细茶

【出处】《古今医鉴》

【原方功效与主治】治水肿。

一千一百七十六、【方名】苏恭犀角汤

【原方组成】犀角、羚羊角、射干、沉香、青木香、丁香、石膏、麦门冬、竹茹、麝香、人参、茯苓

【出处】《脚气概论》

【原方功效与主治】风热轻但毒气入胃,唯心闷烦,索水洒胸面,干呕好叫唤,欲断绝者。

一千一百七十七、【方名】苏合香丸

【原方组成】苏合香、白术、朱砂、沉香、诃子肉、丁香、木香、香附子、白檀香、乌犀屑、乳香、荜茇、安息香、麝香、龙脑

【出处】《苏沈良方》

【原方功效与主治】治肺痿客忤,鬼气传尸,伏连殗殜等疾,卒得心痛,霍乱吐痢,时气诸

疰瘀血,月闭痃癖,丁肿惊痫,邪气狐媚,瘴疠万疾。

一千一百七十八、【方名】苏龙丸

【原方组成】生栝蒌、赤芍药、甘草、杏仁、当归、人参、桃仁、川芎、苍术、桑白皮、沉香、零陵香、藿香

【出处】《普济方》

【原方功效与主治】治一切疮肿伤折,摩风止痛,或口面风癣瘙痒,遍身疮疹痛,耳鼻中有肉铃。

一千一百七十九、【方名】苏没沉麝丸

【原方组成】血竭、没药、沉香、辰砂、木香、麝香

【出处】《仁斋直指方论》

【原方功效与主治】治诸血诸气痛不可忍。

一千一百八十、【方名】苏葶滚痰丸

【原方组成】苏子、苦葶苈、大黄、沉香、黄芩、青礞石

【出处】《儿科萃精》

【原方功效与主治】小儿燥痰,是痰因火而动。火盛则痰多稠黏,气逆喘咳,夜卧不宁,面赤口干,小便黄赤。

一千一百八十一、【方名】苏子降气汤

【原方组成】紫苏子、半夏、前胡、厚朴、甘草、陈皮、沉香、当归

【出处】《症因脉治》

一千一百八十二、【方名】速效散

【原方组成】川楝子、茴香、破故纸、降真香、檀香、沉香

【出处】《奇效良方》

【原方功效与主治】治男女腰痛不可忍者。

一千一百八十三、【方名】蒜红丸

【原方组成】拣丁香、木香、沉香、槟榔、青皮、陈皮、缩砂仁、蓬莪术、去皮牵牛、草果子、肉豆蔻、粉霜、白茯苓、人参、蒜

【出处】《是斋百一选方》

【原方功效与主治】治脾积,腹胀如鼓,青筋浮起,坐卧不得者。

一千一百八十四、【方名】随服补血汤

【原方组成】炙黄芪、当归、沉香

【出处】《家用良方》

【原方功效与主治】凡耳口鼻一齐出血,名曰上虚下竭,死在须臾。

一千一百八十五、【方名】遂香丸

【原方组成】橘红、木香、青木香、沉香、槟榔、皂荚、甘遂、乳香、没药、人参

【出处】《杂病广要》

【原方功效与主治】治邪气内逆,气不行为水肿,用此利气泄水。

一千一百八十六、【方名】损伤方

【原方组成】当归、丁香、枳壳、川芎、辰砂、沉香、乳香、木香、苏木、川乌、桂枝、牛膝、血竭、肉桂、杜仲、麝香、参三七、草乌

【出处】《外科方外奇方》

一千一百八十七、【方名】缩砂饮

【原方组成】沉香、缩砂仁、乌药、净香附、甘草

【出处】《活幼心书》

【原方功效与主治】和胃气,消宿食,及理腹痛,快膈调脾。

一千一百八十八、【方名】锁喉风仙方

【原方组成】僵蚕、大黄、沉香、金银花、夏枯草

【出处】《惠直堂经验方》

一千一百八十九、【方名】塌汤

【原方组成】大黄、甘草、当归、芎䓖、白芷、独活、黄芩、赤芍药、升麻、沉香、木香、木兰皮、芒硝

【出处】《小儿卫生总微论方》

【原方功效与主治】治诸般数十种丹毒。

一千一百九十、【方名】胎产金丹

【原方组成】当归、茯苓、白术、生地、白薇、元胡、桂心、蕲艾、藁本、沉香、甘草、赤石脂、川芎、丹皮、没药、鳖甲、益母草、香附、五味子

【出处】《太医院秘藏膏丹丸散方剂》

【原方功效与主治】临产之前米汤化服一丸,助精神,壮气力,易于分娩。

一千一百九十一、【方名】太上混元丹

【原方组成】沉香、人参、白茯苓、苁蓉、乳香、麝香

【出处】《传信适用方》

【原方功效与主治】修真之士,服之不辍,诚足以还本元。补益之道,真得其真。

一千一百九十二、【方名】太上混元丹

【原方组成】紫河车、沉香、朱砂、人参、苁蓉、乳香、安息香、白茯苓

【出处】《严氏济生方》

【原方功效与主治】无病人久服可以轻身延年,补损扶虚。

一千一百九十三、【方名】太无神功助化散

【原方组成】地萹蓄、瞿麦穗、大麦蘖、神曲、沉香、木香、甘草、大黄

【出处】《医灯续焰》

【原方功效与主治】专治男子妇人腹中痞块,不拘气血食积所成。

一千一百九十四、【方名】太乙还元丹

【原方组成】人参、白术、炮姜、附子、半夏、陈皮、白蔻仁、沉香、丁香、茯苓、神曲、姜、枣、盐

【出处】《杂病源流犀烛》

【原方功效与主治】中寒及阴病,腹痛,肢冷甲青。

一千一百九十五、【方名】太乙救苦针

【原方组成】麝、蟾酥、硫黄、沉香、生草乌、乳香、山甲、川乌、没药

【出处】《跌打损伤回生集》

【原方功效与主治】治一切骨节痛。

一千一百九十六、【方名】太乙蜡丸

【原方组成】白术、犀角、青木香、香附、朱砂、沉香、白檀香、诃子、荜茇、茯苓、安息香、苏合香油、冰片、薰陆香、青皮、僵蚕、陈皮、人参、南星、防风、白花蛇、天麻、藿香、白附子、羌活、当归、川芎、地龙、甘草、全蝎、川乌、蝉蜕、麝香、丁香

【出处】《婴童类萃》

【原方功效与主治】治小儿急慢惊风,癫痫痰症。

一千一百九十七、【方名】痰郁汤

【原方组成】苏子、半夏、前胡、甘草、当归、陈皮、沉香、栝蒌仁、胆南星、枳实、香附、海浮石

【出处】《杂病源流犀烛》

【原方功效与主治】理气化痰,止咳平喘。

一千一百九十八、【方名】檀香饮方

【原方组成】白檀香、沉香、槟榔

【出处】《圣济总录》

【原方功效与主治】解恶毒风肿。

一千一百九十九、【方名】桃胶丸

【原方组成】桃胶、沉香、蒲黄

【出处】《普济方》

【原方功效与主治】治产后下痢赤白,里急后重,疼刺等症。

一千二百、【方名】桃仁丸方

【原方组成】桃仁、麝香、朱砂、水银、槟榔、阿魏、沉香、当归
【出处】《太平圣惠方》
【原方功效与主治】治妇人与鬼魅交通。

一千二百〇一、【方名】桃仁朱砂煎酒方

【原方组成】桃仁,朱砂
【出处】《太平圣惠方》
【原方功效与主治】肝风,筋脉拘挛急疼痛,益血长肌肉,除瘦弱,悦颜色。

一千二百〇二、【方名】天蓼木煎方

【原方组成】天蓼木、赤箭、独活、防风、芎䓖、仙灵脾、牛膝、天雄、山茱萸、巴戟、萆薢、茵芋、海桐皮、桂心、沉香
【出处】《太平圣惠方》
【原方功效与主治】治一切风。

一千二百〇三、【方名】天麻虎骨散王氏博济方

【原方组成】虎胫骨、天麻、木香、羌活、川芎、黄芪、白蒺藜、青橘皮、大腹子皮、官桂、槟榔、沉香、桃仁、茯苓、干葛、干薯蓣、海桐皮、五味子、败龟、白藓皮、肉苁蓉、大附子、甘草
【出处】《普济方》
【原方功效与主治】治肝元风气,上攻头目昏疼,下注腰膝无力,行步不能,或多肿痒,或在两膝肿痛,状似膝风,久疗不愈或细小少力。

一千二百〇四、【方名】天麻煎方

【原方组成】天麻、附子、桂心、防风、白附子、独活、牛膝、石斛、鹿角胶、补骨脂、萆薢、当归、芎䓖、山茱萸、白蒺藜、海桐皮、仙灵脾、巴戟、沉香、木香、麝香
【出处】《太平圣惠方》
【原方功效与主治】治一切风,暖脏腑,除风冷。

一千二百〇五、【方名】天门冬丸方

【原方组成】天门冬、牛膝、麦门冬、人参、紫菀、黄芪、杏仁、白茯苓、鳖甲、薯蓣、五味子、石斛、枸杞子、熟干地黄、沉香、诃黎勒皮、肉苁蓉
【出处】《太平圣惠方》
【原方功效与主治】治肺劳痰嗽,气促,下焦虚损,上焦烦热,四肢羸瘦。

一千二百〇六、【方名】天仙丸方

【原方组成】木香、硫黄、茴香子、附子、葫芦巴、补骨脂、金铃子、桂、巴戟天、槟榔、牛膝、

萆薢、青橘皮、沉香

【出处】《圣济总录》

【原方功效与主治】治肾脏久虚,补暖。

一千二百〇七、【方名】天雄沉香煎丸

【原方组成】天雄、防风、紧小黑豆、汉椒、草乌头、附子、牛膝、沉香、天麻、丁香、木香、羌活、干姜、官桂、肉苁蓉、紫巴戟

【出处】《博济方》

【原方功效与主治】治下元积冷伤惫、阳事不能,筋骨无力,或成下坠,及小肠气痛,并肾脏风毒攻痓,脾胃不和,腰脚沉重。

一千二百〇八、【方名】天雄散

【原方组成】乌药、白术、旱莲草、甘草、青皮、沉香、紫苏叶、木瓜、生姜、大枣

【出处】《普济方》

【原方功效与主治】治中风。口面㖞引目不合,又令耳有风声而聩,面骨冷疼,风眩头疼。

一千二百〇九、【方名】天雄丸

【原方组成】蛤蚧、朱砂、沉香、丁香、阳起石、钟乳粉、木香、紫梢花、晚蚕蛾、牡蛎粉、天雄、桂、石燕子、鹿茸、白米、苁蓉、菟丝子、龙骨、海马、乳香

【出处】《御药院方》

【原方功效与主治】治真气不足,阳气衰惫,失精腰痛,脐腹疟急。及阳不兴,男子本气脱者。

一千二百一十、【方名】天雄丸方

【原方组成】天雄、阿魏、菖蒲、沉香、厚朴、草豆蔻、槟榔、干姜、桃仁

【出处】《圣济总录》

【原方功效与主治】治虚损诸病,大补益元脏。

一千二百一十一、【方名】天雄丸方

【原方组成】天雄、石斛、补骨脂、天麻、麋角屑、泽泻、巴戟、五味子、柏子仁、沉香、肉苁蓉、鹿茸、菟丝子、山茱萸、续断、熟干地黄、杜仲、防风、腽肭脐、木香、龙骨

【出处】《太平圣惠方》

【原方功效与主治】治五劳七伤,元气衰惫,腰膝久冷,精气散失,小便稠浊,补填骨髓,益壮血脉,驻精气、暖腰膝、润泽肌肉,补诸风虚不足等。

一千二百一十二、【方名】天雄丸方

【原方组成】天雄、石斛、五味子、巴戟、白茯苓、熟干地黄、远志、人参、补骨脂、蛇床子、薯蓣、石南、萆薢、附子、沉香、石龙芮、桂心、棘刺、黄芪、白龙骨、菟丝子、杜仲、肉苁蓉

【出处】《太平圣惠方》

【原方功效与主治】治肾气不足,体重无力,腰背强痛,脚膝酸疼,耳目不聪,忽忽喜忘,悲恐不乐。

一千二百一十三、【方名】天真丹

【原方组成】沉香、穿心巴戟、茴香、萆薢、葫芦巴、破故纸、杜仲、琥珀、黑牵牛、官桂

【出处】《卫生宝鉴》

【原方功效与主治】下焦阳虚。

一千二百一十四、【方名】调经大补汤

【原方组成】黄芪、人参、白术、当归、川芎、白芍、熟地黄、陈皮、砂仁、香附、阿胶、白茯苓、沉香、小茴香、延胡索、吴茱萸、黄芩、粉草

【出处】《济世全书》

【原方功效与主治】治妇人血海虚冷,经脉不调,或时心腹疼痛,或下白带如鱼脑髓,或似米泔,不分信期,每月淋沥不止,肌肉消瘦,面色萎黄,四肢无力,头目昏眩。此乃气血大虚。

一千二百一十五、【方名】调气散

【原方组成】沉香、木香、藿香、苏梗、砂仁、白豆蔻、甘草、白檀香

【出处】《症因脉治》

【原方功效与主治】治气结腹痛。

一千二百一十六、【方名】调气丸

【原方组成】槟榔、木香、川芎、羌活、肉桂、麻仁、枳壳、沉香、大黄、郁李仁

【出处】《普济方》

【原方功效与主治】治中气如中风状。

一千二百一十七、【方名】调气滋补温肠丸

【原方组成】沉香、肉苁蓉

【出处】《赤水玄珠》

【原方功效与主治】治发汗,利小便,亡津液,以致秘结。

一千二百一十八、【方名】调阴和阳汤

【原方组成】当归、白芍、生地、阿胶、五味、百合、贝母、杏仁、沉香、牛膝、白薇、蒲黄、牡蛎、降香

【出处】《医学见能》

【原方功效与主治】先行吐血,然后得咳嗽证者,阴阳不相符也。

一千二百一十九、【方名】调中沉香汤

【原方组成】麝香、沉香、生龙脑、炙甘草、木香、白豆蔻仁
【出处】《太平惠民和剂局方》
【原方功效与主治】调中顺气,除邪养正,治心腹暴痛,胸膈痞满,短气烦闷,痰逆恶心,食饮少味,肢体多倦,常服饮食增进,腑脏和平,肌肤光悦,颜色光润。

一千二百二十、【方名】调中和胃丸

【原方组成】白术、苍术、半夏、厚朴、砂仁、白豆蔻、广木香、薏苡仁、泽泻、肉豆蔻、沉香、山药
【出处】《丹台玉案》
【原方功效与主治】治脾胃不和,食后反饱,肌肉渐瘦,酒后泄泻。

一千二百二十一、【方名】调中健脾丸

【原方组成】白术、人参、白芍药、黄芪、陈皮、半夏、苍术、茯苓、香附、泽泻、紫苏子、黄连、萝卜子、薏苡仁、山楂肉、草豆仁、五加皮、沉香、栝蒌
【出处】《医便》
【原方功效与主治】治单腹胀,及脾虚肿满,膈中闭塞,胃脘作疼。

一千二百二十二、【方名】调中健脾丸

【原方组成】黄芪、人参、白术、茯苓、陈皮、紫苏子、萝卜子、山楂肉、草豆蔻、泽泻、薏苡仁、沉香、五加皮、栝蒌
【出处】《古今医鉴》
【原方功效与主治】治单腹胀,及脾虚肿满,膈中闭塞,及胃口作痛。

一千二百二十三、【方名】调中顺气丸

【原方组成】木香、白豆蔻仁、青皮、陈皮、京三棱、大腹子、半夏、缩砂仁、槟榔、沉香
【出处】《医学发明》
【原方功效与主治】三焦痞滞,水饮停积,胁下虚满,或时刺痛。

一千二百二十四、【方名】调中丸方

【原方组成】陈曲、麦蘖、半夏曲、槟榔、白术、人参、木香、陈橘皮、沉香、乌药
【出处】《圣济总录》
【原方功效与主治】治脾胃久弱,三焦不调,胸膈痞闷,肢体倦怠,哕逆恶心,饮食进退,气道不匀,服之思食。

一千二百二十五、【方名】调中丸方

【原方组成】人参、赤茯苓、桔梗、橘皮、白术、半夏、沉香、槟榔、藿香叶
【出处】《圣济总录》

【原方功效与主治】治厥逆病,三焦不调,升降痞隔,颈痛膺肿,胸满腹胀。

一千二百二十六、【方名】铁刷汤

【原方组成】紫梢花、肉桂、大丁香、蛇床子、吴茱萸、山茱萸、天仙子、萝卜子、川椒、细辛、地豆、狗脊、芎劳、甘松、天雄、白檀、槐角子、白芷、沉香、芸苔子、葶苈子、香附子、芫花、巴戟、肉苁蓉、木香

【出处】《瑞竹堂经验方》

【原方功效与主治】治男子、妇人一切阴寒失精色败,腰胯疼痛,阴汗不止,肠风下血,痔漏有头者即散,有漏平痊。兼治妇人赤白带下,产后血晕气虚等疾。

一千二百二十七、【方名】葶苈木香散

【原方组成】乳香、肉桂、大茴、小茴、沉香、广木香、青石、川楝肉

【出处】《仁术便览》

【原方功效与主治】治疝气偏坠疼痛,诸疝皆治。

一千二百二十八、【方名】通关散

【原方组成】牙皂、巴豆仁、大枳壳、沉香

【出处】《串雅补》

【原方功效与主治】治关膈不通,反胃噎膈。

一千二百二十九、【方名】通关止血丸

【原方组成】枯白矾、沉香、半夏、糯米、麝香

【出处】《古今医鉴》

【原方功效与主治】治鼻衄。

一千二百三十、【方名】通利湿气丸方

【原方组成】沉香、木香、丁香、巴霜、陈皮、青皮、莪术、乌梅肉、黄连、槟榔

【出处】《慈幼新书》

【原方功效与主治】痫疽。

一千二百三十一、【方名】通神膏方

【原方组成】雄黄、黄丹、蜡、腻粉、没药末、麒麟竭末、麝香、桑枝、槐枝、蝎、当归、芎劳、白芷、木香、沉香、郁金、乌蛇肉、藁本、细辛、桂心、麻油

【出处】《太平圣惠方》

【原方功效与主治】治一切痈疽发背恶疮,及瘘疮。

一千二百三十二、【方名】通神烟

【原方组成】沉香、琥珀、乳香、没药、藿香、好茶、泥菖叶、百草霜

【出处】《眼科锦囊》

【原方功效与主治】治眼病。或痛,或不痛,生翳失明,头痛耳鸣。

一千二百三十三、【方名】通圣散

【原方组成】沉香、宿香、雄黄、皂角、白牛尾、橙叶
【出处】《仁术便览》
【原方功效与主治】见伤寒。亦治脑漏。

一千二百三十四、【方名】通阳抑阴煎

【原方组成】当归、琥珀、辰砂、丹参、远志、沉香、破故纸、益智仁、茯神、白术、枣、姜
【出处】《校注医醇賸义》
【原方功效与主治】心痹者,脉不通,烦则心下鼓,暴上气而喘,嗌干善噫,厥气上则恐。此一条乃心经主病而兼肾病也。心为生血之脏,百脉皆朝于心。心脉支者挟咽,直者上肺。心营不足,故脉不通。心气不舒,故心下鼓,暴上气而喘。嗌干善噫,则支脉与直脉俱病也。厥气乃肾之邪,水来克火,神衰而恐。恐属于肾,肾病应于心,故为兼病也。宜养心营,通心气,火能生土,则可以制水矣。通阳抑阴煎主之。

一千二百三十五、【方名】透骨丹

【原方组成】川乌、羌活、白茯苓、乳香、槟榔、木香、川芎、木瓜、沉香
【出处】《普济方》
【原方功效与主治】专治脚气。

一千二百三十六、【方名】透关散

【原方组成】白豆蔻、子丁香、沉香、青皮、香附、橘红、枳实、青礞石
【出处】《丹台玉案》
【原方功效与主治】治噎膈不通,痞满气结,饮食难下。

一千二百三十七、【方名】透经散

【原方组成】川楝子、茴香、沉香、胡椒、全蝎、缩砂、木香、延胡索
【出处】《是斋百一选方》
【原方功效与主治】治下部诸疾。

一千二百三十八、【方名】透体气口丸

【原方组成】沉香、丁香、木香、藿香、没药、甘松、缩砂、丁皮、官桂、白芷、零陵香、细茶、槟榔、香附子、孩儿茶、白豆蔻、人参、乳香、山奈、细辛、益智仁、当归、川芎、乌药、麝香、朝脑、薄荷
【出处】《寿世保元》

一千二百三十九、【方名】透香丸

【原方组成】麝香、沉香、白檀香、龙脑、煎香、鸡舌香、丁香、黄熟香、鸡骨香、甘松香、川

升麻、郁金香

【出处】《普济方》

【原方功效与主治】令人身体常香。

一千二百四十、【方名】秃鸡丸

【原方组成】肉苁蓉、远志、甘草、蛇床子、山药、木香、菟丝子、细辛、五味子、莲蕊、沉香、益智仁、木鳖

【出处】《鲁府禁方》

【原方功效与主治】治男子阳道痿软,久无子息。

一千二百四十一、【方名】秃鸡丸

【原方组成】菟丝子、蛇床子、五味子、肉苁蓉、莲蕊、山药、远志、真沉香、广木香、益智仁

【出处】《仁术便览》

【原方功效与主治】男子补精壮阳。

一千二百四十二、【方名】涂顶油方

【原方组成】生麻油、沉香、白檀香、木香、苏合香、蔓荆子、防风、余甘子、川朴硝、甘松子、零陵香、丁香、白茅香、犀角屑、龙脑、空青、石膏、生铁、莲子草汁

【出处】《太平圣惠方》

【原方功效与主治】主治眼疾。养发,补心,除顶热,明目。

一千二百四十三、【方名】涂香油方

【原方组成】松皮、天麻、莽草、秦艽、独活、川乌头、川椒、白芷、芎䓖、辛夷、甘松、零陵香、沉香、羊踯躅、木香、郁香、甘菊花、牛膝、松叶、杏仁

【出处】《太平圣惠方》

【原方功效与主治】长发。

一千二百四十四、【方名】菟丝子丸方

【原方组成】菟丝子、桂、鹿茸、附子、泽泻、石龙芮、肉苁蓉、杜仲、白茯苓、熟干地黄、巴戟、荜澄茄、沉香、茴香、石斛、牛膝、续断、桑螵蛸、芎䓖、覆盆子、五味子

【出处】《圣济总录》

【原方功效与主治】治肾脏虚损,阳气痿弱,少腹拘急,四肢酸疼,面色黧黑,唇口干燥,目暗耳鸣,气短力乏,精神倦怠,小便滑数。

一千二百四十五、【方名】菟丝子丸方

【原方组成】菟丝子、桂、鹿茸、附子、泽泻、石龙芮、肉苁蓉、杜仲、白茯苓、熟地黄、巴戟天、防风、山茱萸、补骨脂、荜澄茄、沉香、茴香、石斛、牛膝、续断、桑螵蛸、芎䓖、覆盆子、五味子

【出处】《圣济总录》

【原方功效与主治】风消经久不瘥,渐成五劳七伤,小腹拘急,四肢酸疼,面色黧黑,唇口干燥,目暗耳鸣,心忪气短,夜梦惊恐,精神困倦,喜怒无常,悲忧不乐,饮食无味,举动乏力,心腹胀满,脚膝痿缓,小便滑数,房室不举,股内湿痒,水道涩痛,小便出血,时有遗沥。

一千二百四十六、【方名】推车丸

【原方组成】沉香、木香、巴豆、胡椒
【出处】《古今医鉴》
【原方功效与主治】治水肿,气肿,单腹胀。

一千二百四十七、【方名】推气散

【原方组成】砂仁、肉桂、木香、炙草、茴香、丁香、陈皮、青皮、干姜、蓬术、胡椒、沉香
【出处】《类证治裁》
【原方功效与主治】肋痞。

一千二百四十八、【方名】托里温中汤

【原方组成】沉香、丁香、益智仁、茴香、陈皮、木香、甘草、羌活、干姜、黑附子
【出处】《卫生宝鉴》
【原方功效与主治】温脾暖肾,托里散寒。

一千二百四十九、【方名】拓汤

【原方组成】大黄、甘草、当归、川芎、白芷、独活、黄芩、芍药、升麻、沉香、青木香、木兰皮、芒硝
【出处】《备急千金要方》
【原方功效与主治】治小儿数十种丹方。

一千二百五十、【方名】膃肭补天丸

【原方组成】膃肭脐、人参、茯苓、当归、川芎、枸杞子、小茴香、白术、白芍药、粉草、木香、茯神、黄芪、熟地、杜仲、牛膝、破故纸、川楝子、远志、胡桃肉、沉香
【出处】《济阳纲目》
【原方功效与主治】治男妇亡阳失阴,诸虚百损,阴痿遗精,健忘,白带,子宫虚冷。

一千二百五十一、【方名】膃肭脐丸方

【原方组成】膃肭脐、附子、石斛、鹿茸、牛膝、肉豆蔻、山茱萸、桂心、人参、白茯苓、沉香、蛇床子、覆盆子、黄芪、熟干地黄、槟榔、木香、巴戟、泽泻、补骨脂、吴茱萸、肉苁蓉、菟丝子
【出处】《太平圣惠方》
【原方功效与主治】治腑脏虚弱,肌体羸瘦,下元冷惫,腰膝疼痹,心腹胀满,脾气乏弱,不思饮食。

一千二百五十二、【方名】膃肭脐丸方

【原方组成】膃肭脐、鹿茸、肉苁蓉、牛膝、人参、木香、独活、天麻、白术、防风、巴戟天、麝香、铁粉、五味子、石斛、沉香、白茯苓、远志、菖蒲、山芋、荜澄茄、丁香、肉豆蔻、诃黎勒皮、槟榔、熟干地黄、萆薢、松花、丹砂、赤石脂

【出处】《圣济总录》

【原方功效与主治】治元脏虚冷,腰膝无力疼痛。滋润肌肤,悦泽颜色,进饮食。

一千二百五十三、【方名】膃肭脐丸方

【原方组成】膃肭脐、硇砂、精羊肉、羊髓、沉香、神曲

【出处】《太平惠民和剂局方》

【原方功效与主治】补虚壮气,暖背祛邪,益精髓,调脾胃,进饮食,悦颜色。治五劳七伤,真气虚惫,脐腹冷痛,肢体酸疼,腰背拘急,脚膝缓弱,面色黧黑,肌肉消瘦,目暗耳鸣,口苦舌干,腹中虚鸣,胁下刺痛,饮食无味,心常惨戚,夜多异梦,昼少精神,小便滑数,时有余沥,阳痿梦遗。

一千二百五十四、【方名】完功荡涤丸

【原方组成】礞石、海石、陈皮、法(半)夏、西庄、枳实、香附、钩藤、天麻、知母、川朴、葶苈、芒硝、人参、茯苓、沉香、麝香、甘草

【出处】《癫狂条辩》

【原方功效与主治】脏腑痰除热退,指日清顺矣,以完功荡涤丸主之。恐除邪未尽,以方荡涤之。

一千二百五十五、【方名】万安膏

【原方组成】木香、沉香、檀香、香附、槟榔、白术、肉蔻、薄荷、人参、甘草、辰砂、琥珀、珍珠、青黛、犀角、黄芪、麝香、使君子、天竺黄

【出处】《医学纲目》

【原方功效与主治】调脾顺气,定惊,脾胃不足,吐乳黄疸,治小儿一切等疾。

一千二百五十六、【方名】万安膏

【原方组成】人参、厚朴、陈皮、青皮、肉桂、干姜、木香、沉香、藿香、甘草、使君子、泽泻

【出处】《幼科证治准绳》

【原方功效与主治】治小儿脾胃虚弱,腹生疳虫癥瘕,食积泄泻,常服消疳去积,助胃气,和中,疏气滞。

一千二百五十七、【方名】万安丸方

【原方组成】干蝎、白花蛇、桃仁、肉苁蓉、槟榔、木香、当归、茴香子、羌活、芎藭、天麻、桂、沉香、白附子、阿魏、安息香

【出处】《圣济总录》

【原方功效与主治】治虚损,大补益,调气,除风。

一千二百五十八、【方名】万宝回春汤

【原方组成】甘草、麻黄、黄芩、防己、杏仁、生地、熟地、川芎、当归、人参、防风、肉桂、干姜、陈皮、黑附子、香附子、白芍、黄芪、沉香、乌药、川乌、半夏、茯神、白术、姜

【出处】《医学入门》

【原方功效与主治】治一切虚风胃弱,气血凝滞,脉络拘急挛拳,瘫痪疼痛,痰涎壅盛。

一千二百五十九、【方名】万补丸

【原方组成】人参、当归、草豆蔻、嫩茄茸、乳香、白术、阳起石、肉桂、缩砂仁、赤石脂、钟乳粉、肉豆蔻、沉香、白姜、荜茇、茴香、丁香、厚朴、白茯苓、地榆、大麦蘖、神曲、大附子、肉苁蓉、罂粟壳

【出处】《奇效良方》

【原方功效与主治】治脾胃久虚,大肠积冷,下痢白脓,或肠滑不固。

一千二百六十、【方名】万金不换乳香寻痛散

【原方组成】乳香、没药、血竭、甘草、羌活、独活、茴香、木香、沉香、草乌、当归、川芎、白芷、花粉、木瓜、肉桂

【出处】《跌损妙方》

【原方功效与主治】治远年诸般伤损、遍身疼痛。

一千二百六十一、【方名】万金散

【原方组成】沉香、丁香、人参、五味子、当归、白术、赤芍药、桂心

【出处】《小儿卫生总微论方》

【原方功效与主治】治婴儿脏寒气弱,面色青白,遇夜多啼,状若神祟。

一千二百六十二、【方名】万金丸方

【原方组成】安息香、乳香、丁香、木香、沉香、无食子、肉豆蔻、当归、麒麟竭、没药、密陀僧、阿魏、巴豆、砒霜

【出处】《圣济总录》

【原方功效与主治】治肠风痔疾,远年不瘥,疼痛不可忍者。

一千二百六十三、【方名】万灵丹

【原方组成】半夏、南星、瓦砻子、青礞石、沉香、青皮、莪术、三棱、香附、白芍

【出处】《丹台玉案》

【原方功效与主治】治痰积成块。

一千二百六十四、【方名】万灵膏

【原方组成】两尖、白芷、赤芍药、大黄、人参、黄连、白芍药、草乌、苦参、川芎、生地黄、川

椒、胎发、穿山甲、熟地黄、槐子、杏仁、当归、蓖麻、巴豆、黄柏、木鳖、黄香、黄丹、阿魏、沉香、丁香、麝香、血竭、乳香、没药

【出处】《医便》

【原方功效与主治】痈疮初出，疽疮初出，发背初出，疔疮初出，瘰疬初出，无名肿毒初出；干湿疥癣，诸般瘙痒，诸般风疹等。

一千二百六十五、【方名】万灵龙蛇换骨丹

【原方组成】防风、乳香、沉香、木香、甘松、大黄、苦参、没药、白芷、紫背浮萍、天麻、苍耳子

【出处】《秘传大麻疯方》

【原方功效与主治】专治三十六种疯疾。

一千二百六十六、【方名】万灵丸

【原方组成】赤茯苓、白芍药、牡丹皮、吴茱萸、沉香、人参、桂、当归、牛膝、吴白芷、木香、藁本、麻黄、川芎、细辛、黑附子、兰香叶、甘草、寒水石、防风、桔梗、蝉壳、马鸣蜕、生干地黄

【出处】《普济方》

【原方功效与主治】治妇人产前产后三十六种冷血风，半身不遂，手脚疼痛诸疾。

一千二百六十七、【方名】万灵丸

【原方组成】牡丹皮、川藁本、川当归、白茯苓、赤石脂、香白芷、官桂、白薇、京芎、延胡索、白芍药、白术、炙甘草、沉香、没药

【出处】《洪氏集验方》

【原方功效与主治】治妇人月水湛浊不通，久无嗣息，血癖气痛，四肢浮肿，呕逆心疼，虚烦劳闷，面色萎黄，崩漏带下，寒热蒸劳，头疼齿痛，血下无度，淋沥诸疾，产前安胎，临产催生，产后胎结痛，伤寒，烦渴，泻痢，血劳，血运，筋挛，痰盛头疼，败血上冲，血刺，泄泻，咳嗽喘急，嗽血，血块起伏，气瘕，气膈，血作腰痛，小便不禁，子死腹中，失盖汗不出，血风，脚手痹顽，凡产后诸疾，皆治。

一千二百六十八、【方名】万全散方

【原方组成】沉香、丁香、人参、五味子、当归、赤芍药、白术、桂心

【出处】《幼幼新书》

【原方功效与主治】婴儿脏寒，禀气怯弱，或多囟解，面色青白，遇夜多啼，甚者烦闷，状若神祟。

一千二百六十九、【方名】万应太平丹

【原方组成】南星、木香、细辛、羌活、硼砂、冰片、蟾酥、沉香、檀香、香橼、白芷、佛手

【出处】《春脚集》

【原方功效与主治】此丹专治一切风寒时疫，胸膈不开，胃气疼痛，四时痧胀等症。

一千二百七十、【方名】万应丸

【原方组成】黑牵牛、大黄、槟榔、雷丸、南木香、沉香
【出处】《医灯续焰》
【原方功效与主治】取虫积。

一千二百七十一、【方名】王母仙浆

【原方组成】糯米米汤、浇酒、木香、沉香、檀香、藿香、白芷、砂仁、茴香、蜜
【出处】《济世全书》
【原方功效与主治】药能调和五脏,又且满目睁光。

一千二百七十二、【方名】王隐君滚痰丸

【原方组成】大黄、黄芩、沉香、礞石
【出处】《万氏家抄济世良方》
【原方功效与主治】千般怪症如神效,水泻双身却不任。

一千二百七十三、【方名】威灵仙汤方

【原方组成】威灵仙、仙灵脾、防风、人参、白茯苓、羌活、独活、附子、柴胡、秦艽、槟榔、木香、鳖甲、黄芪、枳壳、炙甘草、沉香、桂、芎藭、苁蓉、巴戟天、牛膝、半夏、当归、乌药
【出处】《圣济总录》
【原方功效与主治】治丈夫元脏风虚,气血劳伤,饮食减少,四肢疲乏,气劣心悸,上热下冷,口苦舌干。

一千二百七十四、【方名】煨姜丸

【原方组成】木香、附子、硇砂、桂、沉香、丁香、陈皮、舶上茴香、荜澄茄、青皮、槟榔、鸡舌香
【出处】《御药院方》
【原方功效与主治】治脾胃虚冷,饮食不消,呕哕气逆,心胸痖闷,腹胀心痛,积滞寒饮,膈气酒病,恶心虚烦,不入粥食。

一千二百七十五、【方名】煨肾散

【原方组成】杜仲、茴香、巴戟、沉香
【出处】《济阳纲目》
【原方功效与主治】肾气虚攻耳。

一千二百七十六、【方名】卫生宝丹

【原方组成】山慈姑、川文蛤、红芽大戟、千金子、麝香、西牛黄、珍珠、明雄黄、滴乳香、没药、朱砂、琥珀、丁香、沉香、金箔
【出处】《惠直堂经验方》

【原方功效与主治】痛疽,发背,对口疔疮,无名肿毒,杨梅疮,打扑损伤,蛇蝎、疯犬咬伤;伤寒、瘟疫发狂,喉风;赤白痢疾,霍乱吐泻;小儿急慢惊风,五疳五痢。

一千二百七十七、【方名】胃痛方

【原方组成】陈年葵扇、乳香、沉香、郁金
【出处】《惠直堂经验方》
【原方功效与主治】治胃脘痛。

一千二百七十八、【方名】温补羌活膏

【原方组成】羌活、川芎、人参、白附子、赤茯苓、天麻、僵蚕、干葛、白花蛇、川附子、防风、麻黄、肉豆蔻、母丁香、藿香叶、沉香、木香、轻粉、珍珠末、牛黄、龙脑、麝香、雄黄、辰砂
【出处】《幼科类萃》

一千二百七十九、【方名】温肺桂枝汤

【原方组成】桂枝、当归、茯苓、沉香、苏子、橘红、半夏、栝蒌实、桑皮、姜汁
【出处】《校注医醇賸义》
【原方功效与主治】肺胀者,虚满而喘咳。温肺降气,以解寒邪。

一千二百八十、【方名】温经汤

【原方组成】当归、香附子、鹿茸、人参、川芎、熟地、白术、茱萸、白茯苓、延胡索、陈皮、小茴香、白芍、沉香、甘草
【出处】《郑氏家传女科万金方》

一千二百八十一、【方名】温脾散方

【原方组成】诃黎勒、肉桂、木香、肉豆蔻、人参、附子、干姜、白茯苓、丁香、沉香、厚朴、甘草、藿香
【出处】《太平圣惠方》
【原方功效与主治】治虚劳,脾胃虚冷,不思饮食。

一千二百八十二、【方名】温胃饮

【原方组成】人参、附片、姜、沉香、炙草、炙白术、吴萸、公丁香、干柿蒂、红枣
【出处】《彤园医书》
【原方功效与主治】治脾胃虚弱,或内伤饮食、外感风寒,致生呃逆,中脘冷痛,呕吐清水。

一千二百八十三、【方名】温中降气丸

【原方组成】附子、干生姜、白术、人参、陈橘皮、神曲、半夏、白附子、当归、天南星、高良姜、丁香、木香、沉香、胡椒、肉桂
【出处】《杨氏家藏方》

【原方功效与主治】治中寒气痞,脾胃不和,饮食进退,脐腹虚疼。及中酒吐逆,胸膈不利。

一千二百八十四、【方名】瓮头春酒

【原方组成】头红花、羊藿、白芍、羯羊油、杜仲、苍术、天冬、肉苁蓉、牛膝、五加皮、白茯苓、砂仁、故纸、人参、大附子、白蔻仁、归身、川椒、丁香、木香、沉香、枸杞、白术、甘草、地骨皮、熟地、干菊、生地

【出处】《奇方类编》

【原方功效与主治】专能壮阳种子,填精补髓,人年四十以后用之。女子宫冷、白带等症并可用。

一千二百八十五、【方名】乌沉汤

【原方组成】天台乌药、沉香、人参、甘草

【出处】《和剂局方》

【原方功效与主治】和一切气,除一切冷,补五脏,调中壮阳,暖腰膝,去邪气。冷风麻痹,膀胱、肾间冷气攻冲,背膂俯仰不利,风水毒肿,吐泻转筋,症癖刺痛。又主中恶心腹痛,鬼气疰忤,天行瘴疫,妇人血气痛。

一千二百八十六、【方名】乌附丸

【原方组成】天台乌药、白豆蔻、沉香、茯苓、香附、甘草

【出处】《金匮翼》

【原方功效与主治】治气刺攻痛,但忍气即发者。

一千二百八十七、【方名】乌犀汤方

【原方组成】犀角、恶实、沉香、麝香、丁香、玄参、大黄、木通、射干、连翘

【出处】《圣济总录》

【原方功效与主治】治初患瘰疬,项边磊磊如石,皮肉寒热赤肿。

一千二百八十八、【方名】乌犀丸

【原方组成】白术、白芷、干姜、枳壳、天竺黄、虎骨、厚朴、败龟、何首乌、桑螵蛸、缩砂仁、蔓荆子、丁香、晚蚕蛾、草薢、细辛、藁本、槐胶、阿胶、陈皮、羌活、半夏、天南星、麝香、天麻、茯苓、独活、人参、羚羊角、藿香叶、槟榔、肉桂、沉香、麻黄、川乌、白僵蚕、白附子、干蝎、防风、白花蛇、乌蛇、木香、石斛、水银、蝉壳、川芎、肉豆蔻、附子、硫黄、龙脑、朱砂、雄黄、牛黄、狐肝、乌鸦、腻粉、当归、乌犀

【出处】《普济方》

【原方功效与主治】治丈夫妇人卒中诸风。牙关紧急,膈上多痰,或语謇涩,口眼㖞斜。

一千二百八十九、【方名】乌须得效方

【原方组成】何首乌、牛膝、沙菀蒺藜、肉苁蓉、甘州枸杞、白术、麦门冬、当归、杜仲、防

风、沉香、天麻

【出处】《万氏家抄济世良方》

【原方功效与主治】百骸快，诸病潜消，身体强壮，须发不变，耳目聪明，牙齿坚固，精神胜常。

一千二百九十、【方名】乌须发方

【原方组成】黄柏、茴香、川楝子、菟丝子、肉苁蓉、川牛膝、白芍药、白茯苓、杜仲、石斛、熟地黄、威灵仙、地骨皮、枸杞子、干山药、生地黄、五味子、山茱萸、麦门冬、莲花蕊、生鸡头肉、藿香、当归、葫芦巴、川芎、泽泻、白术、人参、巴戟、黄芪、羌活、菖蒲、独活、黄连、广木香、沉香、吴茱萸

【出处】《普济方》

【原方功效与主治】治乌髭发，牢牙益精气。

一千二百九十一、【方名】乌药沉香汤

【原方组成】乌药、沉香、人参、甘草

【出处】《济阳纲目》

【原方功效与主治】治一切冷气，及中恶心肠痛，及妇人血气攻心，胃腹撮痛。

一千二百九十二、【方名】乌药沉香丸方

【原方组成】乌药、沉香、葫芦巴、白芷、木香、荜澄茄

【出处】《圣济总录》

【原方功效与主治】治脾虚胀闷，呕逆恶心，顺三焦，化滞气，定腹痛，进饮食。

一千二百九十三、【方名】乌药煎散

【原方组成】乌药、沉香、陈橘皮、甘草、干姜、槟榔

【出处】《普济方》

【原方功效与主治】治上气腹胁胀满，利胸膈，顺三焦。

一千二百九十四、【方名】乌药散

【原方组成】乌药、附子、天雄、沉香、甘草

【出处】《普济方》

【原方功效与主治】治中风不语，老人虚人可用也。

一千二百九十五、【方名】乌药顺气散

【原方组成】当归、川芎、白芍药、生地黄、紫苏、陈皮、香附、乌药、枳壳、砂仁、桔梗、黄芩、半夏、防风、地龙、甘草、乳香、没药、沉香

【出处】《古今医鉴》

【原方功效与主治】治诸风，左瘫右痪。

一千二百九十六、【方名】乌药煮散方

【原方组成】乌药、沉香、陈橘皮、甘草、干姜、槟榔

【出处】《圣济总录》

【原方功效与主治】治上气腹胁胀满,利胸膈,顺三焦。

一千二百九十七、【方名】无比沉香丸

【原方组成】沉香、檀香、木香、乳香、没药、丁香、香附、八角茴香、莪术、胡椒、官桂、荆三棱、良姜、青皮、陈皮、巴豆、川乌、草乌、大麦蘖、川椒

【出处】《奇效良方》

【原方功效与主治】治男子妇人诸物所伤,遍身走注,疼痛多年,沉积不散,呕吐恶心,胸膈不利,心腹刺痛,久痢不止,肋胁胀满,一切冷气不和,妇人胎前产后诸疾。

一千二百九十八、【方名】吴茱萸散

【原方组成】吴茱萸、楝实、沉香、巴豆、木香、马蔺花、茴香子

【出处】《圣济总录》

【原方功效与主治】治小肠疝气,牵引脐腹疼痛,腰曲不伸。

一千二百九十九、【方名】吴茱萸汤

【原方组成】椒花、沉香、当归、诃黎勒、蓬术、附片、白术、良姜、丁香、肉豆蔻、麝香

【出处】《金匮启钥》

【原方功效与主治】治妇人积冷,脐腹疗痛,肌瘦。

一千三百、【方名】五补汤方

【原方组成】五味子、黄芪、白术、桂、人参、厚朴、白茯苓、当归、炙甘草、沉香、熟干地黄、陈橘皮、半夏

【出处】《圣济总录》

【原方功效与主治】治虚劳痰饮,脾胃不和,四肢乏力,不思饮食。

一千三百〇一、【方名】五虎二陈汤

【原方组成】麻黄、杏仁、陈皮、半夏、茯苓、石膏、人参、细茶、沉香、木香

【出处】《良朋汇集经验神方》

【原方功效与主治】专治哮吼喘急。

一千三百〇二、【方名】五虎二陈汤

【原方组成】麻黄、杏仁、石膏、橘皮、半夏、茯苓、甘草、人参、木香、沉香、细茶

【出处】《古今医鉴》

【原方功效与主治】宣肺利气,化痰清热。治哮吼喘急痰盛。

一千三百〇三、【方名】五积丸

【原方组成】沉香、木香、当归、附子、青橘皮、丁香、大黄、缩砂仁、半夏、陈橘皮、京三棱、蓬莪术、槟榔、胆矾、细松烟墨

【出处】《杨氏家藏方》

【原方功效与主治】治五种膈气,中脘痞闷,噎塞不通,饮食减少;及积聚癖块,心腹作痛,一切沉积。

一千三百〇四、【方名】五龙软金丹

【原方组成】沉香、檀香、八角茴香、乳香、安息香、麝香、莲子心、犀角、丁香、朱砂、穿山甲、仙灵脾、益智仁

【出处】《普济方》

【原方功效与主治】治男女子诸虚百损,五劳七伤,下元久冷,腰腿膝疼痛。妇人赤白带下,添精补髓,活血驻颜。

一千三百〇五、【方名】五磨饮子

【原方组成】木香、沉香、槟榔、枳实、台乌药

【出处】《医方考》

【原方功效与主治】暴怒暴死者,名曰气厥。

一千三百〇六、【方名】五味饮

【原方组成】五味子、白茯苓、沉香

【出处】《普济方》

【原方功效与主治】治肾水不足,心火自用,口舌焦干,多渴面赤,羸瘦劳伤肾经。

一千三百〇七、【方名】五香白术散

【原方组成】沉香、木香、明乳香、丁香、藿香叶、白术、罗参、白茯苓、薏苡仁、山药、扁豆、桔梗、缩砂、白豆蔻、粉草、莲肉

【出处】《世医得效方》

【原方功效与主治】宽中和气,滋益脾土,生肺金,进美饮食。治肺痈,肺脾两虚,胸闷气短,饮食乏味,体倦便溏。

一千三百〇八、【方名】五香半夏丸

【原方组成】沉香、黄芪、人参、当归、赤芍药、木香、桂心

【出处】《普济方》

【原方功效与主治】治小儿膈胀痞闷,气不升降,咳嗽喘满,呕吐恶心,不思饮食。

一千三百〇九、【方名】五香半夏丸

【原方组成】沉香、檀香、丁香、木香、白豆蔻、陈橘皮、藿香叶、人参、半夏

【出处】《杨氏家藏方》

【原方功效与主治】治小儿膈脘痞闷,气不升降,咳嗽喘满,呕吐恶心,不思饮食。

一千三百一十、【方名】五香鳖甲散

【原方组成】鳖甲、荆三棱、茯苓、人参、大黄、黑附子、枳壳、牛膝、官桂、羌活、槟榔、熟干地黄、厚朴、五味子、木香、丁香、当归、白术、芍药、肉豆蔻仁、沉香

【出处】《鸡峰普济方》

【原方功效与主治】治五脏虚气攻注,四肢无力,手足疼痛,背甲气刺,日渐瘦弱,心下气满,不思饮食。

一千三百一十一、【方名】五香触痛丸

【原方组成】丁香、藿香、木香、乳香、沉香、桂心、吴茱萸、青皮、蓬莪术、枳实、京三棱、硇砂、牵牛末、橘皮

【出处】《是斋百一选方》

【原方功效与主治】大治冷物所伤脾胃,并酒食伤,久积成癖,胸膈痞塞,心腹疼痛,不可忍者。

一千三百一十二、【方名】五香串

【原方组成】沉香、丁香、木香、檀香、乳香、巴豆霜、大黄、甘草、郁金、苍术、五灵脂、陈皮、厚朴、雄黄、豆蔻肉

【出处】《串雅内外编》

【原方功效与主治】治腹心气胁痞积,一切痛症。

一千三百一十三、【方名】五香夺命丹

【原方组成】沉香、木香、丁香、乳香、没药、葶苈、牙皂、巴豆、生甘草

【出处】《惠直堂经验方》

【原方功效与主治】专治急慢心痛,绞肠痧症,酒疾冷病,小儿夹食伤寒,泻痢积聚。妇人血块。食痞噎食等症。

一千三百一十四、【方名】五香方

【原方组成】青木、沉香、丁香、藿香

【出处】《医略抄》

【原方功效与主治】令丁毒内消。

一千三百一十五、【方名】五香煎方

【原方组成】丁香、沉香、麝香、木香、藿香、白术、诃黎勒皮、白茯苓、陈橘皮、甘草、黄芪

【出处】《太平圣惠方》

【原方功效与主治】治小儿脾胃久虚,吃食减少,四肢羸瘦。

一千三百一十六、【方名】五香连翘散方

【原方组成】木香、鸡舌香、沉香、薰陆香、麝香、连翘、射干、川升麻、黄芪、木通、独活、桑寄生、甘草、川大黄

【出处】《太平圣惠方》

【原方功效与主治】治久痈不瘥,风毒气留积,筋骨疼痛,脓水久出,疮不生肌。

一千三百一十七、【方名】五香连翘汤

【原方组成】沉香、乳香、甘草、舶上青、木香、连翘、射干、升麻、桑寄生、独活、木通、丁香、大黄、麝香

【出处】《太平惠民和剂局方》

【原方功效与主治】治一切恶核,瘰疬痈疽,恶肿等病。

一千三百一十八、【方名】五香连翘汤

【原方组成】木香、沉香、鸡舌香、麝香、薰陆、射干、紫葛、升麻、独活、寄生、炙甘草、连翘、大黄、淡竹沥

【出处】《肘后备急方》

【原方功效与主治】疗恶肉,恶脉,恶核,瘰疬风结肿气痛。

一千三百一十九、【方名】五香连翘汤

【原方组成】桑寄生、木香、连翘仁、沉香、黄芪、升麻、木通、射干、川独活、丁香、乳香、大黄、甘草、麝香

【出处】《严氏济生方》

【原方功效与主治】治疽作二日后。

一千三百二十、【方名】五香连翘汤方

【原方组成】木香、独活、射干、连翘、炙甘草、桑寄生、升麻、沉香、鸡舌香、乳香、大黄、麝香

【出处】《圣济总录》

【原方功效与主治】治附骨痈,结核脓水肿痛,心腹气满。

一千三百二十一、【方名】五香流气饮

【原方组成】金银花、小茴香、僵蚕、羌活、独活、连翘、瓜蒌仁、藿香、丁香、木香、沉香、甘草

【出处】《外科心法要诀》

【原方功效与主治】主治黄鳅痈;并治流注、结核。

一千三百二十二、【方名】五香麻黄汤

【原方组成】麝香、薰陆香、鸡舌香、沉香、青木香、麻黄、防风、独活、秦艽、葳蕤、甘草、白

薇、枳实

【出处】《备急千金要方》

【原方功效与主治】治伤寒忽发肿,或着四肢,或在胸背,虚肿浮如吹状,亦着头面唇口颈项,剧者偏着脚胫外如轴大而不痛不赤,着四肢者乃欲不遂。

一千三百二十三、【方名】五香拈痛丸

【原方组成】木香、官桂、丁香、乳香、藿香叶、沉香、斑蝥、巴豆

【出处】《女科百问》

【原方功效与主治】心腹痛或又有小腹痛。

一千三百二十四、【方名】五香去大黄加人参黄芪犀角汤

【原方组成】木香、沉香、乳丁香、粉草、人参、黄芪、犀角末、麝香

【出处】《外科精要》

一千三百二十五、【方名】五香如圣丸

【原方组成】木香、沉香、藿香叶、乳香、麝香、巴豆、陈橘皮

【出处】《杨氏家藏方》

【原方功效与主治】心腹疼痛。

一千三百二十六、【方名】五香散

【原方组成】木香、丁香、藿香叶、沉香、乳香、连翘、木通、续断、桑寄生、甘草

【出处】《仁斋直指方论》

【原方功效与主治】治痈疽,须用香气透达经络。

一千三百二十七、【方名】五香散

【原方组成】木香、沉香、鸡舌香、薰陆香、麝香

【出处】《太平惠民和剂局方》

【原方功效与主治】治咽喉肿痛,诸恶气结塞不通。

一千三百二十八、【方名】五香散

【原方组成】木香、丁香、沉香、乳香、藿香

【出处】《太平惠民和剂局方》

【原方功效与主治】升降诸气,宣利三焦,疏导壅滞,发散邪热,治阴阳之气郁结不消,诸热蕴毒,肿痛结核,或似痈疖而非,使人头痛恶心,寒热气急。

一千三百二十九、【方名】五香散方

【原方组成】沉香、木香、鸡舌香、薰陆香、麝香

【出处】《太平圣惠方》

【原方功效与主治】治咽喉肿痛,诸恶气结塞。

一千三百三十、【方名】五香散方

【原方组成】沉香、麝香、木香、藿香、乳香、黄芪、槟榔、当归、枳壳、白茯苓、白蒺藜、川大黄、白芍药、卷柏、芎䓖、熟干地黄

【出处】《太平圣惠方》

一千三百三十一、【方名】五香汤

【原方组成】沉香、木香、鸡舌香、薰陆香、麝香、连翘

【出处】《黄帝素问宣明论方》

【原方功效与主治】治一切恶疮瘰疬结核无头尾，及诸疮肿。

一千三百三十二、【方名】五香汤

【原方组成】木香、沉香、丁香、麝香、乳香、甘草、人参、黄芪、犀角屑

【出处】《杂病源流犀烛》

【原方功效与主治】此方专治一切因血凝气滞而生痈疽。

一千三百三十三、【方名】五香汤方

【原方组成】沉香、木香、薰陆香、鸡舌香、麝香、白薇、枳实、麻黄、防风、葳蕤、秦艽、独活、甘草

【出处】《圣济总录》

【原方功效与主治】治伤寒毒气攻四肢，及胸背虚肿。

一千三百三十四、【方名】五香汤方

【原方组成】丁香、藿香、木香、沉香、红花、甘草

【出处】《婴儿论》

一千三百三十五、【方名】五香汤茱萸犀角汤方

【原方组成】木香、藿香叶、沉香、薰陆香、鸡舌香、吴茱萸、犀角

【出处】《圣济总录》

【原方功效与主治】治恶脉肿毒，毒气攻脉中，猝肿痛结作核，或似痈疖而非时使人头痛寒热，气急者数日不除。

一千三百三十六、【方名】五香丸方

【原方组成】沉香、丁香、白檀香、茴香子、荜澄茄、青橘皮、胡椒、缩砂、赤茯苓、白芷、牛膝、甘草、木香、麝香、蓬莪术、枳壳、葛花、肉豆蔻、槟榔、半夏、人参、桂、荜茇、赤小豆花、葛根

【出处】《圣济总录》

【原方功效与主治】治三焦虚胀，心腹满闷。

一千三百三十七、【方名】五香圆

【原方组成】乳香、木香、沉香、枫香、麝香、没药、天麻、白附子、干蝎、川乌、草乌、白花蛇、乌蛇、地龙、大附子、蝉蜕、白蒺藜、麒麟竭、无名异、自然铜、朱砂

【出处】《传信适用方》

【原方功效与主治】治干湿脚气,风毒肿弱,遇发寒慄,不欲饮食,行立不得。

一千三百三十八、【方名】五香枳实汤

【原方组成】青木香、麝香、鸡舌香、薰陆香、沉香、防风、秦艽、漏芦、升麻、黄芩、白蔹、麻黄、枳实、大黄

【出处】《备急千金要方》

【原方功效与主治】治小儿着风热,坚如麻豆粒,疮痒搔之,皮剥汁出,或遍身头面,常常发者。

一千三百三十九、【方名】五噎散

【原方组成】人参、半夏、桔梗、白豆蔻仁、木香、杵头糠、白术、荜澄茄、沉香、枇杷叶、干生姜、甘草

【出处】《严氏济生方》

【原方功效与主治】治五噎,食不下,呕呃痰多,咽喉噎塞,胸背满痛。

一千三百四十、【方名】五枝散

【原方组成】桃枝、李枝、梅枝、桑枝、榴枝、通草、穿山甲、全蝎、沉香、木香、槟榔、灯草、红花

【出处】《周慎斋遗书》

【原方功效与主治】主治传尸劳虫。

一千三百四十一、【方名】吸烟散

【原方组成】辰砂、硫黄、甘松、木香、石膏、沉香、赤石脂、生地黄、当归、明矾、樟脑、杉梢叶灰、茶

【出处】《续名家方选》

【原方功效与主治】治霉疮结毒,淋疾痔疾,脱肛疥疮,风毒痈疔。

一千三百四十二、【方名】犀角散

【原方组成】犀角、当归、白芍药、牛膝、沉香、木香、虎头骨、槲叶脉、麝香

【出处】《御药院方》

【原方功效与主治】荣养髭发,坚固牙齿。

一千三百四十三、【方名】犀角散方

【原方组成】犀角屑、沉香、木香、马牙硝、鸡舌香、薰陆香、川升麻、射干、甘草、黄芩、

麝香

【出处】《太平圣惠方》

【原方功效与主治】治咽喉毒气结塞,疼痛不下汤水。

一千三百四十四、【方名】犀角散方

【原方组成】犀角屑、牛蒡子、连翘、麝香、木通、玄参、沉香、丁香、川朴硝

【出处】《太平圣惠方》

【原方功效与主治】治小儿瘰疬,焮肿疼痛,身体壮热,大肠壅滞,小便赤涩,心神烦躁,少得眠卧。

一千三百四十五、【方名】犀角汤

【原方组成】犀角、独活、生麦门冬、枳壳、木香、沉香、大黄、白蔹、丁香、玄参、连翘、漏芦、木通、甘草、朴硝

【出处】《普济方》

【原方功效与主治】治气不消。

一千三百四十六、【方名】犀角汤

【原方组成】犀角、玄参、连翘、柴胡、升麻、木通、沉香、射干、炙甘草、芒硝、麦门冬

【出处】《黄帝素问宣明论方》

【原方功效与主治】治结阳,四肢肿满,热菀不散,或毒攻注,大便闷涩。

一千三百四十七、【方名】犀角汤方

【原方组成】犀角屑、木香、羚羊角屑、人参、竹茹、沉香、射干、麦门冬、赤茯苓、麝香、鸡舌香、石膏

【出处】《圣济总录》

【原方功效与主治】治脚气。若风热轻,但毒气入胃,唯心闷烦热,索水洒胸面,干呕好叫唤,气若断绝者,服此犀角汤效方。

一千三百四十八、【方名】犀皮汤

【原方组成】小麦麸、半夏、沉香末、生姜

【出处】《御药院方》

【原方功效与主治】治髭发干涩,令润泽洗发方。

一千三百四十九、【方名】洗肝散

【原方组成】天麻、白僵蚕、天南星、芎䓖、黄芪、薏苡仁、白芍药、白蒺藜、甘菊、炙甘草、人参、木香、沉香

【出处】《中医方剂大辞典》

【原方功效与主治】肝肾气虚,外应目不荣。

一千三百五十、【方名】洗面药

【原方组成】川芎、细辛、藁本、藿香、白附子、冬瓜子、沉香、白僵蚕、甘松、栝蒌仁、皂角末、阿胶、楮桃、丝瓜、白蔹、脑子、糯米、白术、生栗子、吴白芷、白茯苓、白及、土瓜根、广木香

【出处】《普济方》

一千三百五十一、【方名】洗面药

【原方组成】黄明胶、甘松、白蔹、藁本、川芎、细辛、白及、白僵蚕、川零陵、白术、桃花、大皂角、沉香、糯米

【出处】《普济方》

一千三百五十二、【方名】洗香丸

【原方组成】孩儿茶、上好细茶、砂仁、白豆蔻、沉香、片脑、麝香

【出处】《鲁府禁方》

一千三百五十三、【方名】下产后秽物未尽者方

【原方组成】延胡索、沉香、大黄、当归、川芎、芍药、桂枝

【出处】《名家方选》

一千三百五十四、【方名】夏氏肥儿丸

【原方组成】人参、白术、茯苓、麦芽、川连、芜荑仁、胡黄连、神曲、陈皮、沉香、使君子、柴胡、芦荟、甘草、木香

【出处】《苍生司命》

【原方功效与主治】补脾消疳,退热杀虫,止腹痛,长肌肉,调血气。

一千三百五十五、【方名】仙传药酒方

【原方组成】茯神、陈皮、枳壳、青皮、牛膝、熟地黄、肉苁蓉、白茯苓、当归、山药、吴茱萸、防风、人参、沉香、广木香、丁香、乳香、没药、宿砂、小茴、大茴、红豆、白术、草果、黄芩、杏仁、甘草、猪苓、黄芪、三棱、莪术、半夏、南星、牡丹皮、槟榔、青木香、官桂、大腹皮、泽泻、天门冬、栀子、红曲、白花蛇、荆芥穗、苍术、川乌、白芍、桂皮、知母、细辛、贝母、麻黄、麦门冬、草乌、藿香、山楂、白芷、白附子、软石膏、羌活、薄荷、木瓜、木通、葛根、山茱萸、独活、香附、破故纸、虎胫骨、天麻、枸杞子、川芎、良姜、川椒

【出处】《万病回春》

【原方功效与主治】治男妇左瘫右痪,口眼㖞斜,手足顽麻,筋骨疼痛。一切诸风,痔漏,寒湿脚气,疝气,十膈五噎,胎前产后,子宫久冷,赤白带下,不受胎孕,经水不调,气滞痞块。

一千三百五十六、【方名】仙传种子药酒方

【原方组成】白茯苓、大红枣、胡桃肉、白蜂蜜、黄芪、人参、白术、川芎、白芍、生地、熟地、小茴香、枸杞子、覆盆子、陈皮、沉香、木香、官桂、砂仁、甘草、乳香、没药、五味子

【出处】《鲁府禁方》

【原方功效与主治】安魂定魄,改易颜容,添髓驻精,补虚益气,滋阴降火,保元调经,壮筋骨,润肌肤,发白再黑,齿落更生,目视有光,心力无倦,行步如飞,寒暑不侵,能除百病,交媾而后生子也。

一千三百五十七、【方名】仙方沉麝丸

【原方组成】没药、血竭、沉香、辰砂、麝香、木香

【出处】《医便》

【原方功效与主治】治心痛腹痛气痛不可忍。

一千三百五十八、【方名】仙方脑麝丸

【原方组成】黄药子、白药子、花粉、黄连、木香、沉香、麝香、龙脑、猪胆汁

【出处】《杂病源流犀烛》

【原方功效与主治】此方专治岚瘴,解茶、痰、酒、渴,除伏暑,退心热,止喉疼,开目雾,及赤白痢一切火症。

一千三百五十九、【方名】仙灵酒秘传方

【原方组成】仙灵脾、金樱膏、川牛膝、当归身、川芎、巴戟天、菟丝子、小茴香、补骨脂、官桂、川杜仲、沉香

【出处】《重刊荪竹堂集验方》

【原方功效与主治】此方壮阳固筋,健骨,补精益髓,广嗣延年。中年之人及老人气血不足者宜服。

一千三百六十、【方名】仙授立刻回生丹

【原方组成】牛黄、胆星、铅霜、橘红、蛇舍石、麝香、枳实、沉香、真金箔、朱砂

【出处】《丹台玉案》

【原方功效与主治】治中风。

一千三百六十一、【方名】香参散

【原方组成】人参、茯苓、橘红、沉香、熟附

【出处】《杂病广要》

【原方功效与主治】秘传治脾虚胀满。

一千三百六十二、【方名】香茶饼

【原方组成】甘松、白豆蔻、沉香、檀香、桂枝、白芷、孩儿茶、细辛、南薄荷、木香、藁本、片脑

【出处】《种杏仙方》

【原方功效与主治】

一千三百六十三、【方名】香茶饼

【原方组成】细辛、葛花、沉香、白檀、石膏、硼砂、薄荷、孩茶、乌梅、百药煎、白豆蔻、片脑

【出处】《鲁府禁方》

一千三百六十四、【方名】香粉方

【原方组成】白附子、白茯苓、白术、白芷、白蔹、白檀香、沉香、木香、鸡舌香、零陵香、藿香、麝香、英粉

【出处】《太平圣惠方》

【原方功效与主治】以粉粉身极香。

一千三百六十五、【方名】香附丸

【原方组成】香附子、沉香、槟榔、雄鼠粪

【出处】《普济方》

【原方功效与主治】治小儿长，齿不生。

一千三百六十六、【方名】香附越鞠丸

【原方组成】香附、乌药、槟榔、青皮、陈皮、沉香、木香、青黛、萝卜子、生姜、神曲

【出处】《婴童类萃》

【原方功效与主治】治气郁龟胸。

一千三百六十七、【方名】香黄丸方

【原方组成】硫黄、硇砂、生木瓜、肉豆蔻、槟榔、当归、石斛、牛膝、附子、巴戟天、肉苁蓉、茴香子、木香、沉香、白茯苓、京三棱、干姜、丁香、麝香、乳香、人参、桂、荜澄茄、阿魏

【出处】《圣济总录》

【原方功效与主治】补骨髓，益真气，治痼冷，润皮肤，悦颜色。

一千三百六十八、【方名】香甲散

【原方组成】鳖甲、当归、木香、人参、羌活、川芎、沉香、肉豆蔻、酸枣仁、附子、槟榔、大腹子、北柴胡、厚朴、川牛膝、白茯苓、秦艽、桂心

【出处】《妇人大全良方》

【原方功效与主治】治热病后虚劳。或四肢倦息，脚手疼痛，饮食无味，肌肤黄瘦，或热疟盗汗，头晕虚烦。此药久服驻颜。

一千三百六十九、【方名】香甲汤

【原方组成】漏芦、沉香、牛蒡子、诃黎勒皮、安息香、鳖甲、乳香

【出处】《幼科证治准绳》

【原方功效与主治】截疟辟邪。

一千三百七十、【方名】香甲丸

【原方组成】沉香、龙胆草、鳖甲、当归、黄芪、大黄、黄连

【出处】《普济方》

【原方功效与主治】治小儿潮热盗汗，消瘦面黄，烦渴可食。

一千三百七十一、【方名】香甲煮散方

【原方组成】沉香、鳖甲、木香、人参、白茯苓、柴胡、槟榔、熟干地黄、桂、黄芪、厚朴、山芋、白术、炙甘草、赤芍药、干姜

【出处】《圣济总录》

【原方功效与主治】治虚劳身体疼痛，四肢烦热、不思饮食、胸膈妨闷。

一千三百七十二、【方名】香棱丸

【原方组成】京三棱、广术、青皮、陈皮、萝卜子、缩砂仁、白豆蔻仁、沉香、木香、半夏曲、神曲、麦蘖、阿魏、香附子、乌药、枳壳、荜澄茄、槟榔、温姜

【出处】《瑞竹堂经验方》

【原方功效与主治】消食快气，宽中利膈，化痰。

一千三百七十三、【方名】香朴丸方

【原方组成】沉香、茴香子、厚朴、附子、蜀椒

【出处】《圣济总录》

【原方功效与主治】治脾胃气虚弱，面黄肌瘦，小便频数，脐腹疼痛，不能饮食。

一千三百七十四、【方名】香茸八味丸

【原方组成】熟地、山茱萸、丹皮、山药、白茯苓、泽泻、沉香、鹿茸

【出处】《医通祖方》

【原方功效与主治】治肾与督脉皆虚，头旋眼黑。

一千三百七十五、【方名】香茸丸

【原方组成】鹿茸、熟干地黄、苁蓉、破故纸、附子、当归、麝香、沉香

【出处】《普济本事方》

【原方功效与主治】肺肾经病。

一千三百七十六、【方名】香茸丸

【原方组成】鹿茸、麋茸、沉香、五味子、白茯苓、白龙骨、肉苁蓉、麝香

【出处】《杨氏家藏方》

【原方功效与主治】滋补精血，益养真元。治下焦伤竭，脐腹绞痛，饮食减少，目视茫茫，夜梦鬼交，遗泄失精，肌肉消瘦。

一千三百七十七、【方名】香茸丸方

【原方组成】鹿茸、麝香、山茱萸、沉香

【出处】《圣济总录》

【原方功效与主治】治精耗血少，阳气衰弱，调营卫，利腰脚。

一千三百七十八、【方名】香砂六君子汤加减

【原方组成】香附、砂仁、人参、白术、茯苓、陈皮、厚朴、枳实、苏子、桑白皮、沉香、木香、甘草

【出处】《儒医心镜》

【原方功效与主治】治胃虚喘。

一千三百七十九、【方名】香苏二陈汤

【原方组成】沉香、苏子、橘红、半夏、茯苓、枳壳、厚朴、杏仁、郁金、苡仁、姜汁

【出处】《校注医醇賸义》

【原方功效与主治】滞气结胸，症有缓急，治分轻重，古人成法具在，按症用药，尤宜谨慎。

一千三百八十、【方名】消毒膏

【原方组成】玄参、藁本、牛膝、续断、羌活、葛根、柴胡、木鳖子、沉香、木香、当归、升麻、赤芍药、丹参、何首乌、牡丹皮、芝麻、槐白皮、甘草、白蔹、川芎、桃仁、杏仁、白附子、木通、赤茯苓、乱发、细辛、白芷、防风、黄芪、苍术、白及、黄丹、芝麻油

【出处】《御药院方》

【原方功效与主治】治一切肿毒，结硬疼痛。

一千三百八十一、【方名】消毒膏

【原方组成】玄参、葛根、木香、当归、升麻、槐白皮、甘草、白蔹、川芎、桃仁、杏仁、白附子、木通、赤茯苓、牛膝、藁本、乱发、牡丹皮、苍术、细辛、羌活、何首乌、天麻、柴胡、木鳖子、白芷、白及、沉香、赤芍药、防风、黄芪、黄丹

【出处】《普济方》

【原方功效与主治】治一切肿毒，结硬疼痛。

一千三百八十二、【方名】消恶安胎汤

【原方组成】白术、甘草、白芍、陈皮、苏叶、沉香末、乳香末、天花粉、当归、人参、茯苓

【出处】《辨证录》

【原方功效与主治】一剂腹痛定，鬼神亦远矣。

一千三百八十三、【方名】消化丸

【原方组成】青礞石、明矾、皂角、炮南星、制半夏、茯苓、陈皮、枳实、枳壳、薄荷、沉香、黄

苓、姜汁、神曲

【出处】《杂病源流犀烛》

【原方功效与主治】专治虚痨久嗽,肺痿。

一千三百八十四、【方名】消积三棱煎

【原方组成】沉香、槟榔、京三棱、蓬莪术、乌梅肉

【出处】《杨氏家藏方》

【原方功效与主治】治脾胃虚弱,少食多伤,五积六聚,气块疼痛。

一千三百八十五、【方名】消积丸方

【原方组成】牵牛子、青橘皮、丁香、木香、硇砂、沉香、槟榔、桂、干姜、巴豆

【出处】《圣济总录》

【原方功效与主治】治积滞,宽利膈脘,不思饮食。

一千三百八十六、【方名】消痞膏

【原方组成】白芷、藿香、川乌、赤芍药、蓬术、牛虻、两头尖、仙灵脾、海藻、玄参、山豆根、草乌、当归、杏仁、苍术、皂角、丹皮、水红花根叶、桃仁、穿山甲、生地、大蒜、血余、三棱、白芥子、皮硝、干漆、黄芪、木鳖、黄花、大风子、官桂、川椒、天雄、苏木、天麻、沉香、麝香、草麻子肉、巴豆肉、飞丹、黄占、白胶香、枫香、血竭、雄黄、檀香、云母石、朱砂、苏合油、阿魏、安息香、水粉、芝麻油

【出处】《万氏家抄济世良方》

一千三百八十七、【方名】消痞神丸

【原方组成】香附米、砂仁、枳实、陈皮、半夏、厚朴、山楂肉、当归身、沉香、木香、乌药、白术、神曲、苍术、麦芽

【出处】《回生集》

一千三百八十八、【方名】消疝丸

【原方组成】橘核、藿香、大茴、荔枝核、青皮、陈皮、沉香、硫黄

【出处】《疡医大全》

一千三百八十九、【方名】消食化气丸

【原方组成】苏子、香附米、白豆蔻、砂仁、广陈皮、南星、山楂、白茯苓、白术、枳壳、沉香、神曲、广木香、半夏、川芎、萝卜子、粉甘草、麦芽

【出处】《菉竹堂集验方》

一千三百九十、【方名】消胀验方

【原方组成】沉香、木香、砂仁、卜子、甘遂、槟榔、陈皮、川朴、大黄、楂肉、枳壳、芫花、大戟

【原方功效与主治】此方逐水消胀。

一千三百九十一、【方名】消肿解毒方

【原方组成】生地、赤芍、连翘、牛蒡、银花、山豆根、花粉、丹皮、北沙参、柴胡、葛根、桔梗、马蹄香（即沉香）、生甘

【出处】《喉舌备要秘旨》

【原方功效与主治】凡患单鹅双鹅,必有潮热,当用此退热凉血,消肿解毒方。

一千三百九十二、【方名】消肿汤

【原方组成】白术、山栀、赤茯苓、萝卜子、葶苈、椒目、苏子、沉香、木香

【出处】《赤水玄珠》

【原方功效与主治】治水肿喘满,大小便不利。

一千三百九十三、【方名】小半夏丸方

【原方组成】半夏、木香、沉香、青橘皮、槟榔

【出处】《圣济总录》

【原方功效与主治】治留饮不散,膈脘不利,宿食不消,呕逆恶心。

一千三百九十四、【方名】小柴胡汤

【原方组成】柴胡、黄芩、山栀、柿蒂、陈皮、砂仁、半夏、竹茹、藿香、沉香、木香、茴香、甘草

【出处】《万病回春》

【原方功效与主治】治身热、烦渴、发呃。

一千三百九十五、【方名】小沉香丸

【原方组成】沉香、香附子、甘草、舶上丁香皮、缩砂仁、益智仁、甘松、蓬莪术

【出处】《御药院方》

【原方功效与主治】和中顺气,嗜食消痰。

一千三百九十六、【方名】小沉香丸方

【原方组成】沉香、丁香、木香、枳壳、人参、赤茯苓、云蓝根、玄参、诃黎勒、白豆蔻、肉豆蔻、丁香皮、桂、麝香、白术

【出处】《圣济总录》

【原方功效与主治】治脾气虚弱,中脘痞闷,胁肋胀满,心腹刺痛,呕逆痰涎,不思饮食。

一千三百九十七、【方名】小丁沉丸

【原方组成】甘草、缩砂、白芷、阿魏、麝香、木香、丁香、陈皮、益智、舶上茴香、生姜、沉香

【出处】《博济方》

【原方功效与主治】治一切气疾,开胃口,消酒食毒。

一千三百九十八、【方名】小丁沉丸方

【原方组成】丁香、沉香、木香、槟榔、白豆蔻、麝香、人参、桂、白茯苓、甘草、干姜、诃黎勒皮、白术、青橘皮

【出处】《圣济总录》

【原方功效与主治】治哕逆不止,饮食不入。

一千三百九十九、【方名】小丁香丸方

【原方组成】丁香、沉香、乳香、茴香子、桂、槟榔、肉豆蔻、荜茇、阿魏、巴豆

【出处】《圣济总录》

【原方功效与主治】治三焦胀满,消化滞气。

一千四百、【方名】小黄芪丸

【原方组成】黄芪、覆盆子、牛膝、鳖甲、石斛、白术、肉苁蓉、附子、五味子、人参、沉香、肉桂、熟干地黄

【出处】《鸡峰普济方》

【原方功效与主治】治脾胃虚劳羸瘦,脚膝疼痛。服之充肌调中助力。

一千四百〇一、【方名】小嘉禾散

【原方组成】木香、丁香、丁皮、巴戟、紫苏叶、白茯苓、苍术、肉豆蔻、附子、沉香、苦梗、粉草、茴香、山药、白豆蔻仁、扁豆

【出处】《世医得效方》

【原方功效与主治】治荣卫不调,血气虚弱,面色萎黄,四肢无力,手足倦怠,盗汗并出,皮肉枯瘁,骨肉羸瘦,饮食不进,日渐卧床,病后不能调理,亦成崩漏。

一千四百〇二、【方名】小牛黄丸

【原方组成】牛黄、珍珠、朱砂、母丁香、乳香、没药、沉香、明雄黄、人参、琥珀、麝香、滴乳石、白芷、归尾

【出处】《审视瑶函》

【原方功效与主治】清热解毒,理气活血。治一切眼漏,及诸恶毒疮等漏。

一千四百〇三、【方名】哮吼灵秘丹

【原方组成】胆南星、大半夏、赤茯苓、苦葶苈、大贝母、沉香、青礞石、天竺黄、珍珠、羚羊角、乌犀角、白矾、硼砂、风化硝、花蕊石、孩儿茶、款冬花、铅白霜

【出处】《寿世保元》

【原方功效与主治】治素患哮吼之病,发则喘急,痰涎上壅,不时举发。

一千四百〇四、【方名】泻肺汤

【原方组成】全栝蒌、桑皮、苏子、沉香、茯苓、郁金、杏仁、枳壳、苡仁、橘红、姜

【出处】《校注医醇賸义》

【原方功效与主治】营卫不调,肺气满则肺叶皆举,微喘胁痛。

一千四百〇五、【方名】星石降痰丸

【原方组成】青礞石、南星、制过礞石、制南星、辰砂、沉香、滑石、猪牙皂角、瓜蒌仁、贝母、黄芩、枯矾、荆芥穗

【出处】《万氏家抄济世良方》

【原方功效与主治】治小儿惊风、痰壅喘急。

一千四百〇六、【方名】星香二陈汤

【原方组成】胆星、沉香、人参、姜半夏、茯苓、陈皮、炙甘草、香团叶

【出处】《医方简义》

【原方功效与主治】治痰厥症。

一千四百〇七、【方名】醒心茯苓丸

【原方组成】白茯苓、莪术、沉香、朱砂

【出处】《名家方选》

【原方功效与主治】治狂乱神方。

一千四百〇八、【方名】荅莱汤

【原方组成】当归、川芎、芍药、人参、白术、黄芩、黄连、丁子、沉香、木香、肉桂、萍蓬根、甘草

【出处】《产科发蒙》

【原方功效与主治】治产前产后诸病,及金创之妙剂。

一千四百〇九、【方名】芎黄散

【原方组成】川芎、干地黄、当归、山药、白芍药、沉香、粉草

【出处】《世医得效方》

【原方功效与主治】治齿不生。

一千四百一十、【方名】芎劳汤

【原方组成】川芎、栀子、芍药、香附、黄连、白芷、木香、沉香、茯苓、人参、桔梗、柴胡、当归、菊花、黄芩、陈皮

【出处】《产科发蒙》

【原方功效与主治】治妇人有瘀血发血晕,因致眼疾者。

一千四百一十一、【方名】芎䓖丸方

【原方组成】芎䓖、当归、桂心、黄芪、沉香、安息香、附子、白芷、麒麟竭、丁香、木香、枳壳、羌活、赤芍药

【出处】《太平圣惠方》

【原方功效与主治】治妇人乳痈穿穴脓水不住，年月深远，蚀肉伤筋，或时碎骨疮中，自出肉冷难生，疼痛不可忍。

一千四百一十二、【方名】雄朱丹

【原方组成】附子、胡椒、官桂、赤石脂、木香、沉香、荜茇、丁香、白术、乳香

【出处】《是斋百一选方》

【原方功效与主治】治宿寒痼冷，饮食呕逆，经膈五、七年，即疲瘠异形，变为劳瘵。

一千四百一十三、【方名】熊胆丸方

【原方组成】熊胆、蜗牛、黑狗胆、黄连、胡黄连、丁香、麝香、沉香、水银、鲤鱼胆、青黛

【出处】《太平圣惠方》

【原方功效与主治】治小儿一切疳，肌体干瘦，发竖毛焦，心神烦热。

一千四百一十四、【方名】嗅鼻渊方

【原方组成】辛夷仁、苍耳子、白芷、薄荷叶、川芎、木通、羌活、黄连、黄芩、荆芥穗、防风、甘草、栀子、连翘、白术、滑石、石膏、当归、赤芍、酒大黄、沉香、皂角、葱白、姜

【出处】《仁术便览》

一千四百一十五、【方名】许昌宁接骨丹

【原方组成】当归、川芎、白芍药、人参、官桂、青皮、陈皮、麻黄、苍术、丁香、青木香、乳香、没药、沉香、血竭、孩儿茶、甘草

【出处】《济阳纲目》

一千四百一十六、【方名】续补痢疾初起并久不愈方

【原方组成】川朴、枳壳、枳实、木香、沉香

【出处】《救生集》

一千四百一十七、【方名】续嗣壮元丹

【原方组成】嫩鹿茸、真沉香、肉苁蓉、天门冬、麦门冬、甘枸杞子、拣参、熟地黄、巴戟、山药、柏子仁、白茯苓、五味、当归、山茱萸、川杜仲、牛膝、小茴香、破故纸、何首乌、石菖蒲、朱砂、菟丝子、鳖甲

【出处】《寿世保元》

【原方功效与主治】专治虚损，阳事不举，少弱多情痼冷，心肾不交，难成子嗣，遗精白浊，五劳七伤，一切亏损之疾。

一千四百一十八、【方名】玄参散方

【原方组成】玄参、紫雪、川升麻、沉香、犀角屑、川大黄、甘草、黄芩、葳蕤、地骨皮、栀子仁、连翘

【出处】《太平圣惠方》

【原方功效与主治】治乳石发动烦热,生痈肿疼痛。

一千四百一十九、【方名】玄参散方

【原方组成】玄参、犀角、芒硝、黄芪、沉香、木香、羚羊角、甘草

【出处】《圣济总录》

【原方功效与主治】治渴利后,经络痞涩,营卫留结成痈疽。

一千四百二十、【方名】玄参丸方

【原方组成】玄参、川升麻、栀子仁、黄芩、黄芪、川大黄、沉香、甘草、蓝叶、犀角屑、木通、连翘、川芒硝

【出处】《太平圣惠方》

【原方功效与主治】治发背及诸痈肿,大小便不通,心腹壅闷烦躁。

一千四百二十一、【方名】削坚丸

【原方组成】鳖甲、京三棱、干漆、沉香、乳香、槟榔、木香、干姜、没药、肉桂、细松烟墨、胡椒、萝卜子、干蝎、硇砂、粉霜、轻粉

【出处】《杨氏家藏方》

【原方功效与主治】治五积六聚,气结成块,食积癖瘕,心腹胀满,瘦悴少食。

一千四百二十二、【方名】血鳖串

【原方组成】沉香、木香、红花、大茴、小茴、尖槟榔、萹蓄、瞿麦、巴霜

【出处】《串雅补》

【原方功效与主治】胃气腹痛,经水闭。

一千四百二十三、【方名】熏杨梅疮方

【原方组成】雄黄、沉香、乳香、没药、朱砂、血竭、黑铅、水银

【出处】《仁斋直指方论》

一千四百二十四、【方名】薰陆香丸

【原方组成】薰陆香、沉香、人参、桂、白术、白豆蔻、木香、丁香、赤茯苓、莎草根、甘草、丹砂、安息香

【出处】《普济方》

【原方功效与主治】治脾胃虚,宿食不消,胁肋胀满,胸膈不利,心腹引痛,不思饮食。

一千四百二十五、【方名】薰陆香丸

【原方组成】乳香、沉香、木香、丁香、肉豆蔻、人参、青橘皮、延胡索、当归、蓬莪术、硇砂、甘草、没药、血竭

【出处】《杨氏家藏方》

【原方功效与主治】治妇人血气凝涩，经候不行，有时作痛。此药调经止痛，安和脏气。

一千四百二十六、【方名】寻痛丸

【原方组成】五灵脂、草乌、杏仁、沉香、木香、麝香

【出处】《外科大成》

【原方功效与主治】治遍身走注疼痛，并一切肿毒疼痛。

一千四百二十七、【方名】寻痛住痛散

【原方组成】乳香、没药、淮乌、川乌、川芎、山甲、木香、虎骨、自然铜、赤芍、紫荆皮、小茴、大茴、沉香、白术、桔梗、牛膝、乌药、枳壳、甘草、香附、降香节

【出处】《验方新编》

一千四百二十八、【方名】驯龙汤

【原方组成】龙齿、珍珠母、羚羊角、杭菊、生地、当归、白芍、薄荷、沉香、续断、独活、红枣、钩藤勾

【出处】《校注医醇賸义》

【原方功效与主治】惊悸气促，喉舌作痛。

一千四百二十九、【方名】驯龙驭虎汤

【原方组成】龙齿、琥珀、珍珠母、生地、玉竹、栝蒌皮、石斛、柏子霜、白芍、薄荷、莲子、沉香

【出处】《校注医醇賸义》

【原方功效与主治】彻夜不寐，间日轻重，少阳受病。

一千四百三十、【方名】濬川丸

【原方组成】大戟、芫花、沉香、檀香、南木香、槟榔、蓬莪术、大腹皮、桑白皮、黑白牵牛、巴豆

【出处】《证治准绳》

【原方功效与主治】峻逐水饮，破气行滞。

一千四百三十一、【方名】衙香

【原方组成】甲香、沉香、笺香、脑子、麝香、牙硝、檀香、蜜

【出处】《太平惠民和剂局方》

一千四百三十二、【方名】咽喉夺命丹

【原方组成】珍珠粉、金果榄、真京墨、川郁金、琥珀、甜葶苈、真金箔、血竭、朱砂、麝香、煅中白、天竺黄、顶沉香、西黄、苦甘草、人指甲、川贝母、真熊胆、梅片、玳瑁

【出处】《丁甘仁先生家传珍方》

【原方功效与主治】极重喉症,含之立愈。

一千四百三十三、【方名】延胡索丸方

【原方组成】延胡索、当归、沉香、木香、白术、芎劳、青橘皮、附子、吴茱萸、桂、京三棱、蓬莪术

【出处】《圣济总录》

【原方功效与主治】治妇人血脏久冷,血积气攻,心腹脐下疼痛,呕逆痰涎,不思饮食。

一千四百三十四、【方名】延龄煮散方

【原方组成】茯神、益智、防风、人参、桑寄生、藿香叶、甘草、沉香、熟干地黄

【出处】《圣济总录》

【原方功效与主治】治心脏气虚,止健忘,安神养气。

一千四百三十五、【方名】延年松叶膏

【原方组成】松叶、天雄、松脂、杏仁、白芷、莽草、甘松香、零陵香、甘菊花、秦艽、独活、辛夷仁、香附子、藿香、乌头、蜀椒、芎劳、沉香、青木香、牛膝、踯躅花

【出处】《外台秘要》

【原方功效与主治】疗头风鼻塞,头旋发落,白屑风痒。

一千四百三十六、【方名】延生丹

【原方组成】辰砂、木香、没药、硇砂、白术、人参、沉香、附子、葫芦巴

【出处】《御药院方》

【原方功效与主治】治丈夫妇人虚损,五劳七伤,腹内一切痛,大便滑,小便数,或小便不通。男子小肠膀胱气病,妇人经脉闭、赤白带下,酒食多伤,大人小儿吐逆不定,诸块积聚,寒疝气疰。亦治中恶鬼疰,伤尸劳疾,久嗽水肿,疟痢,脚气病。

一千四百三十七、【方名】延寿固本丹

【原方组成】益智仁、远志、五味子、蛇床子、木香、莲蕊、菟丝子、沉香

【出处】《奇方类编》

一千四百三十八、【方名】严氏五噎散

【原方组成】人参、半夏、桔梗、白豆蔻、木香、杵头糠、白术、荜澄茄、沉香、枇杷叶、干生姜、甘草

【出处】《玉机微义》

【原方功效与主治】治噎食不下,呕哕痰多,咽喉噎塞。

一千四百三十九、【方名】盐滚丸

【原方组成】丁香、木香、肉豆蔻、缩砂、青皮、陈皮、胡椒、荜茇、沉香

【出处】《世医得效方》

【原方功效与主治】治翻胃膈气。

一千四百四十、【方名】羊骨煎丸方

【原方组成】脊骨、沉香、木香、槟榔、桂、人参、牛膝、白茯苓、山芋、郁李仁、附子、白术、丁香、肉苁蓉、石斛、阿魏

【出处】《圣济总录》

【原方功效与主治】治肾脏虚冷,不思饮食,倦怠。

一千四百四十一、【方名】羊肾丸

【原方组成】熟地黄、杜仲、石斛、菟丝子、黄芪、川续断、沉香、五加皮、山药

【出处】《济生方》

【原方功效与主治】肾劳虚寒,面肿垢黑,腰脊痛,不能久立,屈伸不利,梦寐惊悸,上气,小腹急,痛引腰脊,四肢苦寒,小便白浊。

一千四百四十二、【方名】羊肾丸

【原方组成】熟地黄、杜仲、石斛、菟丝子、黄芪、川续断、桂心、磁石、川牛膝、沉香、五加皮、山药

【出处】《严氏济生方》

【原方功效与主治】治肾劳虚寒,面肿垢黑,腰脊痛,不能久立,屈伸不利,梦寐惊悸,上气,小腹急,痛引腰脊,四肢苦寒,小便白浊。

一千四百四十三、【方名】阳和启脾膏

【原方组成】党参、白术、黄芪、鹿角、当归、香附、白芍、川芎、独活、附子、干姜、阿魏、橘皮、三棱、川椒、草果仁、麻油、肉桂、飞净黄丹、沉香、丁香

【出处】《太医院秘藏膏丹丸散方剂》

【原方功效与主治】此膏专治脾胃虚弱,阳气不足,中风中寒,食积腹痛,肠鸣腹胀,饮食不香,症痕痞块,五更泄泻,一切虚寒之症,将此膏贴于肚脐即愈。

一千四百四十四、【方名】阳起石丸

【原方组成】阳起石、韭子、肉苁蓉、青盐、菟丝子、鹿茸、钟乳粉、沉香、厚蚕蛾、山茱萸、桑螵蛸、山药

【出处】《严氏济生方》

【原方功效与主治】治肾脏虚损,阳气全乏。

一千四百四十五、【方名】阳起石丸

【原方组成】阳起石、鹿茸、韭子、菟丝子、天雄、肉苁蓉、覆盆子、石斛、桑寄生、沉香、原蚕蛾、五味子

【出处】《严氏济生方》

【原方功效与主治】治丈夫真精气不浓,不能施化,是以无子。

一千四百四十六、【方名】杨子建护命方

【原方组成】桑寄生、木香、鳖甲、天灵盖、前胡、柴胡、沉香、麦冬、茯苓、黄连

【出处】《普济方》

【原方功效与主治】治一切妇人室女,有前方所说虚劳之候,下部脉微,上部脉盛。

一千四百四十七、【方名】养藏散

【原方组成】煨木香、沉香、肉桂、当归、川芎、丁香

【出处】《彤园医书》

一千四百四十八、【方名】养藏汤

【原方组成】川当归、沉香、丁香、白术、桂心、川芎、木香

【出处】《普济方》

【原方功效与主治】治龜啼,婴儿在胎之时,其母将养一切不如法,及取凉饮冷过度,冷气入儿肠胃,使胎气不强,致生下赢弱多病,俯仰多啼,名曰龜啼。

一千四百四十九、【方名】养气丹

【原方组成】禹余粮、紫石英、磁石、赤石脂、代赭石、肉苁蓉、附子、茴香、丁香、木香、破故纸、肉桂、巴戟、山药、肉豆蔻、钟乳粉、鹿茸、当归、沉香、白茯苓、远志、没药、阳起石、五灵脂、乳香、朱砂

【出处】《济阳纲目》

【原方功效与主治】治诸虚百损,真阳不固,上实下虚,气不升降;或咳嗽喘促,一切体弱气虚,及妇人血海冷惫等证。

一千四百五十、【方名】养胃汤

【原方组成】藿、朴、苓、夏、肉果、人参、白术、陈皮、丁香、砂仁、蔻仁、沉香、麦芽、神曲、甘草、川附

【出处】《类证治裁》

【原方功效与主治】食滞。

一千四百五十一、【方名】养胃汤

【原方组成】白豆蔻仁、人参、丁香、缩砂、肉豆蔻、附子、粉草、沉香、橘红、麦芽、麦曲

【出处】《普济方》

【原方功效与主治】治脾胃虚冷,不思饮食,翻胃呕吐。

一千四百五十二、【方名】养脏汤

【原方组成】当归、沉香、木香、桂、川芎、丁香
【出处】《普济方》
【原方功效与主治】治内吊躯啼,挟冷作痛内吊,一名吊肠。

一千四百五十三、【方名】养脏汤方

【原方组成】川当归、沉香、丁香、白术、桂心、川芎
【出处】《幼幼新书》
【原方功效与主治】婴儿在胎之时,其母将养一切不如法;及取凉饮冷过度,冷气入儿腹胃,使胎气不强,致生下羸弱多病,俯仰多啼,名曰躯啼。

一千四百五十四、【方名】养真丹

【原方组成】补骨脂、益智仁、晚蚕蛾、没药、丁香、青盐、穿山甲、茴香、白术、乳香、南青皮、沉香、香附子、姜黄、薯蓣、木香、甘草、巴戟、川楝子、牛膝、苁蓉、檀香、苍术、蛤蚧、缩砂
【出处】《御药院方》
【原方功效与主治】治阴衰消小,痿弱不举。

一千四百五十五、【方名】一粒金丹

【原方组成】沉香、木香、血竭、牛黄、狗宝、鸦片、麝香、朱砂
【出处】《鲁府禁方》
【原方功效与主治】一粒金丹太上留,能医万病解人愁。吐血吐脓如捏去,咳嗽气喘当时休。胸膈膨闷立宽快,噎食虫症即时疗。妇人室女月经闭,胎前产后不须忧。

一千四百五十六、【方名】一丸春

【原方组成】龙胆草、白附子、全蝎、甘草、天麻、僵蚕、花粉、黄连、角沉香、狗宝、礞石、朱砂、牛黄、麝香
【出处】《慈幼新书》
【原方功效与主治】治顶陷不灌。

一千四百五十七、【方名】一丸散

【原方组成】甘草、陈皮、青皮、沉香
【出处】《生生宝录》
【原方功效与主治】统治虚实血气痛。

一千四百五十八、【方名】一字散方

【原方组成】天南星、白附子、天麻、干蝎、沉香、牛黄、乳香、麝香、雄黄

【出处】《圣济总录》

【原方功效与主治】治脾风,多汗恶风,身体怠惰,四肢不举,色黄面热,腹满短气。

一千四百五十九、【方名】蝉蜕丸方

【原方组成】蝉蜕、白附子、沉香、肉桂、芎䓖、槟榔、木香、天麻、石斛、牛膝、白蒺藜、附子、巴戟、白僵蚕、羌活、肉苁蓉、当归、山茱萸

【出处】《太平圣惠方》

【原方功效与主治】治脏腑久虚,风冷所攻,四肢无力,背膊多疼,膀胱冷气流注,腰脚沉重。

一千四百六十、【方名】异方红丸子

【原方组成】沉香、硇砂、使君子、蓬莪术、京三棱、朱砂、木香、槟榔、肉豆蔻、母丁香、巴豆、黑牵牛、荜澄茄

【出处】《杨氏家藏方》

【原方功效与主治】治一切积聚,心腹疼痛,妇人血气攻注。常服消酒食,破积气。

一千四百六十一、【方名】抑气凉血饮

【原方组成】生地、白芍、黄芩、丹皮、沉香、柏叶

【出处】《妇科冰鉴》

一千四百六十二、【方名】抑气内消散

【原方组成】当归、川芎、白芍、白术、青皮、白芷、半夏、陈皮、桔梗、羌活、独活、厚朴、防风、黄芩、乌药、香附、槟榔、苏子、沉香、木香、人参、粉草

【出处】《寿世保元》

【原方功效与主治】瘰疬未破。

一千四百六十三、【方名】抑心气汤方

【原方组成】黄芩、赤茯苓、玄参、甘草、麦门冬、牡丹皮、升麻、桔梗、贝母、犀角屑、沉香、木香

【出处】《圣济总录》

【原方功效与主治】治心气实热,火气炎盛,销烁金精,肺受心邪,因而生疾,若人患肺,先审心虚实,若心气盛实,则脉洪大,或肺脉微,得心脉。

一千四百六十四、【方名】益肾散

【原方组成】磁石、巴戟、大川椒、沉香、石菖蒲

【出处】《仁斋直指方论》

【原方功效与主治】治肾虚耳聋。

一千四百六十五、【方名】益寿比天膏

【原方组成】鹿茸、附子、牛膝、虎胫骨、蛇床子、菟丝子、川续断、远志肉、肉苁蓉、天门冬、麦门冬、杏仁、生地、熟地、官桂、川楝子、山茱萸、巴戟、破故纸、杜仲、木鳖子、肉豆蔻、紫梢花、谷精草、穿山甲、大麻子、甘草、桑枝、槐枝、柳枝、真香油、黄丹、黄香、雄黄、倭硫黄、龙骨、赤石脂、母丁香、沉香、木香、乳香、没药、阳起石、煅蟾酥、阿芙蓉、麝香、黄蜡

【出处】《万病回春》

【原方功效与主治】下元虚冷,五劳七伤,半身不遂,腰脚酸麻,阳事不举,肾虚喘咳,男子遗精,女子赤白带下,沙淋血崩。

一千四百六十六、【方名】益胃丹方

【原方组成】当归、木香、白术、沉香、白芍药、人参、蓬莪术、缩砂仁

【出处】《幼幼新书》

【原方功效与主治】调冷热,和脾胃。

一千四百六十七、【方名】益真鹿茸丸

【原方组成】石斛、牛膝、肉苁蓉、紫石英、鳖甲、续断、柏子仁、五味子、黄芪、巴戟、安息香、鹿茸、沉香、山药、覆盆子

【出处】《杨氏家藏方》

【原方功效与主治】治冲任俱虚,血海久冷,经脉不调,肌体羸瘦,饮食减少。

一千四百六十八、【方名】益智散

【原方组成】磁石、巴戟、川椒、沉香、石菖蒲

【出处】《丹溪心法》

【原方功效与主治】治肾虚耳聋。

一千四百六十九、【方名】益智子散方

【原方组成】益智子、沉香、赤茯苓、枳壳、白术、槟榔、紫苏子、陈橘皮、木香

【出处】《太平圣惠方》

【原方功效与主治】治脾气虚滞,心腹胀闷,四肢烦疼,少思饮食。

一千四百七十、【方名】益中丹

【原方组成】鹿茸、丁香、木香、茴香、黄芪、山药、石斛、干姜、木通、青盐、天雄、官桂、肉豆蔻、川牛膝、鹅管石、葫芦巴、覆盆子、菟丝子、阳起石、金铃子、马兰花、熟地黄、破故纸、肉苁蓉、韭子、荜澄茄、麝香、沉香、人参

【出处】《奇效良方》

【原方功效与主治】益真气,补虚惫,下焦伤竭,脐腹绞痛,两胁胀满,饮食减少,肢节烦疼,手足麻痹,腰腿沉重,行步艰难,目视茫茫,夜梦鬼交,遗泄失精,神气不爽,阳事不举,小便滑数,气虚肠鸣,大便自利,虚烦盗汗,津液内燥。

一千四百七十一、【方名】浥衣香衣

【原方组成】沉香、苜蓿香、丁香、甘松香、藿香、青木香、艾纳香、鸡舌香、雀脑香、麝香、白檀香、零陵香

【出处】《千金翼方》

【原方功效与主治】熏衣浥衣。

一千四百七十二、【方名】裹衣香方

【原方组成】藿香、丁香、甘松香、麝香、沉香、煎香

【出处】《备急千金要方》

一千四百七十三、【方名】阴水丸

【原方组成】钟乳粉、梅花冰片、沉香、雌鳖头、雌蛤蚧

【出处】《新镌五福万寿丹书》

【原方功效与主治】欲退阴时,闭左鼻,以右鼻吸之,则阴回转。

一千四百七十四、【方名】阴阳攻积丸

【原方组成】苍术、厚朴、陈皮、甘草、生姜、大枣、萹蓄、瞿麦、麦芽、川芎、沉香、木香、大黄

【出处】《医学刍言》

【原方功效与主治】

一千四百七十五、【方名】阴阳攻积丸

【原方组成】吴茱萸、炮姜、官桂、川乌、川连、制半夏、茯苓、延胡索、人参、沉香、琥珀、巴豆霜

【出处】《成方便读》

【原方功效与主治】治湿痰死血,留结于三阴之界。

一千四百七十六、【方名】阴阳攻积丸

【原方组成】吴萸、干姜、官桂、川乌、延胡索、黄连、半夏、橘红、茯苓、槟榔、厚朴、枳实、菖蒲、人参、沉香、琥珀、桔梗、巴霜、皂角

【出处】《杂病源流犀烛》

【原方功效与主治】肿胀。

一千四百七十七、【方名】引气丸

【原方组成】官桂、延胡索、莪术、姜黄、砂仁、枳实、枳壳、黑牵牛、槟榔、大黄、雷丸、使君子、白豆蔻、丁香、芫花、香附子、荆三棱、陈皮、胡椒、皂角、沉香、木香、锡灰、川乌、糖球、青皮、大麦芽、萝卜子、江子

【出处】《奇效良方》

【原方功效与主治】治一切滞气。

一千四百七十八、【方名】应病散

【原方组成】人参、白茯苓、白术、白薇、当归、白芷、甘草、京芍药、延胡索、桂、赤石脂、牡丹、藁本、没药、沉香

【出处】《普济方》

【原方功效与主治】治妇人胎前产后百病,诸般崩漏。

一千四百七十九、【方名】应痛内托丸

【原方组成】赤芍药、当归、血竭、麝香、栝蒌根、人参、沉香、茵陈、全蝎、大黄

【出处】《洪氏集验方》

一千四百八十、【方名】永和公主药澡豆方

【原方组成】白芷、白蔹、白及、白附子、白茯苓、白术、桃仁、杏仁、沉香、鹿角胶、麝香、大豆面、糯米、皂荚

【出处】《太平圣惠方》

【原方功效与主治】常用洗手面佳。

一千四百八十一、【方名】永寿丸方

【原方组成】莲肉、苍术、白茯苓、熟地黄、川楝肉、枸杞、山药、柏子仁、破故纸、青盐、沉香、木香、五味子、小茴香

【出处】《养生四要》

【原方功效与主治】

一千四百八十二、【方名】榆白皮散

【原方组成】榆白皮、韭子、滑石、沉香、黄芪、黄橘皮、黄芩、甘草、瞿麦

【出处】《鸡峰普济方》

【原方功效与主治】治久挟风冷入脬中,小便肥浊如膏,或如稠泔成块者。

一千四百八十三、【方名】虞砂丸

【原方组成】当归、鹿茸、黄芪、沉香、北五味、远志、酸枣仁、茴香、吴茱萸、破故纸、牡蛎、熟地、人参、龙骨、附子、巴戟、虞砂

【出处】《普济方》

【原方功效与主治】治诸虚百损,白浊,耳鸣。

一千四百八十四、【方名】玉关丸

【原方组成】辰砂、鹿茸、当归、附子、木瓜、柏子仁、沉香、巴戟、黄芪、肉苁蓉、茯神、川牛膝、石斛、杜仲、菟丝子、五味子、远志

【出处】《严氏济生方》

【原方功效与主治】治诸虚不足,膀胱肾经痼败,阴阳不交,致生多病。久服闭精补益,

永无膏淋白浊遗精之患。

一千四百八十五、【方名】玉光散

【原方组成】梨花、李花、樱桃花、白菜花、红莲花、白莲花、旋花、木瓜花、桃花、青木香、广木香、丁香、沉香、覆钟乳粉、珍珠、玉屑、豆面

【出处】《医方拾锦》

【原方功效与主治】兼治风刺。

一千四百八十六、【方名】玉灵丹

【原方组成】香附、苏子、苏萝卜子、桃仁、当归、降香、红花、枳实、青皮、沉香、木香、官桂、乳香、没药、藿香、陈皮、槟榔、蓬术、白豆蔻

【出处】《外科大成》

【原方功效与主治】治跌打损伤。

一千四百八十七、【方名】玉龙软金丹

【原方组成】沉香、檀香、安息香、八角茴香、益智仁、麝香、莲子心、仙灵脾、朱砂、穿山甲、犀角、乳香、丁香

【出处】《奇效良方》

【原方功效与主治】治男子诸虚百损,五劳七伤,下元久冷,腰腿膝痛,妇人赤白带下,添精补髓,活血驻颜。

一千四百八十八、【方名】玉锁固真丹

【原方组成】白龙骨、磁石、朱砂、牡蛎、紫梢花、家韭子、菟丝子、鹿茸、白茯苓、川巴戟、官桂、肉苁蓉、桑螵蛸、远志、当归、苍术、茴香、吴茱萸、川楝子、桑寄生、沉香、木香、黄芪、绵附子

【出处】《世医得效方》

【原方功效与主治】治心气不足,思虑太过,肾经虚损,真阳不固,旋有遗沥,小便经岁白浊,或淡赤,或如膏,梦寐精泄,甚则身体拘倦,骨节酸疼,饮食不进,面色黧黑,容枯肌瘦,唇口干燥,虚烦盗汗,举动力乏。

一千四百八十九、【方名】玉液汤

【原方组成】大半夏、生姜、沉香

【出处】《严氏济生方》

【原方功效与主治】治七情伤感,气郁生涎,随气上逆,头目眩晕,心嘈忪悸,眉棱骨痛。

一千四百九十、【方名】玉拄杖

【原方组成】没石子、沉香、大茴香、槐子、五加皮、枸杞子、破故纸、怀熟地黄

【出处】《医便》

【原方功效与主治】填精益肾,乌须黑发,延年益寿。

一千四百九十一、【方名】郁金丸

【原方组成】广木香、大茴、雄黄、沉香、郁金、乳香、巴霜、五灵脂
【出处】《串雅补》
【原方功效与主治】治臌胀。

一千四百九十二、【方名】遇仙丹

【原方组成】白牵牛、白槟榔、茵陈、三棱、蓬术、大皂角、沉香
【出处】《张氏医通》
【原方功效与主治】治膈上痰气食积。

一千四百九十三、【方名】御前洗面药

【原方组成】糯米、黄明胶、大皂角、白及、白蔹、香白芷、白术、沉香、藁本、川芎、细辛、甘松、川茯苓、白檀、楮桃儿
【出处】《御药院方》

一千四百九十四、【方名】毓麟固本膏

【原方组成】杜仲、熟地黄、附子、肉苁蓉、牛膝、破故纸、续断、官桂、甘草、生地黄、大茴香、小茴香、菟丝子、蛇床子、天麻子、紫梢花、鹿角、羊腰子、赤石脂、龙骨、麻油、黄丹、雄黄、丁香、沉香、木香、乳香、没药、麝香、阳起石
【出处】《清太医院配方》
【原方功效与主治】下元虚冷,虚劳不足,阳痿不举,举而不坚,遗精盗汗,久无子嗣,下淋白浊,腰痛腿疼,手足顽麻,半身不遂,小肠疝气,单腹胀满,及妇人干血劳瘵,久不受孕,或屡经小产。

一千四百九十五、【方名】元胡索散

【原方组成】当归、芍药、蒲黄、五灵脂、肉桂、姜黄、没药、乳香、元胡索、木香、干姜、香附、桃仁、红花、乌药、沉香、甘草
【出处】《薛氏济阴万金书》
【原方功效与主治】心腹腰胯绞痛。

一千四百九十六、【方名】元戎麝香间玉散

【原方组成】酸石榴皮、诃子、升麻、绿矾、何首乌、青盐、百药煎、五倍子、没石子、白茯苓、石胆矾、细辛、荷叶灰、白檀、川芎、白芷、甘松、茯苓、茴香、藿香叶、猪牙皂角、木鳖子、荜茇、青黛、麝香、脑子、沉香
【出处】《玉机微义》

一千四百九十七、【方名】匀气散

【原方组成】桔梗、藿香、陈皮、白豆蔻、砂仁、沉香、木香、丁香、茴香、良姜、延胡索、五

灵脂

【出处】《婴童类萃》

【原方功效与主治】治一切气痛,冷热不和,肚腹疼痛,呕吐吞酸,停滞生冷之物。

一千四百九十八、【方名】匀气散

【原方组成】白术、沉香、天麻、天台乌药、青皮、白芷、甘草、人参

【出处】《瑞竹堂经验方》

【原方功效与主治】可治腰腿疼,半身不遂,手足不能屈伸,口眼㖞斜,风气、中风、中气。

一千四百九十九、【方名】匀气散

【原方组成】白术、天麻、沉香、白芷、青皮、甘草、人参、乌药、紫苏、木瓜

【出处】《古今医统大全》

【原方功效与主治】治中风、中气。半身不遂,口眼㖞斜,先宜服此。

一千五百、【方名】匀气汤方

【原方组成】厚朴、陈橘皮、白术、甘草、白茯苓、麦蘖、高良姜、沉香、甘松

【出处】《圣济总录》

【原方功效与主治】治脾胃冷热气不和,止痰逆,思饮食。

一千五百〇一、【方名】匀气丸

【原方组成】草豆蔻、橘皮、沉香、人参、益智仁、檀香、大腹子

【出处】《济阳纲目》

【原方功效与主治】治气虚浊升多嗳。

一千五百〇二、【方名】再生丹

【原方组成】大茴香、小茴香、木通、穿山甲、全蝎、通草、沉香、木香、槟榔、灯草、红花

【出处】《奇效良方》

【原方功效与主治】治一切劳证,黄瘦虚损,诸药不能治者。

一千五百〇三、【方名】再造丸

【原方组成】安息香、人参、白花蛇、当归、川芎、黄连、羌活、防风、元参、藿香、白芷、茯苓、麻黄、天麻、萆薢、姜黄、炙草、肉桂、白蔻、首乌、琥珀、赤芍、乌药、青皮、白术、僵蚕、乳香、没药、辰砂、香附、天竺黄、沉香、丁香、胆星、红花、犀角、地龙、松香、木香、虎骨、冰片、牛黄、血竭

【出处】《本草易读》

【原方功效与主治】治风瘫一切。

一千五百〇四、【方名】枣包内灵丹

【原方组成】白术、当归、川芎、半夏、杏仁、茴香、莪术、三棱、丁香、沉香、良姜、官桂、川

椒、胡椒、青皮、陈皮、甘草、草乌、木香、巴豆

【出处】《济阳纲目》

【原方功效与主治】治男妇小儿胸膈胁肋疼痛,腹胀如鼓,不思饮食,宿食不消,膈噎。

一千五百〇五、【方名】澡豆方

【原方组成】白芷、白蔹、白及、白附子、白茯苓、皂角、白术、桃仁、沉香、麝香、杏仁、大豆面、糯米

【出处】《普济方》

一千五百〇六、【方名】澡豆方

【原方组成】丁香、沉香、桃花、青木香、木瓜花、钟乳粉、麝香、樱桃花、白蜀葵花、白莲花、红莲花、李花、梨花、旋覆花、玉屑、珍珠、蜀水花

【出处】《外台秘要》

【原方功效与主治】常以洗手面后作妆,百日面如玉,光润悦泽,去臭气粉滓,咽喉臂膊皆用洗之。

一千五百〇七、【方名】燥湿化痰丸

【原方组成】羌活、独活、防风、防己、川乌、全蝎、南星、半夏、僵蚕、天麻、陈皮、猪牙皂角、当归、生地黄、木香、沉香、白术、苍术、杜仲、巴戟天、薏苡仁、牛膝、川芎、破故纸

【出处】《古今医统大全》

【原方功效与主治】历节风,湿痰壅滞,昼夜疼痛无休者。

一千五百〇八、【方名】增减旋覆代赭汤

【原方组成】旋覆花、吴茱萸、小川连、制香附、代赭石、仙半夏、新会皮、沉香汁

【出处】《重订通俗伤寒论》

【原方功效与主治】肝气横逆,噫气恶逆,胸痞胃胀,胁下胀痛,脉弦苔腻。

一千五百〇九、【方名】增损黑锡丹

【原方组成】黑锡丹、川楝子、阳起石、木香、沉香、青皮、肉豆蔻、茴香、官桂、绵附、葫芦巴、破故纸、乌药、磁石

【出处】《世医得效方》

【原方功效与主治】治阴阳不升降,上热下冷,头目眩晕,病至危笃,或暖药,上僭愈甚者。

一千五百一十、【方名】张涣辟邪膏

【原方组成】真降香、白胶香、沉香、虎头骨、鬼臼、草龙胆、人参、白茯苓

【出处】《医灯续焰》

【原方功效与主治】治小儿客忤。

一千五百一十一、【方名】长春浸酒方

【原方组成】白术、白茯苓、人参、当归、虎胫骨、川椒、肉苁蓉、枸杞、砂仁、干姜、陈皮、川芎、独活、麻黄、五加皮、牛膝、厚朴、白芷、香附、乌药、枳壳、何首乌、川乌、草乌、生地、白芍、熟地、羌活、官桂、半夏、天门冬、麦门冬、苍术、破故纸、五味、茴香、防风、沉香、细辛、甘草、酥油、红枣、蜂蜜、核桃仁

【出处】《证治汇补》

一千五百一十二、【方名】长春酒方

【原方组成】黄芪、人参、白术、白茯苓、当归、川芎、白芍、熟地黄、官桂、橘红、南星、半夏、苍术、厚朴、砂仁、草果仁、青皮、槟榔、丁香、木香、沉香、五味子、藿香、木瓜、石斛、杜仲、白蔻壳、薏苡仁、枇杷叶、桑白皮、神曲、麦芽、甘草

【出处】《寿世保元》

一千五百一十三、【方名】长发膏方

【原方组成】蔓荆子、附子、泽兰、防风、杏仁、零陵香、藿香、芎䓖、天雄、辛夷、沉香、松脂、白芷、马鬐膏、松叶、熊脂、生麻油

【出处】《外台秘要》

【原方功效与主治】延年疗头风白屑风痒。

一千五百一十四、【方名】长生聚宝丹

【原方组成】半两钱、自然铜、虎骨、龟板、当归、乳香、桑螵蛸、牛膝、没药、金刚骨、苁蓉、木鳖子、川楝子、葫芦巴、龙骨、槟榔、诃子肉、川乌、白胶香、人参、白附子、何首乌、草乌、木香、五灵脂、丁香、地龙、砂仁、赤芍药、破故纸、附子、熟地黄、白芷、天麻、宣木瓜、续断、骨碎补、巴戟、乌药、朱砂、安息香、菟丝子、鹿茸、五加皮、酸枣仁、沉香、鹿角霜、苏合香油、琥珀、麝香、白茯神

【出处】《普济方》

【原方功效与主治】治男子妇人诸虚百损，五劳七伤，肾脏久寒，膀胱怯冷，心神恍惚，元气虚惫，目昏耳聋，唇焦口燥，四肢倦怠，百节酸疼，面色黧黑，腰脚沉重，肌体羸瘦，行步艰辛，小腹坚硬，下部湿痒，两胁胀满，手臂麻疼，不能动举，夜梦遗精，小便滑数，白浊，神思不定，虚汗盗汗，阳事不举，及治诸种风气，手足不遂，痰涎壅塞，语言不出，事多健忘，一切虚损，常服壮筋骨，补元阳，益真气，助脾，去风邪，厚肠胃，安魂定魄，耳聪目明，进美饮食，百病不生，妇人诸病可除，子嗣可必。

一千五百一十五、【方名】长生瓮头春

【原方组成】人参、红花、丁香、沉香、白芍、苍术、苁蓉、杜仲、寸冬、骨皮、甘菊、故纸、茯苓、牛膝、加皮、于术、白蔻、熟地、生地、归身、枸杞、砂仁、甘草、豨莶草

【出处】《太医院秘藏膏丹丸散方剂》

【原方功效与主治】此酒能降心火，滋肾水，调脾胃，进饮食，壮筋骨，添精髓，悦颜色，润

肌肤,益气养血,轻身健步,乌须黑发,补十二经络,聚五谷之灵气,补命门之真火。每早晚饮一二小盅,大有补益,老人饮之返老还少。

一千五百一十六、【方名】掌骨膏

【原方组成】人参、白术、白茯苓、甘草、肉豆蔻、白豆蔻、陈皮、沉香、枇杷叶、青皮、丁香、草豆蔻、木香、藿香叶、缩砂仁

【出处】《是斋百一选方》

【原方功效与主治】小儿脾胃虚弱,呕吐泄泻。

一千五百一十七、【方名】赵府神应比天膏

【原方组成】雄黄、银朱、朱砂、花蕊石、石膏、赤石脂、自然铜、云母石、乳香、龙骨、阿魏、没药、血竭、儿茶、安息香、珍珠、丹珠、牛黄、麝香、冰片、螺蛇胆、沉香、檀香、丁香、木香、降香、三七、苏合香、黄蜡、白蜡、苏合油、淘鹅油、真麻油

【出处】《惠直堂经验方》

【原方功效与主治】接折骨断指,化大毒,并治百病。

一千五百一十八、【方名】珍珠母丸

【原方组成】珍珠母、龙齿、沉香、人参、茯苓、枣仁、柏子仁、犀角、当归身、熟地黄、朱砂

【出处】《张氏医通》

【原方功效与主治】治肝虚不能藏魂,惊悸不寐。

一千五百一十九、【方名】真白汤方

【原方组成】木香、沉香、丁香、芎䓖、蓬莪术、当归、芍药、楝实、茴香子、炙甘草、益智、陈橘皮

【出处】《圣济总录》

【原方功效与主治】治妊娠腹痛,不思饮食。

一千五百二十、【方名】真良方

【原方组成】天南星、粟米、丁香、木香、厚朴、神曲、麦蘖、陈皮、防风、白术、谷、砂仁、白豆蔻仁、青皮、半夏曲、人参、沉香、甘草、三棱

【出处】《普济方》

【原方功效与主治】兼治腹胁气胀气块,积滞不消。

一千五百二十一、【方名】珍珠丸

【原方组成】珍珠母、当归、熟干地黄、人参、酸枣仁、柏子仁、犀角、茯神、沉香、龙齿

【出处】《普济本事方》

【原方功效与主治】肝阳偏亢、气血两亏,心神不宁,卧则自觉神魂离体,惊悸多魇,通夕无寐。

一千五百二十二、【方名】珍珠丸方

【原方组成】珍珠、丁香、巴戟、黄芪、石斛、韭子、芎䓖、龙骨、菟丝子、肉苁蓉、熟干地黄、五味子、附子、覆盆子、沉香、鹿茸、人参、山茱萸、肉桂、白茯苓、薯蓣、木香、麝香、槟榔、朱砂

【出处】《太平圣惠方》

【原方功效与主治】补元气，益精髓，悦泽颜色，治一切冷气。明耳目，助脏腑，安心神，强筋力。

一千五百二十三、【方名】蒸脐法

【原方组成】乳香、没药、血竭、沉香、丁香、麝香、青盐、食盐、五灵脂、两头尖

【出处】《医便》

【原方功效与主治】治妇人月经不通，或症瘕血块，脐腹作痛。

一千五百二十四、【方名】蒸脐祛病法

【原方组成】夜明砂、两头尖、人参、白茯苓、莲须、川附子、川椒、沉香、丁香、麝香、秋石、槐钱

【出处】《太医院秘藏膏丹丸散方剂》

【原方功效与主治】此药治风痫，撮口脐风，或常出黄水。

一千五百二十五、【方名】正气三和散

【原方组成】干紫苏叶、干木瓜、木香、丁香、羌活、白豆蔻、草果、川芎、川姜、白术、赤茯苓、青橘皮、木通、槟榔、陈橘皮、藿香叶、人参、红豆、甘草、大腹子、缩砂、香附子、天台乌药、肉桂、沉香

【出处】《鸡峰普济方》

【原方功效与主治】治血气不和，上盛下虚，阴阳不升，心胸痞闷，两肋膨胀，情思不乐，饮食无味，口苦舌粗，四肢倦困，脚手酸疼。服暖药则上攻心胸，壅滞气涩；服凉药则脏寒虚冷。此药调顺三焦，温养四体，和顺胃气。

一千五百二十六、【方名】正脘散

【原方组成】白术、川芎、木香、槟榔、甘草、大腹皮、紫苏、木瓜、陈皮、沉香、独活

【出处】《济阴纲目》

【原方功效与主治】治中焦虚痞，两胁气痛，面目手足浮肿，大便秘涩，兼治脚气。脾虚不能制水，而气不降者宜之。

一千五百二十七、【方名】正阳丹方

【原方组成】硫黄、菖蒲、天雄、阿魏、沉香、厚朴、草豆蔻、干姜、桃仁、槟榔

【出处】《圣济总录》

【原方功效与主治】治脾元虚冷，心胸满闷，饮食减少，脐腹撮痛，面色黄黑，耳焦枯，阳事弱。

一千五百二十八、【方名】正元荜澄茄汤方

【原方组成】荜澄茄、沉香、石斛、人参、赤茯苓、五味子、巴戟天、桂、白术、芎䓖、木香、肉豆蔻、附子、没药、陈曲

【出处】《圣济总录》

【原方功效与主治】治脾脏冷气攻心腹疼痛，闷乱烦懊，手足厥冷，呕吐痰逆，不下饮食。

一千五百二十九、【方名】止逆丸

【原方组成】沉香、丁香、木香、吴茱萸、半夏、水银、硫黄

【出处】《御药院方》

【原方功效与主治】治停寒积饮，呕吐痰水。无问冷热，不可食者。

一千五百三十、【方名】止霍乱木瓜丸方

【原方组成】木瓜、沉香、阿魏、木香、肉豆蔻、红豆蔻、桂心、甘草、缩砂、草豆蔻、陈橘皮、胡椒、白术、芎䓖、厚朴、附子、神曲、桃仁、茴香子、藿香、荜茇、当归、诃黎勒、高良姜、丁香、干姜、白豆蔻

【出处】《太平圣惠方》

【原方功效与主治】治一切冷气。心腹胀痛，食不消化。

一千五百三十一、【方名】止逆丸

【原方组成】沉香、丁香、木香、吴茱萸、半夏、水银、硫黄

【出处】《杂病广要》

【原方功效与主治】治停寒积饮，呕吐痰水。无问冷热，不可食者。

一千五百三十二、【方名】止痛药

【原方组成】当归、牛膝、川芎、生地黄、赤芍药、白芷、羌活、独活、杜仲、续断、肉桂、八角茴香、乳香、没药、南木香、丁香皮、沉香、血竭

【出处】《正骨心法要旨》

一千五百三十三、【方名】枳实汤

【原方组成】枳实、防风、秦艽、鸡舌香、薰陆香、麝香、沉香、黄芩、白蔹、升麻、大黄、木香

【出处】《幼幼新书》

【原方功效与主治】治小儿着风热，瘰坚如麻豆，抓之皮剥汁出，或遍身头面年年常发者。

一千五百三十四、【方名】枳缩二陈汤

【原方组成】枳实、砂仁、白茯苓、贝母、陈皮、苏子、瓜蒌仁、厚朴、香附、川芎、木香、沉香、甘草

【出处】《万病回春》

【原方功效与主治】治关格上下不通。

一千五百三十五、【方名】至宝丹

【原方组成】雄鼠骨、北细辛、真沉香、破故纸、白石膏、骨碎补、全当归、旱莲草、香白芷、怀生地、绿升麻、没石子

【出处】《疡医大全》

【原方功效与主治】牙齿动摇者,仍可坚固,不动者永保不动,甚之少年有去牙一二,在三年以内者,竟可复生,颇小而白。

一千五百三十六、【方名】至宝丸

【原方组成】真阿魏、芦荟、天竺黄、胡黄连、雄黄、穿山甲、沉香、白草乌、硇砂、没药

【出处】《万病回春》

【原方功效与主治】治癖疾。

一千五百三十七、【方名】制茶法

【原方组成】上好牙茶、沉香、芸香、降香、甘草、白术、孩儿茶、百药煎、甘松、桂皮、当归、薄荷、活石、葛粉、琥珀、柿霜、细辛、寒水石、硼砂、砂仁、丁香、犀角、羚羊角、朱砂、小赤豆

【出处】《新镌五福万寿丹书》

一千五百三十八、【方名】治白喉白翳将见红影方

【原方组成】洋参、元参、白芍、连翘、牛蒡子、银花、桔梗、女贞、金钗斛、北沙参、马蹄香（即沉香）

【出处】《喉舌备要秘旨》

【原方功效与主治】治白喉白翳将见红影。

一千五百三十九、【方名】治寸白方

【原方组成】蓬根、桧木节、芍药、榧实、槟榔子、木通、丁子、沉香

【出处】《名家方选》

【原方功效与主治】治久年寸白,其证眩晕头痛,或胸痛时伤食,或面肿筋骨疼痛,寒热往来似劳者。

一千五百四十、【方名】治翻胃方

【原方组成】藿香、陈皮、半夏、赤茯苓、人参、白豆蔻、苏子、厚朴、槟榔、枇杷叶、白芥子、沉香、良姜、官桂、丁皮、杵头糠

【出处】《古今医鉴》

一千五百四十一、【方名】治酒寒效方

【原方组成】月下参、广木香、丁香、沉香、肉桂

【出处】《滇南本草》

一千五百四十二、【方名】治口臭揩齿方

【原方组成】沉香、升麻、白芷、藁本、细辛、丁香、寒水石

【出处】《圣济总录》

【原方功效与主治】治口臭生疮。

一千五百四十三、【方名】治口气五香丸方

【原方组成】沉香、丁香、薰陆香、黄连、鬼臼、麝香、木香、黄芩、羚羊角屑、甘草、犀角屑、栀子仁

【出处】《太平圣惠方》

【原方功效与主治】治口臭。

一千五百四十四、【方名】治面方

【原方组成】沉香、牛黄、薰陆香、雌黄、鹰屎、丁香、玉屑、水银

【出处】《备急千金要方》

一千五百四十五、【方名】治男妇九种心痛方

【原方组成】白檀香、沉香、五灵脂、延胡索、没药、青木香、乳香、广木香、香附米、荜茇、海棠

【出处】《箓竹堂集验方》

【原方功效与主治】横梁气、冷气、胃气，一切气痛者。

一千五百四十六、【方名】治犬伤方

【原方组成】麝香、沉香、防风

【出处】《普济方》

【原方功效与主治】治犬伤。

一千五百四十七、【方名】治疝痛作腹内块痛方

【原方组成】三棱、莪术、炒曲、姜黄、南星、山楂、木香、沉香、香附、黄连、莱菔子、桃仁、山栀、枳核

【出处】《古今医彻》

一千五百四十八、【方名】治脱肛奇方

【原方组成】香附子、荆芥、茯苓、黄芪、大黄、白芷、芍药、白术、人参、沉香、木香、甘草

【出处】《名家方选》

【原方功效与主治】治脱肛。

一千五百四十九、【方名】治五鼓琥珀散

【原方组成】大黄、巴豆、牙皂、枳壳、萝卜子、琥珀、沉香、姜皮汁

【出处】《外治寿世方》

【原方功效与主治】一切鼓胀肚饱发虚，小便不通者。

一千五百五十、【方名】治小肠气偏坠神效方

【原方组成】猪苓、赤茯苓、泽泻、白术、橘核、小茴香、木通、枳壳、木香、川楝子、沉香、乌药

【出处】《菉竹堂集验方》

一千五百五十一、【方名】治小儿香煎丸

【原方组成】乳香、沉香、肉豆蔻、百草霜、木香、丁香、巴豆

【出处】《普济方》

【原方功效与主治】治小儿虫动腹痛，啼叫，口吐涎沫。

一千五百五十二、【方名】治心痛奇方

【原方组成】木香、沉香、大黄、甘草、官桂

【出处】《身经通考》

【原方功效与主治】心痛。

一千五百五十三、【方名】治杨梅疮较前症尤重方

【原方组成】生地、元参、麦冬、白芍、栀子、丹皮、泽泻、连翘、牛蒡子、北沙参、银柴胡、女贞子、马蹄香（即沉香）、知母

【出处】《喉舌备要秘旨》

一千五百五十四、【方名】治噎食病奇方

【原方组成】月下参、檀香、沉香、白豆蔻、木香

【出处】《滇南本草》

一千五百五十五、【方名】治噎食开关方

【原方组成】白硼砂、青黛、好沉香

【出处】《经验良方全集》

一千五百五十六、【方名】治瘿验方

【原方组成】沉香、乳香、丁香、木香、藿香

【出处】《寿世保元》

【原方功效与主治】一治颈下卒结囊欲成瘿者。一治瘿消块。

一千五百五十七、【方名】治中宣化丸

【原方组成】郁金、雄精、乳香、朱砂、没药、木香、沉香、巴豆

【出处】《目经大成》

【原方功效与主治】小儿沉郁冷积。

一千五百五十八、【方名】中和汤

【原方组成】人参、厚朴、当归、防风、白芷、肉桂、桔梗、川芎、白芍药、沉香、檀香、乳香、藿香叶、紫苏叶、黄芪、甘草

【出处】《活幼心书》

【原方功效与主治】此药大能通和表里，温养脾胃，匀调气血，顺正阴阳，发散风寒，辟除腥秽，善使豆疮易出易收，不致倒靥黑陷，传变危急。兼治遍身痈疖已溃未溃，排脓止痛，自然消释。常服清神驻颜，明目健脾，真元益固，邪气无干。

一千五百五十九、【方名】钟乳天雄丸

【原方组成】钟乳粉、天雄、巴戟、肉苁蓉、菟丝子、茴香子、补骨脂、木香、天门冬、续断、沉香、石斛、丁香、山茱萸、肉桂、当归、麝香、白术、人参、仙灵脾、薯蓣、牛膝、厚朴、磁石、附子、熟干地黄、石龙芮

【出处】《鸡峰普济方》

【原方功效与主治】治虚劳，水脏久惫，腰膝疼冷，筋骨无力，梦寐不安，阳道劣弱，面色萎黄，饮食不得，日渐羸瘦。

一千五百六十、【方名】钟乳天雄丸方

【原方组成】钟乳粉、天雄、石斛、巴戟、肉苁蓉、白茯苓、续断、补骨脂、木香、茴香子、泽泻、沉香、防风、山茱萸、附子、肉桂、当归、鹿茸、菟丝子、人参、薯蓣、牛膝、磁石

【出处】《太平圣惠方》

【原方功效与主治】治男子虚损劳伤，水脏惫，腰膝疼，筋骨无力，多寐不安，阳道少力，面色萎黄，饮食减少，日渐羸瘦，膀胱冷气，并宜服此大补益。

一千五百六十一、【方名】钟乳丸方

【原方组成】钟乳粉、沉香、桑螵蛸、龙骨、白茯苓

【出处】《圣济总录》

【原方功效与主治】治膀胱虚冷，小便利多，少腹冷痛，脚筋拘急。

一千五百六十二、【方名】种子兜肚方

【原方组成】附子、大茴、小茴、川莲子、丁香、五味子、升麻、木香、甘草、甘遂、麝香、沉香

【出处】《经验良方全集》

【原方功效与主治】男妇俱用，能种子调经，治赤白带，腰酸疼，子宫寒冷，男子遗精白浊，偏坠疝气，一切下部虚冷，用此暖精受胎。

一千五百六十三、【方名】种子神方

【原方组成】人参、古墨、破故纸、肉苁蓉、山药、米仁、白归身、茯苓、远志肉、沉香、荜澄茄、何首乌、巴戟天、北细辛、淫羊藿、土木鳖

【出处】《惠直堂经验方》

一千五百六十四、【方名】仲淳方

【原方组成】当归、抚芎、郁金、香附、沉香、砂仁、红花、赤芍、玄胡、山楂、肉桂

【出处】《顾松园医镜》

【原方功效与主治】治肥气。属气血两虚,肝气不和,逆气与瘀血相并而成。

一千五百六十五、【方名】朱沉丹

【原方组成】朱砂、沉香、藿香、滑石、丁香

【出处】《医学纲目》

【原方功效与主治】小儿呕吐不止。

一千五百六十六、【方名】朱雀丸

【原方组成】沉香、茯神

【出处】《医灯续焰》

【原方功效与主治】治心肾不交,心神不定,事多健忘。

一千五百六十七、【方名】朱衣滚痰丸

【原方组成】礞石、沉香、黄芩、大黄

【出处】《诊验医方歌括》

【原方功效与主治】治痰痫。气促昏倒,口吐痰沫,服滚痰丸,气顺痰清而痫自止。

一千五百六十八、【方名】珠黄紫香丸

【原方组成】珍珠、牛黄、乳香、没药、飞辰砂、蓬砂、葶苈、雄黄、血竭、沉香、冰片、熊胆、麝香

【出处】《鸡鸣录》

【原方功效与主治】定痛。

一千五百六十九、【方名】猪骨煎

【原方组成】猪脊骨、白茯苓、当归、川芎、人参、肉苁蓉、巴戟、五味子、牛膝、茴香、破故纸、鳖甲、沉香、鹿茸、附子

【出处】《是斋百一选方》

【原方功效与主治】治男子妇人发热,热有多等,若虚劳发热,热从脊骨上起。

一千五百七十、【方名】竹沥达痰丸

【原方组成】半夏、橘红、人参、茯苓、大黄、黄芩、沉香、甘草、礞石

【出处】《古今医鉴》

【原方功效与主治】降火逐痰。

一千五百七十一、【方名】竹皮散

【原方组成】鸡嗉子、木香、丁香、沉香
【出处】《奇效良方》
【原方功效与主治】治男子妇人气噎病。

一千五百七十二、【方名】逐气丸

【原方组成】沉香、破故纸、槟榔、郁李仁、黑牵牛、大皂角
【出处】《御药院方》
【原方功效与主治】治脾胃停饮,攻注腹胁,痞滞疼痛,或停痰饮留渍胸膈,痞闷不快。或咳或喘,并水气流注四肢浮肿及大腹满。

一千五百七十三、【方名】疗百疮方

【原方组成】沉香、松节
【出处】《千金翼方》
【原方功效与主治】疗燥湿癣及疥百疮。

一千五百七十四、【方名】煮槟榔药

【原方组成】白蔻、檀香、丁香、冬瓜仁、陈皮、缩砂、沉香、益智仁、青盐
【出处】《太医院秘藏膏丹丸散方剂》
【原方功效与主治】此药化滞利膈,宽胸顺气,化痰去湿,理脾和胃,去口中恶味。多食无功,宜少食。

一千五百七十五、【方名】煮香汤

【原方组成】木香、丁香、檀香、沉香、人参、甘草、槟榔、白茯苓
【出处】《是斋百一选方》

一千五百七十六、【方名】助胃膏

【原方组成】白豆蔻、肉豆蔻、人参、木香、丁香、藿香叶、茯苓、白术、砂仁、桂枝、甘草、陈皮、沉香、山药、蜜、芡实
【出处】《冯氏锦囊秘录》
【原方功效与主治】治胎寒内痢,胃气虚弱,腹胁胀满,乳便青。

一千五百七十七、【方名】助胃丸

【原方组成】人参、白术、茯苓、缩砂、肉豆蔻、山药、甘草、丁香、沉香、木香
【出处】《幼幼集》

一千五百七十八、【方名】壮脾丸

【原方组成】丁香、附子、诃子肉、荜茇、白术、白茯苓、肉豆蔻、人参、干姜、荜澄茄、乌药、

陈橘皮、沉香、厚朴、神曲、熟艾、缩砂仁、甘草

【出处】《杨氏家藏方》

【原方功效与主治】治脾胃久弱,中焦停饮,腹内虚鸣。或多泄利,心腹胀满,饮食不入,精神怠情,睡卧不安。

一千五百七十九、【方名】壮阳丹

【原方组成】川楝子、牛膝、槟榔、菟丝子、蛇床子、干姜、穿山甲、莲肉、乳香、沉香、白檀香、鹿茸、巴戟、大茴香、仙灵脾、破故纸、凤眼草、葫芦巴、人参、泽泻、山药、五味子、熟地黄、麦门冬、肉苁蓉、茯苓、白芍药

【出处】《伤寒标本心法类萃》

【原方功效与主治】专治五劳七伤、四肢无力、脚腿沉困、骨节酸疼、面目无光、阳痿不起、下元虚冷、梦失精液。妇人服之,强阴暖子宫,阴阳有益。

一千五百八十、【方名】撞关饮子

【原方组成】丁香、沉香、砂仁、白豆蔻、三棱、香附、乌药、甘草

【出处】《奇效良方》

【原方功效与主治】治关格不通,气不升降,胀满。

一千五百八十一、【方名】追毒五香丸

【原方组成】丁香、木香、沉香、乳香、没药、血竭、巴豆

【出处】《鲁府禁方》

【原方功效与主治】治发背疔疮。

一千五百八十二、【方名】追风丸

【原方组成】沉香、牛膝、当归、薏苡仁、白芷、川芎、羌活、防风、川乌、赤芍、天麻、草乌、肉桂、干姜、丁皮、乳香、没药、木香、木瓜

【出处】《仙传外科集验方》

【原方功效与主治】治男子妇人冷痹血气,手足顽麻,流注经络成鼓椎风。

一千五百八十三、【方名】滋肾百补丸

【原方组成】当归、知母、沉香、黄柏、山药、菊花、楮实、青盐、菟丝、杜仲、熟地黄

【出处】《丹溪心法》

一千五百八十四、【方名】滋阴百补固精治病膏

【原方组成】香油、苍耳草、谷精草、天门冬、麦门冬、蛇床子、远志、菟丝子、生地黄、熟地黄、牛膝、肉豆蔻、虎骨、续断、鹿茸、紫梢花、木鳖子、肉苁蓉、官桂、附子、硫黄、黄丹、柏油、赤石脂、龙骨、木香、阳起石、乳香、没药、丁香、沉香、麝香

【出处】《菉竹堂集验方》

【原方功效与主治】男子精冷、寒阳不举、梦泄、遗精、小肠疝气等；女人血崩、赤白带、经水不调、脏寒。

一千五百八十五、【方名】滋阴降火汤

【原方组成】芍药、当归、白术、陈皮、甘草、麦门冬、生熟地、黄柏、知母、砂仁、沉香、广木香、山栀、柿蒂

【出处】《云林神彀》

【原方功效与主治】治阴火上升发呃。中气短不足，发呃气不续，六脉必虚微，补气是其福。

一千五百八十六、【方名】滋阴降火汤

【原方组成】生地、连翘、牛蒡子、银花、丹皮、葛根、沙参、柴胡、马蹄香（即沉香）、山豆根、花粉、桔梗、赤芍、生甘草

【出处】《喉舌备要秘旨》

【原方功效与主治】治喉内有肿，兼有时寒时热不齐之症。

一千五百八十七、【方名】滋阴柿蒂汤

【原方组成】半夏、麦门冬、知母、柿蒂、山茱萸、茯苓、牡丹皮、山药、泽泻、怀熟地、生姜、黑枣、沉香

【出处】《明代本草》

【原方功效与主治】治阴虚阴火上升，发呃逆者，呃声从脐下上升。

一千五百八十八、【方名】紫沉煎丸

【原方组成】沉香、阿魏、没药、巴豆霜、硇砂、硫黄、槟榔、木香、胡椒、青皮、人参、高良姜、官桂、干姜、丁香、朱砂

【出处】《是斋百一选方》

【原方功效与主治】治虚寒，积冷伏滞，阴气膨胀，心腹刺痛，两胁刺疼，防闷。

一千五百八十九、【方名】紫沉通气汤

【原方组成】紫苏叶、枳壳、陈皮、槟榔、赤茯苓、甘草、沉香、木香、麦门冬、五味子、桑白皮、黄芪、干生姜、薄荷叶、荆芥穗、枳实

【出处】《御药院方》

【原方功效与主治】治三焦气涩，不能宣通水液，腹胁痞闷，大便或难。

一千五百九十、【方名】紫沉丸

【原方组成】半夏曲、乌梅、代赭石、杏仁、丁香、缩砂仁、沉香、槟榔、木香、陈皮、白豆蔻、白术、巴豆霜

【出处】《保命集》

【原方功效与主治】治中焦吐食，由食积为寒气相假，故吐而痛。

一千五百九十一、【方名】紫沉消积丸

【原方组成】沉香、阿魏、巴豆霜、硇砂、丹砂、硫黄、木香、人参、桂、胡椒、丁香、干姜
【出处】《普济方》
【原方功效与主治】治久积伏滞，胸膈膨胀，心腹刺痛，不化饮食，及妇人血气疼痛。

一千五百九十二、【方名】紫沉消积丸

【原方组成】沉香、阿魏、巴豆霜、硇砂、硫黄、青橘皮、高良姜、槟榔、木香、人参、桂、胡椒、丁香、干姜
【出处】《圣济总录》
【原方功效与主治】治久积伏滞，胸膈膨胀，心腹刺痛，不化饮食，及妇人血气疼痛。

一千五百九十三、【方名】紫沉消积丸

【原方组成】沉香、硇砂、阿魏、巴豆霜、丹砂、丁香、干姜、硫黄、青橘皮、高良姜、槟榔、木香、人参、胡椒、桂
【出处】《圣济总录》
【原方功效与主治】治小儿心痛。

一千五百九十四、【方名】紫金膏

【原方组成】紫堇、石菖蒲、独活、白术、防风、附子、白芷、木鳖子、汉椒、杏仁、半夏、桂心、麒麟竭、没药、木香、甘草、赤芍药、白及、沉香、麝香、朱砂、龙脑、黄蜡、乳香、甘松香、零陵香、白檀香、甲香、猪脂、羊脂
【出处】《太平圣惠方》
【原方功效与主治】治发背、痈疽、乳痈、穿瘘及一切恶疮、结肿疼痛。

一千五百九十五、【方名】紫金挺

【原方组成】当归、续断、骨碎补、桂、附子、泽兰、芍药、白及、牛膝、羌活、芎䓖、木香、麒麟竭、生干地黄、白僵蚕、白附子、沉香、丁香、栝蒌、乌蛇肉、白蔹、白芷、玄参、杏仁、桃仁
【出处】《圣济总录》
【原方功效与主治】治疮肿疼痛，辟风敛疮。

一千五百九十六、【方名】紫金丸

【原方组成】沉香、木香、肉豆蔻仁、芎䓖、没药、乌药、荜澄茄、檀香、槟榔、茴香子、腽肭脐、麝香、桂、丹砂、苏合香
【出处】《圣济总录》
【原方功效与主治】治元气虚冷，小便频滑，腰脊疼痛，益气。

一千五百九十七、【方名】紫泥金

【原方组成】螃蟹、土鳖炙、驴嘴紫蛤蟆、白蜡、当归、血竭、虎骨、乳香、没药、朱砂、桂心、

沉香、木香、自然铜、琥珀、灵砂、蓬砂、麝香

【出处】《目经大成》

一千五百九十八、【方名】紫石英散方

【原方组成】紫石英、麦门冬、射干、人参、龙骨、远志、茯神、当归、防风、甘草、川升麻、沉香

【出处】《太平圣惠方》

【原方功效与主治】治风虚心气不足,惊悸汗出,烦闷短气,悲喜恚怒,不自觉知,咽喉痛,口唇黑,呕吐,舌本强,水浆不通。

一千五百九十九、【方名】紫苏散方

【原方组成】紫苏茎叶、木香、赤茯苓、沉香、吴茱萸、赤芍药、陈橘皮、木通、槟榔

【出处】《太平圣惠方》

【原方功效与主治】治伤寒后脚气冲心,心神烦乱,呕逆恶食,脚膝酸疼。

一千六百、【方名】紫苏丸

【原方组成】紫苏叶、桂、赤茯苓、缩砂、甘草、沉香、人参、桔梗、青橘皮、陈橘皮、胡椒

【出处】《普济方》

【原方功效与主治】脾胃不和,痰唾呕逆,脐腹撮痛,心胸痛闷,调脏止泻。

一千六百〇一、【方名】紫微烟

【原方组成】白蛇、水银蜡、沉香、百草霜

【出处】《眼科锦囊》

【原方功效与主治】治梅毒之诸眼疾。

一千六百〇二、【方名】紫雪丹

【原方组成】升麻、黄金、寒水石、石膏、犀角、羚羊角、玄参、沉香、木香、丁香、甘草

【出处】《医灯续焰》

【原方功效与主治】治发斑咽痛,及暑中三阳,脚气烦躁。

一千六百〇三、【方名】紫雪

【原方组成】犀角屑、羚羊角屑、青木香、沉香、玄参、升麻、甘草、丁香

【出处】《太平惠民和剂局方》

【原方功效与主治】疗脚气,毒遍内外,烦热不解,口中生疮,狂易叫走,瘴疫毒疠,卒死温疟,五尸五疰,心腹诸疾及解诸热药毒发,邪热卒黄等,并解蛊毒鬼魅,野道热毒。又治小儿惊痫百病。

一千六百〇四、【方名】紫雪

【原方组成】石膏、寒水石、磁石、滑石、黄金、犀角屑、羚羊角屑、青木香、沉香、玄参、升

麻、甘草、丁香、朴硝、硝石、麝香、朱砂

【出处】《太平惠民和剂局方》

【原方功效与主治】清热解毒,镇痉开窍。

一千六百〇五、【方名】紫雪丹

【原方组成】石膏、寒水石、磁石、滑石、羚羊角、青木香、犀角、沉香、丁香、升麻、元参、甘草、朴硝、硝石、朱砂、麝香

【出处】《太平惠民和剂局方》

【原方功效与主治】温热病邪热内陷,热入心包,高热烦躁,神昏谵语,抽搐痉厥,口渴唇焦,尿赤便秘,以及小儿热甚惊厥等。

一千六百〇六、【方名】紫雪法

【原方组成】金、寒水石、石膏、玄参、羚羊角屑、犀角屑、沉香、木香、丁香、甘草、川朴硝

【出处】《太平圣惠方》

【原方功效与主治】治脚气毒遍内外烦热,口中生疮,狂易叫走,解诸药毒发,邪热卒黄,疫疠毒气,伤寒温疟,五尸五疰,心腹诸疾,虫毒鬼魅,邪气惊痫。

一千六百〇七、【方名】紫雪散

【原方组成】犀角尖、石膏、升麻、元参、甘草、沉香、寒水石、羚角、木香

【出处】《春脚集》

【原方功效与主治】治一切咽喉肿痛,及重舌重腭、舌疔等症。

一千六百〇八、【方名】紫香丸

【原方组成】辰砂、鸦片、沉香、木香、百草霜、当门子

【出处】《鸡鸣录》

【原方功效与主治】治肚腹诸痛。

一千六百〇九、【方名】尊重丸

【原方组成】人参、沉香、丁香、木香、槟榔、车前子、葶苈子、胡椒、蝎梢、滑石、海金沙、赤茯苓、白豆蔻、萝卜子、郁李仁

【出处】《赤水玄珠》

【原方功效与主治】治蛊证,水肿,气肿,喘急,小便赤涩,大便秘结,一切中满,单腹鼓胀。

一千六百一十、【方名】尊重丸

【原方组成】沉香、丁香、人参、槟榔、木香、青陈皮、枳实、白牵牛、木通、车前、苦葶苈、赤茯苓、胡椒、海金砂、白豆蔻、蝎尾、滑石、萝卜子、白丁香、郁李仁

【出处】《脉因证治》

【原方功效与主治】治蛊胀。腹大水肿,气逆喘乏,小便涩,大便闭,虚危甚效。

一千六百一十一、【方名】坐拿散方

【原方组成】坐拿、狼毒、沉香、紫苏子、羌活、萝卜子、杉木节、桂心
【出处】《太平圣惠方》
【原方功效与主治】治妇人脚气厥冷,血气不调。

一千六百一十二、【方名】坐卧不得方

【原方组成】黑豆、生姜、杉木节、沉香、紫苏茎叶、槟榔、童子小便、木瓜
【出处】《太平圣惠方》
【原方功效与主治】治脚气冲心,烦闷气喘。

第四部分

沉香数据挖掘

表 4-1　基本研究信息

项目名称	近代医家运用沉香治疗各类疾病的学术思想研究
挖掘目的	近代中医医家运用沉香的学术思想传承
数据库名	知网、维普、万方"沉香"医案数据库
研究范围	在近代医家运用沉香治疗各类疾病的基础上,应用计算机数据挖掘技术,以知网、维普、万方相对完整、符合纳入标准的医案为研究对象进行研究
数据数量	本次数据挖掘分析医案数据库包含医案总数为 165 诊次
挖掘周期	2017 年 7 月 11 日—2017 年 9 月 25 日
挖掘系统	Medcase V3.2 仓公诊籍国医脉案数据记录挖掘系统
建模类型	加强关联规则数据挖掘运算模型
运算工具	Medcase Record Mining System—Association Rule Analysis Platform—Xminer Operation Tool
算法类型	强化 FPGrowth 算法

表 4-2　系统运算代码

代码	代码说明
A	影像检查
B	病机归纳
B1	第一病机
B2	第二病机
B3	第三病机
B4	第四病机
C	发病节气
F	附方
F1	第一附方
F2	第二附方
F3	第三附方
G	功能
G1	第一功能
G2	第二功能
G3	第三功能
H	中医证候诊断
I	现病史
L	临床症状

代码	代码说明
L1	第一临床症状
L2	第二临床症状
M	脉象
M1	第一脉象
M2	第二脉象
M3	第三脉象
M4	第四脉象
O	中医诊断/中医疾病诊断
P	药理
P1	第一药理
S	舌象
S1	第一舌象
S2	第二舌象
S3	第三舌象
S4	第四舌象
T	心电图检查
X	西医诊断/西医疾病诊断
Y	药物
Y1	第一药物
Y2	第二药物
Z	治则治法
Z1	第一治则治法
Z2	第二治则治法

表 4-3 中英术语对照

英文缩写	英文全称	中文全称
AdaBoost	Adaptive Boosting	自适应增强
Ass.	Association	规则项集
AUC	Area Under Curve	AUC 面积
BBN	Bayesian Belief Network	贝叶斯信度网络
BN	Bayesian Network	贝叶斯网络
BN	Belief Network	信念网络

英文缩写	英文全称	中文全称
CART	Classification And Regression Tree	分类回归树
CGM	Conjugate Gradient Methods	共轭梯度法
CA	Clustering Analysis	聚类分析
CNN	Convolutional Neural Network	卷积神经网络
Confidence	Confidence	置信度
DBN	Deep Belief Network	深度信念网络
Distribution	Distribution	分布
DT	Decision Tree	决策树
EAR	External Association Rule	集外关联规则
FA	Factor Analysis	因子分析法
FDM	Feasible Direction Methods	可行方向法
Fre.	Frequency	频率
Function	Function	功能
GA	genetic algorithm	遗传算法
GBDT	Gradient Boosting Decision Tree	梯度下降决策树
Gini	Gini	基尼系数
ICF	Item-based Collaborative Filtering Recommendation	基于项目的协同过滤推荐
IGR	Information Gain Ratio	信息增益率
IAR	Internal Association Rule	集内关联规则
KF	Kernel Function	核函数
KLD	Kullback-Leibler Divergence	KL 散度
KCA	K-means Clustering Analysis	K-均值聚类分析
KNN	K-Nearest Neighbor	K 近邻
KS Curve	KS Curve	KS 曲线
Lift Curve	Lift Curve	Lift 曲线
MP	Mark Parameter	标列参数
MD	Manhattan Distance	曼哈顿距离
MEM	Maximum Entropy Model	最大熵模型
MI	Mutual Information	互信息
NB	Naive Bayes	朴素贝叶斯
OR	Odds Ratio	优势率

英文缩写	英文全称	中文全称
PSM	Pattern Search Methods	模式搜索法
Qua.	Quantity	频次
RBF	Radial Basis Function	RBF 径向基函数
RBM	Restricted Boltzmann Machine	受限玻尔兹曼机
RF	Random Forest	随机森林
SA	Simulated Annealing	模拟退火算法
Se.	Sequence	序列
Site Web	Site Web	位点结构
Sta.	Standard	规范对照
Standard Words	Standard Words	规范词
Support	Support	支持度
SVD	Singular Value Decomposition	奇异值分解
SCA	System Clustering Analysis	系统聚类分析
TEW	Text Evidence Weight	文本证据权
x2 Statistic	x2 Statistic	x2 统计量

1 研究目的

对近代医家用沉香治疗各类疾病的经验总结与研究。

2 研究方法

2.1 医案资料来源

临床资料来源知网、维普、万方三大数据库,对三大数据库的沉香病案进行挖掘分析,构建沉香医案数据库,以"沉香"为核心检索词,检索时间段设置为 1985 年 1 月—2017 年 7 月,进行库内多维度数据检索,将数据结果导出为二级病种专库,对用药经验解构分析。二级数据病种专库数据结构为 13 个字段,依次为:编号、姓名、年龄、症状、舌苔、脉象、病种、证型、病机、治法治则、加用方等。数据库导出后,对库中的医案信息进行症状、证候、药物等项集进行规范、清理。

2.2 纳入和排除标准

医案纳入标准:①处方中包含"沉香"主题词;②首诊信息完整。
医案排除标准:①重复医案;②处方中未见核心主题词。

2.3　医案的预处理

由于知网、维普、万方医案中存在同种药物的不同记述、错别字、医学术语口语化、描述过简等问题,因此,在进行数据挖掘、统计分析前,需要提前对原始医案数据进行药物名称规范、错别字纠正、医学术语规范、查找原始资料等预处理方法。医案记录完毕,需进行逻辑检查和反复核对,选取记录相对准确、完整的医案资料。

2.4　医案信息纳入方法

符合标准入选的沉香医案共165诊次,将所有患者的姓名、年龄、性别、临床症状、舌苔、脉象、病机、治法治则、处方用药、西医疾病诊断及中医疾病诊断等规范整理,建立医案采集、存贮数据库,运用加强关联规则数据挖掘运算模型挖掘,资料客观性强,统计具有较强的可操作性。

2.5　医案信息采集方法

建立沉香医案的采集、存贮数据库,重点结合课题组老师意见,对数据库收入的医案资料进行规范和数据清理,着重规范临床症状、中医证候、舌苔脉象,建立起基于中医理论的、统一标准的、结构化的数据采集、存储数据仓库和数据挖掘分析沉香医案信息平台以及相关技术分析体系。

2.5.1　数据处理过程

2.5.1.1　数据录入过程记录

(1)合并原始医案图片资料,根据患者姓名归类,按就诊时间排序归档,建立原始医案图片数据库。

(2)将原始医案图片内容逐一校对,同时将医案内容手工录入 Medcase V3.2 仓公诊籍国医脉案数据记录挖掘系统中,建立原始医案电子文本数据库。

(3)原始医案电子文本导出备份,并作初步基线记录分析,该库文本总计约0.83万字。

2.5.1.2　数据清理过程记录

(1)删除不必要进行数据挖掘的项目:检查类型、检查号、电话、地址、诊断医师、流水号、辅助检查、备注。

(2)相同的病人统一西医诊断及中医诊断;相同的病人统一年龄。

(3)中医证候:证候四字或者六字用“,”断句,并且相同的病人在未出现下一明显证候转换时仍然默认为原来的证候。

(4)临床症状及舌脉等有填写紊乱者,按照格式要求重新粘贴。

(5)有原方或者其他日期方剂者,将该日期处方贴在其处覆盖。

(6)原始医案中出现的时间节律性症状:早晨、晨起、入夜、夜晚、午后、日来、周来、经常、自觉、时有、有时、稍有、偶有、不多、间有均视为有此症状。

(7)原始医案中出现表示程度的:明显、显著、稍减、稍增、有增、加剧、显减、减轻、减少、好转、尚均视为有此症状;不明显、不显、不著均视为无此症状。

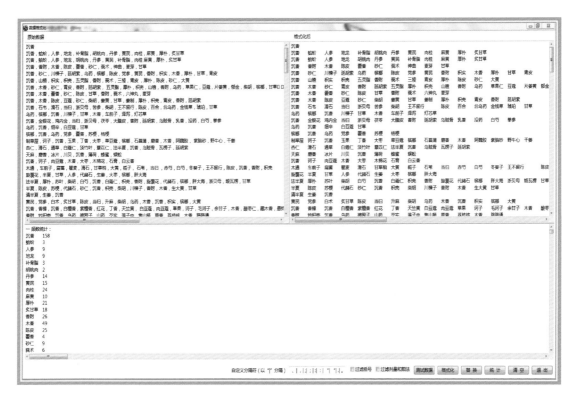

图 4-1　医案数据清理平台

2.5.1.3　中医药术语数据规范化

（1）症状描述名词规范对照

症状描述名词共规范___250___条术语词汇,累计规范___1 192___频次。

表 4-4　症状描述名词规范对照

序次	原生词	规范词	规范频次
1	气喘	喘息	19
2	失眠	不寐	10
3	心烦	烦躁	9
4	便干	便秘	9
5	喘促	气喘	7

2.5.2　医案数据挖掘平台的建立

根据医案数据信息多维、多阶、动态的、变化的特征现象,突出多学科、多方位、多靶点综合研究的优势,探讨固有方法对于医案数据挖掘的可行性、适用性,同时建立较完善的医案数据挖掘的模型,系统分析医案中症状、病机和处方、用药的相互对应规律。通过对模型的实际应用和反复验证,建立集采集、存储、整理、分析、挖掘于一体的,多种数据挖掘方法和模块构成的医案数据挖掘平台。

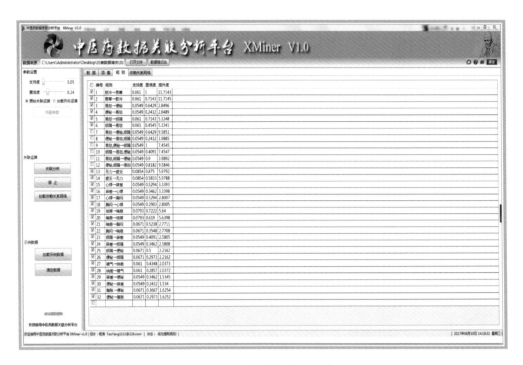

图 4-2　医案数据挖掘平台

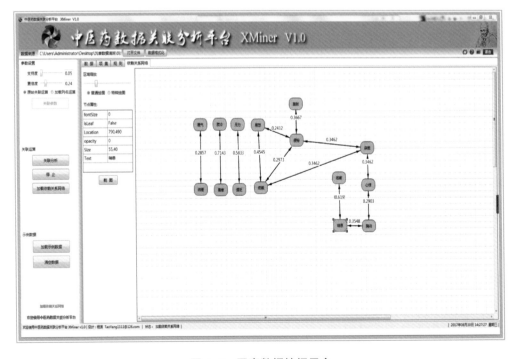

图 4-3　医案数据挖掘平台

2.5.3 医案信息数据挖掘方法

本次数据研究方法采用地区通用数据处理平台 Medcase V3.2 数据记录挖掘系统[1]-[5]进行数据分析处理。该系统结构模块包括两大部分:第一部分为数据录入模块,主要针对临床医案数据采取"半结构化"实时录入,是中医的临床科研一体化的便捷型代表性程式之一;第二部分为数据挖掘模块,主要是数据记录挖掘拓展系统(MRMES,Medcase Record Mining Expand System),其中包括数据清洗平台、数据分析平台、数据可视化表达平台三部分。其中数据关联规则分析平台(ARAP,Association Rule Analysis Platform)的核心算法为 FPGrowth 算法。本次研究先将清洗后的二级病种专库数据库导入 MRMES 的上 ARAP,运用强化 FPGrowth 算法构建加强关联规则数据挖掘模型,使用 Xminer Operation Tool 运算工具对研究数据进行挖掘处理和逻辑分析,对计量性趋势数据运用 Medcase Chart 进行解构分析与图形表达。根据统计分析结果,从舌苔、脉象、病机、处方用药等多方面进行郭立中教授治疗慢性萎缩性胃炎病经验的总结。

3 研究结果

3.1 计量性趋势数据结果

3.1.1 研究基线分布
3.1.1.1 性别频次频率分布

表 4-5 性别分布

性别	诊次频次	诊次频率
男	82	0.5324
女	72	0.4675

* Format Export by Medcase Chart © 2017.

3.1.1.2 年龄段频次频率分布

表 4-6 年龄分布

年龄段	0～9	10～19	20～29	30～39	40～49	50～59	60～69	70～79	80～
频次	14	5	15	33	35	33	19	4	0
频率	0.0886	0.0316	0.0949	0.2088	0.2215	0.2088	0.1202	0.0253	0

* Format Export by Medcase Chart © 2017.

3.1.2 计量数据解构
3.1.2.1 中医诊断频次频率分布

表 4-7　中医诊断分布

序列	中医诊断	频次	频率	序列	中医诊断	频次	频率
1	咳嗽	14	0.0718	16	泄泻	5	0.0256
2	哮喘	13	0.0667	17	眩晕	5	0.0256
3	腹痛	11	0.0564	18	胸痹	5	0.0256
4	喘证	10	0.0513	19	梅核气	4	0.0205
5	呃逆	9	0.0462	20	胃脘痛	4	0.0205
6	癃闭	9	0.0462	21	肝经受寒	3	0.0154
7	胃痞	8	0.0410	22	痛经	3	0.0154
8	胁痛	8	0.0410	23	呕吐	3	0.0154
9	不寐	8	0.0410	24	尿频	2	0.0103
10	心悸	7	0.0359	25	不孕	2	0.0103
11	胃痛	6	0.0308	26	便秘	2	0.0103
12	中风	6	0.0308	27	抑郁	2	0.0103
13	腹胀	6	0.0308	28	狂证	2	0.0103
14	嗳气	6	0.0308	29	水肿	2	0.0103
15	头痛	5	0.0256	30	腰痛	2	0.0103

* 注：此分布标列参数 Mark Parameter＝［Qua. ＞1］；Format Export by Medcase Chart © 2017.

3.1.2.2　西医诊断频次频率分布

表 4-8　西医诊断分布

序列	中医诊断	频次	频率	序列	中医诊断	频次	频率
1	哮喘	10	0.0538	17	消化性溃疡	2	0.0108
2	慢性支气管炎	8	0.0430	18	原发性不孕症	2	0.0108
3	失眠	8	0.0430	19	心绞痛	2	0.0108
4	肺气肿	8	0.0430	20	胃食管反流病	2	0.0108
5	慢性胃炎	6	0.0323	21	浅表性胃炎	2	0.0108
6	尿潴留	5	0.0269	22	腹腔术后肠粘连	2	0.0108
7	膈肌痉挛	4	0.0215	23	精神分裂症	2	0.0108
8	肺心病	4	0.0215	24	顽固性头痛	2	0.0108
9	急性支气管炎	4	0.0215	25	缺血性脑血管病	2	0.0108
10	高血压	3	0.0161	26	室性早搏	2	0.0108
11	前列腺肥大	3	0.0161	27	脑卒中	2	0.0108
12	胆囊炎	3	0.0161	28	萎缩性胃炎	2	0.0108
13	抑郁症	3	0.0161	29	慢性胆囊炎	2	0.0108
14	原发性痛经	3	0.0161	30	胃溃疡	2	0.0108
15	心肌缺血	3	0.0161	31	脑梗塞	2	0.0108
16	功能性消化不良	2	0.0108	32	新生儿胃扭转	2	0.0108

* 注：此分布标列参数 Mark Parameter＝［Qua. ＞1］；Format Export by Medcase Chart © 2017.

3.1.2.3 临床症状频次频率分布

表 4-9 临床症状频次分布

序列	临床症状	频次	频率	序列	临床症状	频次	频率
1	纳差	37	0.0310	17	畏寒	14	0.0117
2	便秘	37	0.0310	18	眩晕	14	0.0117
3	胸闷	34	0.0285	19	面色萎黄	13	0.0109
4	腹胀	32	0.0268	20	呃逆	12	0.0101
5	腹痛	27	0.0227	21	口干	12	0.0101
6	寐差	27	0.0227	22	胃痛	11	0.0092
7	喘息	25	0.0210	23	胁痛	11	0.0092
8	疲乏	24	0.0201	24	恶心	11	0.0092
9	嗳气	24	0.0201	25	气短	10	0.0084
10	烦躁	24	0.0201	26	胃胀	10	0.0084
11	咳嗽	22	0.0185	27	返酸	10	0.0084
12	心悸	22	0.0185	28	面色苍白	10	0.0084
13	消瘦	17	0.0143	29	肢冷	10	0.0084
14	无力	17	0.0143	30	咯痰	9	0.0076
15	呕吐	15	0.0126	31	精神不振	8	0.0067
16	易怒	14	0.0117	32	小便量少	8	0.0067

* 注:此分布标列参数 Mark Parameter＝[Qua.＞7];Format Export by Medcase Chart © 2017.

3.1.2.4 舌象频次频率分布

表 4-10 舌象频次分布

序列	舌象	频次	频率	序列	舌象	频次	频率
1	苔白	64	0.2038	19	胖苔腻	1	0.0032
2	苔薄	42	0.1338	20	苔黄白相间	1	0.0032
3	苔腻	40	0.1274	21	质红绛	1	0.0032
4	质红	39	0.1242	22	无苔	1	0.0032
5	苔黄	31	0.0987	23	质淡红紫	1	0.0032
6	质淡红	26	0.0828	24	有紫斑	1	0.0032
7	苔厚	12	0.0382	25	质胖大	1	0.0032
8	苔滑	11	0.0350	26	苔淡	1	0.0032
9	质淡	7	0.0223	27	苔嫩	1	0.0032
10	苔少	5	0.0159	28	质紫	1	0.0032
11	质紫黯	4	0.0127	29	质淡白	1	0.0032
12	苔干	3	0.0096	30	质嫩	1	0.0032
13	苔润	3	0.0096	31	苔灰	1	0.0032
14	质胖	3	0.0096	32	淡红	1	0.0032
15	有齿痕	2	0.0064	33	苔绛红	1	0.0032
16	质暗红	2	0.0064	34	质暗	1	0.0032
17	有裂纹	1	0.0032	35	舌淡	1	0.0032
18	白而滑	1	0.0032	36	下脉络怒张	1	0.0032

* 注:此分布标列参数 Mark Parameter＝[Qua.＞0];Format Export by Medcase Chart © 2017.

3.1.2.5 脉象频次频率分布

表 4-11 脉象频次分布

序列	脉象	频次	频率	序列	脉象	频次	频率
1	弦	67	0.2691	10	涩	5	0.0201
2	细	44	0.1767	11	缓	5	0.0201
3	沉	40	0.1606	12	紧	3	0.0120
4	滑	31	0.1245	13	虚	3	0.0120
5	数	19	0.0763	14	结代	1	0.0040
6	弱	10	0.0402	15	硬	1	0.0040
7	迟	7	0.0281	16	实	1	0.0040
8	濡	6	0.0241	17	伏	1	0.0040
9	无力	5	0.0201				

* 注:此分布标列参数 Mark Parameter＝[Qua.＞0;Format Export by Medcase Chart © 2017.

3.1.2.6 病机频次频率分布

表 4-12 病机频次分布

序列	病机	频次	频率	序列	病机	频次	频率
1	肝郁气滞	16	0.0766	10	扰乱神明	4	0.0191
2	痰火壅结	12	0.0574	11	肝阳上亢	4	0.0191
3	气滞血瘀	8	0.0383	12	厥阴受寒	4	0.0191
4	肝寒	8	0.0383	13	肾气虚	3	0.0144
5	气机闭阻	6	0.0287	14	食积中阻	3	0.0144
6	肝胃不和	5	0.0239	15	湿热内蕴	3	0.0144
7	气机失调	5	0.0239	16	痰浊内阻	3	0.0144
8	脾气虚	4	0.0191	17	肝郁化火	3	0.0144
9	脾胃虚弱	4	0.0191	18	脉络瘀阻	3	0.0144

* 注:此分布标列参数 Mark Parameter＝[Qua.＞2;Format Export by Medcase Chart © 2017.

3.1.2.7　治法频次频率分布

表 4-13　治法分布

序列	治法	频次	频率	序列	治法	频次	频率
1	泻火逐痰	9	0.0435	9	温脾	4	0.0193
2	疏肝解郁	8	0.0386	10	清热化湿	4	0.0193
3	理气止痛	7	0.0338	11	疏肝理气	4	0.0193
4	理气导滞	7	0.0338	12	活血化瘀	4	0.0193
5	补肾	6	0.0290	13	行气通滞	3	0.0145
6	化痰清热	5	0.0242	14	养血安神	3	0.0145
7	暖肝散寒	5	0.0242	15	温经通络	3	0.0145
8	温经散寒	5	0.0242	16	降气平喘	3	0.0145

* 注:此分布标列参数 Mark Parameter＝[Qua. ＞2];Format Export by Medcase Chart © 2017.

3.1.2.8　药物频次频率分布

表 4-14　药物分布

序列	药物	频次	频率	序列	药物	频次	频率
1	沉香	157	0.0870	17	党参	22	0.0122
2	木香	49	0.0271	18	厚朴	21	0.0116
3	乌药	44	0.0244	19	炙甘草	18	0.0100
4	甘草	41	0.0227	20	小茴香	18	0.0100
5	槟榔	38	0.0211	21	枳实	17	0.0094
6	当归	38	0.0211	22	青皮	17	0.0094
7	白芍	35	0.0194	23	白术	17	0.0094
8	茯苓	34	0.0188	24	郁金	16	0.0089
9	大黄	33	0.0183	25	黄芪	15	0.0083
10	半夏	31	0.0172	26	丹参	14	0.0078
11	香附	26	0.0144	27	川楝子	14	0.0078
12	枳壳	26	0.0144	28	贝母	13	0.0072
13	柴胡	26	0.0144	29	生姜	13	0.0072
14	陈皮	25	0.0139	30	赤芍	12	0.0066
15	肉桂	24	0.0133	31	川芎	12	0.0066
16	黄芩	24	0.0133				

* 注:此分布标列参数 Mark Parameter＝[Qua. ＞11];Format Export by Medcase Chart © 2017.

3.2 关联规则数据结果

3.2.1 内关联规则数据结果

3.2.1.1 临床症状内关联规则项集

表 4-15 临床症状内关联规则项集

序列	规则项集	支持度	置信度	序列	规则项集	支持度	置信度
1	嗳气→纳差	0.0610	0.4348	17	寐差→烦躁	0.0549	0.3462
2	便秘,烦躁→易怒	0.0549	0.8182	18	寐差→心悸	0.0549	0.3462
3	便秘→烦躁	0.0671	0.2973	19	纳差→嗳气	0.0610	0.2857
4	便秘→腹胀	0.0671	0.2973	20	疲乏→无力	0.0854	0.5833
5	便秘→寐差	0.0549	0.2432	21	畏寒→肢冷	0.0610	0.7143
6	便秘→易怒	0.0549	0.2432	22	无力→疲乏	0.0854	0.8750
7	便秘→易怒,烦躁	0.0549	0.2432	23	心悸→寐差	0.0549	0.5294
8	喘息→咳嗽	0.0793	0.6190	24	心悸→胸闷	0.0549	0.5294
9	喘息→胸闷	0.0671	0.5238	25	胸闷→喘息	0.0671	0.3548
10	烦躁→便秘	0.0671	0.5000	26	胸闷→心悸	0.0549	0.2903
11	烦躁→寐差	0.0549	0.4091	27	易怒,便秘→烦躁	0.0549	1.0000
12	烦躁→易怒	0.0610	0.4545	28	易怒,烦躁→便秘	0.0549	0.9000
13	烦躁→易怒,便秘	0.0549	0.4091	29	易怒→便秘	0.0549	0.6429
14	腹胀→便秘	0.0671	0.3667	30	易怒→便秘,烦躁	0.0549	0.6429
15	咳嗽→喘息	0.0793	0.7222	31	易怒→烦躁	0.0610	0.7143
16	寐差→便秘	0.0549	0.3462	32	肢冷→畏寒	0.0610	1.0000

* 注:此项集标列参数 Mark Parameter = [Support = 0.05; Confidence = 0.24]; Format Export by Medcase Chart © 2017.

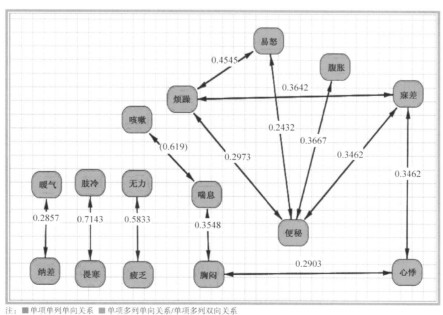

注:■单项单列单向关系 ■单项多列单向关系/单项多列双向关系

图 4-4 临床症状内关联规则位点结构

3.2.1.2 病机内关联规则项集

表 4-16 病机内关联规则项集

序列	规则项集	支持度	置信度	序列	规则项集	支持度	置信度
1	肝寒→脾肾阳虚	0.0123	0.2500	11	脾肾阳虚→肝寒	0.0123	1.0000
2	肝寒→肾虚寒	0.0123	0.2500	12	脾胃虚弱→气滞血瘀	0.0123	0.5000
3	肝气犯肺→心血瘀阻	0.0123	1.0000	13	气机闭阻→食积中阻	0.0184	0.5000
4	肝郁化火→痰火壅结	0.0123	0.6667	14	气滞血瘀→肝郁气滞	0.0123	0.2500
5	肝郁气滞→脾气虚	0.0184	0.1875	15	气滞血瘀→脾胃虚弱	0.0123	0.2500
6	肝郁气滞→气滞血瘀	0.0123	0.1250	16	肾虚寒→肝寒	0.0123	1.0000
7	肝郁气滞→湿热内蕴	0.0123	0.1250	17	湿热内蕴→肝郁气滞	0.0123	0.6667
8	寒饮内停→脉络瘀阻	0.0123	1.0000	18	食积中阻→气机闭阻	0.0184	1.0000
9	脉络瘀阻→寒饮内停	0.0123	0.6667	19	痰火壅结→肝郁化火	0.0123	0.1667
10	脾气虚→肝郁气滞	0.0184	0.7500	20	心血瘀阻→肝气犯肺	0.0123	1.0000

*注:此项集标列参数 Mark Parameter＝[Support＝0.007;Confidence＝0.004];Format Export by Medcase Chart © 2017.

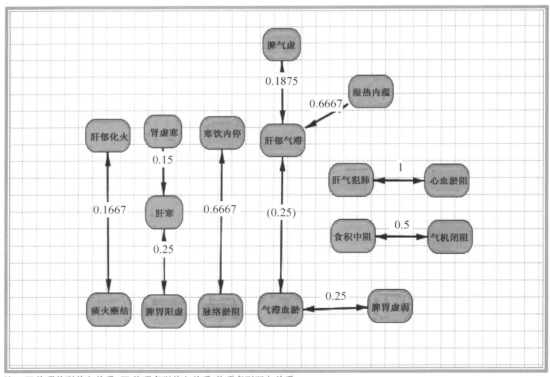

注:■单项单列单向关系 ■单项多列单向关系/单项多列双向关系

图 4-5 病机内关联规则位点结构

3.2.1.3 药物内关联规则项集

表 4-17　药物内关联规则项集

序列	规则项集	支持度	置信度	序列	规则项集	支持度	置信度
1	白芍→沉香	0.1951	0.9143	16	党参→沉香	0.1341	1.0000
2	白术→沉香	0.1037	1.0000	17	党参→乌药	0.1037	0.7727
3	半夏→沉香	0.1829	0.9677	18	党参→乌药,沉香	0.1037	0.7727
4	槟榔,沉香→乌药	0.1707	0.7568	19	茯苓,当归→沉香	0.1037	0.9444
5	槟榔,木香→沉香	0.1341	1.0000	20	茯苓→沉香	0.2012	0.9706
6	槟榔,乌药→沉香	0.1707	1.0000	21	甘草→沉香	0.2256	0.9024
7	槟榔→沉香	0.2256	0.9737	22	厚朴→沉香	0.1280	1.0000
8	槟榔→乌药	0.1707	0.7368	23	黄芩→沉香	0.1341	0.9167
9	槟榔→乌药,沉香	0.1707	0.7368	24	木香→沉香	0.2866	0.9592
10	柴胡→沉香	0.1463	0.9231	25	肉桂→沉香	0.1280	0.8750
11	陈皮→沉香	0.1524	1.0000	26	乌药,木香→沉香	0.1220	1.0000
12	大黄→沉香	0.2012	1.0000	27	乌药→沉香	0.2622	1.0000
13	当归→沉香	0.2134	0.9211	28	香附→沉香	0.1524	1.0000
14	党参,沉香→乌药	0.1037	0.7727	29	枳壳→沉香	0.1524	1.0000
15	党参,乌药→沉香	0.1037	1.0000	30	炙甘草→沉香	0.1098	1.0000

* 注:此项集标列参数 Mark Parameter＝［Support＝0.1;Confidence＝0.72］;Format Export by Medcase Chart © 2017.

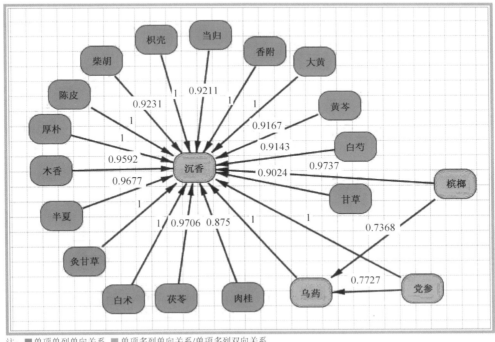

注:■单项单列单向关系　■单项多列单向关系/单项多列双向关系

图 4-6　药物内关联规则位点结构

3.2.2 外关联规则数据结果
3.2.2.1 病机与临床症状外关联规则项集

表 4-18 病机与临床症状外关联规则项集

序列	规则项集	支持度	置信度	序列	关联规则	支持度	置信度
1	便溏→肝寒	0.0122	0.3333	16	纳呆→肝郁气滞	0.0122	0.2857
2	彻夜难眠→痰火壅结	0.0122	0.5000	17	尿短→肝郁气滞	0.0122	0.6667
3	多梦→肝郁气滞	0.0183	0.6000	18	呕吐,便秘→食积中阻	0.0122	0.3333
4	多梦→扰乱神明	0.0122	0.4000	19	排尿困难→肝郁气滞	0.0122	0.2857
5	恶心→肝郁气滞	0.0122	0.2222	20	头痛→厥阴受寒	0.0122	0.2857
6	烦躁→肝郁气滞	0.0305	0.2273	21	头痛→痰火壅结	0.0122	0.2857
7	烦躁→痰火壅结	0.0305	0.2273	22	胃痛→肝胃不和	0.0183	0.2727
8	返酸→肝胃不和	0.0122	0.2000	23	胃胀→肝胃不和	0.0183	0.3000
9	返酸→气机闭阻	0.0122	0.2000	24	胃胀→肝郁气滞	0.0122	0.2000
10	返酸→食积中阻	0.0122	0.2000	25	胃胀→气机闭阻	0.0122	0.2000
11	急躁→肝郁气滞	0.0122	0.4000	26	胃胀→食积中阻	0.0122	0.2000
12	急躁→痰火壅结	0.0122	0.4000	27	胁痛,胃胀→肝胃不和	0.0122	0.6667
13	口苦→痰火壅结	0.0122	0.2857	28	眩晕→肝郁气滞	0.0183	0.2500
14	面色苍白→肝寒	0.0122	0.2000	29	肢冷→肝寒	0.0244	0.4000
15	纳差,胸闷→痰浊内阻	0.0122	0.2857	30	肢冷→心阳虚弱	0.0122	0.2000

*注:此项集标列参数 Mark Parameter = [Support = 0.01; Confidence = 0.2]; Format Export by Medcase Chart © 2017.

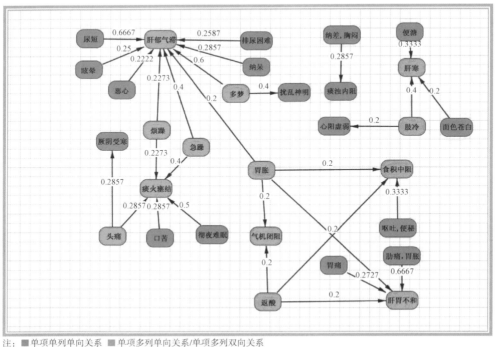

注:■单项单列单向关系 ■单项多列单向关系/单项多列双向关系

图 4-7 病机与临床症状外关联规则位点结构

3.2.2.2　舌苔与病机外关联规则项集

表 4-19　舌苔与病机外关联规则项集

序列	规则项集	支持度	置信度	序列	关联规则	支持度	置信度
1	苔白→肝郁气滞	0.0613	0.1538	16	苔腻→痰火壅结	0.0307	0.1220
2	苔白→脾气虚	0.0245	0.0615	17	苔腻→痰浊内阻	0.0184	0.0732
3	苔薄→肝郁气滞	0.0491	0.1905	18	质淡红→肝郁气滞	0.0245	0.1481
4	苔干→痰火壅结	0.0123	0.6667	19	质淡红→厥阴受寒	0.0184	0.1111
5	苔厚→肝阳上亢	0.0123	0.1667	20	质淡红→脾肾阳虚	0.0123	0.0741
6	苔厚→肝郁气滞	0.0123	0.1667	21	质淡红→气机失调	0.0123	0.0741
7	苔厚→气机失调	0.0245	0.3333	22	质红→肝气犯肺	0.0123	0.0513
8	苔厚→痰火壅结	0.0245	0.3333	23	质红→肝阳上亢	0.0184	0.0769
9	苔滑→厥阴受寒	0.0123	0.1667	24	质红→肝郁化火	0.0184	0.0769
10	苔滑→脾肾阳虚	0.0123	0.1667	25	质红→肝郁气滞	0.0491	0.2051
11	苔黄→肝阳上亢	0.0123	0.0645	26	质红→气滞血瘀	0.0123	0.0513
12	苔黄→湿热内蕴	0.0123	0.0645	27	质红→扰乱神明	0.0184	0.0769
13	苔黄→痰火扰心	0.0123	0.0645	28	质红→湿热内蕴	0.0184	0.0769
14	苔黄→瘀热互结	0.0123	0.0645	29	质红→痰火扰心	0.0123	0.0513
15	苔腻→湿热内蕴	0.0184	0.0732	30	质红→痰火壅结	0.0613	0.2564

* 注:此项集标列参数 Mark Parameter＝[Support＝0.01；Confidence＝0.05]；Format Export by Medcase Chart
© 2017.

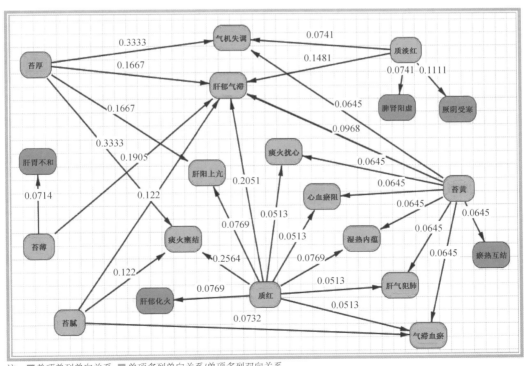

注:■单项单列单向关系　■单项多列单向关系/单项多列双向关系

图 4-8　舌苔与病机外关联规则位点结构

3.2.2.3 脉象与病机外关联规则项集

表 4-20 脉象与病机外关联规则项集

序列	规则项集	支持度	置信度	序列	关联规则	支持度	置信度
1	脉沉→肝郁气滞	0.0307	0.1250	16	脉数→气机失调	0.0123	0.1053
2	脉沉→厥阴受寒	0.0184	0.0750	17	脉数→痰火扰心	0.0123	0.1053
3	脉沉→气滞血瘀	0.0184	0.0750	18	脉数→痰火壅结	0.0429	0.3684
4	脉沉→肾气虚	0.0123	0.0500	19	脉细→肝肾亏虚	0.0123	0.0455
5	脉沉→肾虚寒	0.0123	0.0500	20	脉细→脾气虚	0.0184	0.0682
6	脉迟→脾肾阳虚	0.0123	0.2857	21	脉弦→肝寒犯脾	0.0123	0.0299
7	脉滑→肝郁气滞	0.0184	0.0968	22	脉弦→肝阳上亢	0.0245	0.0597
8	脉滑→痰火壅结	0.0429	0.2258	23	脉弦→肝郁化火	0.0184	0.0448
9	脉滑→痰气郁闭	0.0123	0.0645	24	脉弦→肝郁气滞	0.0798	0.1940
10	脉滑→痰浊内阻	0.0123	0.0645	25	脉弦→气机闭阻	0.0123	0.0299
11	脉缓→脾胃虚弱	0.0123	0.4000	26	脉弦→气滞血瘀	0.0245	0.0597
12	脉涩→肝肾亏虚	0.0123	0.4000	27	脉弦→扰乱神明	0.0184	0.0448
13	脉数→肝阳上亢	0.0123	0.1053	28	脉弦→湿热内蕴	0.0123	0.0299
14	脉数→肝郁化火	0.0123	0.1053	29	脉弦→食积中阻	0.0123	0.0299
15	脉数→肝郁气滞	0.0123	0.1053	30	脉弦→痰火壅结	0.0429	0.1045

* 注:此项集标列参数 Mark Parameter＝［Support＝0.01；Confidence＝0.01］；Format Export by Medcase Chart
© 2017.

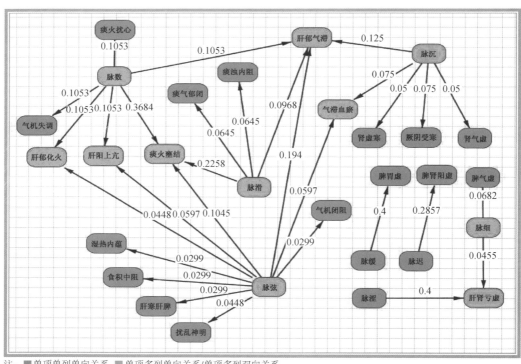

注：■单项单列单向关系 ■单项多列单向关系/单项多列双向关系

图 4-9 脉象与病机外关联规则位点结构

3.2.2.4 病机与药物外关联规则项集

表 4-21 病机与药物外关联规则项集

序列	规则项集	支持度	置信度	序列	关联规则	支持度	置信度
1	肝寒→枸杞子	0.0244	0.5000	13	肝郁气滞→甘草	0.0244	0.2500
2	肝寒→肉桂	0.0427	0.8750	14	肝郁气滞→合欢花	0.0244	0.2500
3	肝寒→生姜	0.0244	0.5000	15	肝郁气滞→木香	0.0305	0.3125
4	肝寒→台乌	0.0244	0.5000	16	肝郁气滞→乌药	0.0427	0.4375
5	肝寒→乌药	0.0244	0.5000	17	肝郁气滞→香附	0.0305	0.3125
6	肝郁气滞→白芍	0.0549	0.5625	18	肝郁气滞→郁金	0.0427	0.4375
7	肝郁气滞→槟榔	0.0305	0.3125	19	肝郁气滞→枳壳	0.0244	0.2500
8	肝郁气滞→柴胡	0.0488	0.5000	20	气机闭阻→槟榔	0.0244	0.6667
9	肝郁气滞→沉香	0.0854	0.8750	21	气机闭阻→木香	0.0244	0.6667
10	肝郁气滞→陈皮	0.0244	0.2500	22	气机闭阻→乌药	0.0244	0.6667
11	肝郁气滞→丹参	0.0244	0.2500	23	痰火壅结→大黄	0.0610	0.8333
12	肝郁气滞→当归	0.0488	0.5000	24	痰火壅结→青礞石	0.0488	0.6667

* 注:此项集标列参数 Mark Parameter ＝［Support ＝ 0. 02；Confidence ＝ 0. 05］；Format Export by Medcase Chart
© 2017.

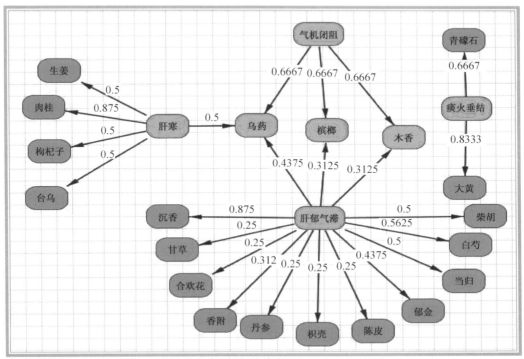

注：■单项单列单向关系　■单项多列单向关系/单项多列双向关系

图 4-10　病机与药物外关联规则位点结构

3.2.2.5 治法与药物外关联规则项集

表 4-22 治法与药物外关联规则项集

序列	规则项集	支持度	置信度
1	补肾→当归	0.0244	0.6667
2	理气导滞→大黄	0.0244	0.5714
3	理气导滞→木香	0.0244	0.5714
4	理气止痛→甘草	0.0244	0.5714
5	理气止痛→木香	0.0366	0.8571
6	暖肝散寒→沉香	0.0244	0.8000
7	暖肝散寒→生姜	0.0244	0.8000
8	暖肝散寒→吴茱萸	0.0244	0.8000
9	疏肝解郁→柴胡	0.0244	0.5000
10	温经散寒→生姜	0.0244	0.8000

*注:此项集标列参数 Mark Parameter $=$［Support $=$ 0. 002；Confidence $=$ 0. 3］；Format Export by Medcase Chart © 2017.

4 讨论与结论

4.1 频次频率解析

表 4-7 中医诊断分布中:沉香医案数据涉及中医诊断共 30 类,出现总频次 172 次,其中咳嗽频次最高为 14 次,哮喘、腹痛、喘证位列其后分别为 13、11、10 次。数据显示沉香临床涉及中医诊断范围相对较广,总体以气机不畅所致疼痛、脏腑功能失调居多。表 4-8 西医诊断分布中:沉香医案数据涉及西医诊断共 32 类,出现总频次 109 次,其中哮喘频次最高为 10 次,慢性支气管炎、失眠、肺气肿位列其后为 8 次。数据提示沉香临床涉及西医诊断范围相对较广,总体以呼吸系统疾患居多。表 4-9 临床症状频次分布中纳差、便秘症状 37 次,"胸闷"症状 34 次,"腹胀"32 次,"腹痛"症状 27 次。大都为气机不畅所致。数据提示临床症状分布中大多由于气机运化失司,郁阻中下焦。表 4-10 舌象频次分布中:沉香医案数据涉及舌象共 36 类,出现总频次 314 次,标列频次大于次 10 次的舌象共 8 类,累计频次为 265 次,占全部医案舌象总频次的 84.39%,频数递减序列如下:苔白、苔薄、苔腻、质红、苔黄、质淡红、苔厚。数据提示沉香临床涉及舌象范围相对较小,总体舌象以"白""薄""红"居多。表 4-11 脉象频次分布中,沉香医案数据涉及脉象共 17 类,出现总频次 249 次,标列频次大于 7 的脉象共 7 类,累计频次为 218 次,占全部医案脉象总频次的 87.55%,频数递减序列如下:弦、细、沉、滑、数、弱、迟。数据提示沉香临床涉及脉象范围较宽,但总体脉象以弦、细、沉为主。表 4-12 病机频次分布中,"肝郁气滞"病机 16 次,"痰火壅结"病机 12 次,"气滞血瘀"病机 8 次,"肝寒"病机 8 次。其中"痰""火"两者在病理上往往同时出现且兼夹为患,均为体内停聚所形成的病理性产物,本次研究暂时将两者统筹考虑。数据提示沉香

病案病位主要在中下焦,多在肝脾肾,且与津液代谢失调有关,多为虚实夹杂。

4.2 集内关联解析

符合纳入标准的诊次总数共154次。其中男性诊次82次;女性诊次72次(见表4-5)。男性患者占诊次总数53.24%;女性患者占诊次总数46.75%。年龄最大的患者79岁,平均年龄为42岁。

临床症状医案数据进行群集内部关联性挖掘,产生规则项集共32条(表4-15)。临床症状内关联规则项集中,产生规则较多的关联症状主要有便秘6条、烦躁4条、寐差3条。数据提示便秘与烦躁、易怒、腹胀、寐差相互关联,使用沉香治疗的临床症状多与肝失疏泄,气机不畅,大便秘结而使情志失常;反之,烦躁也与便秘、寐差、易怒相关联,提示情志抑郁而致气机失司,运化失常。

病机医案数据进行群集内部关联性挖掘,产生规则项集共20条。表4-16病机内关联规则项集分布中,产生规则较多的病机主要有肝郁气滞3条,肝寒2条,气滞血瘀2条。数据提示:临床上病机肝郁气滞与脾气虚、气滞血瘀、湿热内蕴联系密切,涉及的主要脏腑为肝和脾。肝藏血,脾统血,二者皆为气机之枢,脾可化气,肝主疏泄,二者共同调节全身气机运行,调节全身气血流注。因此肝郁则气滞,气滞则血瘀;脾虚则湿盛,湿热内蕴,百病丛生。

药物医案数据进行群集内部关联性挖掘,产生规则项集共30条(表4-17)。药物关联规则项集分布中,产生规则较多的关联药物主要有槟榔规则6条,党参规则5条,茯苓规则2条,乌药规则2条。数据提示:沉香药对组合精要、结构稳定、核心组成加减变化不大,在临床使用过程中,运用沉香的同时使用槟榔、木香等行气药调畅气机;也运用党参、乌药等补益药脾肾双补。

4.3 集外关联解析

病机与临床症状集外关联见表4-18。临床症状与病机集外关联规则项集中,多梦、恶心、急躁、排尿困难、眩晕与肝郁气滞呈高关联;彻夜难眠、烦躁、急躁、口苦、头痛与痰火壅结关联度较高。正如"凡脏腑十二经之气化,皆必藉肝胆之气化以鼓舞之,始能调畅而不病"所言,肝脏是调节人体五脏六腑及精、气、血、津液、神的"将军之官"。肝主疏泄,调畅气机,气行则血行,血行则机体得养,病无所生。倘若肝气郁结则气机不畅,郁遏于内易造成情志失常如烦躁、抑郁等,盖因肝气不舒之故也;倘若肝火上炎,火性炎上,侵袭于清窍则易热扰神明,使人头痛、急躁、头晕等;倘若痰邪与火邪勾结则易于造成痰火壅盛、夜间难眠、情绪易激等;倘若痰火壅盛,灼烧津液日久则会造成口苦咽干等。

舌苔与病机外关联规则项集见表4-19。舌象与病机外关联规则项集中,规则较多的关联舌象主要有质红规则9条,苔厚规则4条,苔黄规则4条,质淡红规则4条。支持度>0.02、置信度>0.16的关联项集产生的关联度较高的舌象组合为苔薄与肝郁气滞,苔厚气机失调,痰火壅结,质红与痰火壅结置信度均>0.1667。薄苔提示病位在表,白苔大多由胃气上熏形成,主表证、寒证、湿证,肝气郁滞多与薄白苔、舌质红相关。厚苔则多为痰湿上升等病邪积滞舌所致,而腻苔多见于体内湿浊内盛,阳气被抑所致,舌质红多主热证,多由痰火熏蒸、胃阴不足所致,故痰火壅结多与厚腻苔、舌质红相关联。

脉象与病机外关联见表 4-20。脉象与病机外关联规则项集中产生规则较多的关联脉象主要有弦脉规则 10 条、脉数规则 6 条、脉沉规则 5 条、脉滑规则 4 条。支持度＞0.0184、置信度＞0.07 的关联项集产生的关联度较高的脉象组合为脉沉与肝郁气滞、厥阴受寒、气滞血瘀，脉滑与肝郁气滞，脉数与痰火壅结相关，脉弦与肝郁气滞、痰火壅结关联度较高。数据提示：肝郁气滞、气滞血瘀多与沉、弦脉相关，沉脉多主里证，弦脉多主痰饮等，故与之相符和；痰火壅结多与数、滑、弦脉相关，数脉多主热证，滑脉多主痰饮、实热等，与痰火壅结相关；肝阳上亢、肝郁化火多见于弦、数脉。

病机与药物外关联规则项集见表 4-21。临床病机与药物集外关联规则项集中产生规则较多的关联病机有肝郁气滞规则 14 条，肝寒规则 5 条，气机闭阻规则 3 条，痰火壅结规则 2 条。支持度＞0.04，置信度＞0.5 的关联项集产生的关联度最高的病机组合为肝寒与肉桂，肝郁气滞与沉香，痰火壅结与大黄、青礞石，置信度均＞0.7。数据提示：肉桂归肾、脾、心、肝经，可散寒温里，用于治疗肝寒凝滞等证，有补火助阳、引火归元、散寒止痛、温通经脉之功。沉香归脾、胃、肾经，可调畅气机，故可用于肝郁气滞，有行气止痛、温中止呕、纳气平喘之功效。大黄入胃、大肠、肝经，可用于实热便秘、积滞腹痛等，具有泻下攻积、清热泻火之功效，青礞石入肺、心、肝经，可用于顽痰胶结，咳逆喘急，有坠痰下气之功效。

临床治法与药物外关联规则项集中产生规则较多的关联治法有暖肝散寒规则 3 条，理气导滞规则 2 条，理气止痛规则 2 条，见表 4-22。支持度＞0.02，置信度＞0.5 的关联项集产生的关联度最高的治法组合为补肾与当归，理气导滞与大黄、木香，理气止痛与甘草、木香，暖肝散寒与沉香、生姜，疏肝解郁与柴胡，温经散寒与生姜。数据提示：当归主入肝肾，有补益之效，故可补肝。大黄泻下攻积，可用于理气导滞。木香可行气止痛，故有理气止痛，导滞之功。沉香，生姜、吴茱萸可散寒温里，生姜也可用于温经散寒。柴胡疏肝之力强。故遇肝肾血虚者可选用当归以补益肝肾，遇气滞便秘者可选用大黄以导滞攻积，遇气滞所致胀痛者可选用木香以行气止痛，遇里虚寒证者可选用生姜、吴茱萸，生姜以温里止痛，遇肝气郁结则可选用柴胡以疏肝行气。

4.4 沉香的药理作用

沉香主产于我国海南、广东、台湾等地，有"药中黄金"之称，已有一千多年药用历史。《南方草木状》中有一段对沉香树上不同部位结香情况的记载："木心与节坚黑，沉水者为沉香；与水面平者为鸡骨香；其根为黄熟香；其干为栈香；细枝紧实未烂者，为青桂香；其根节轻而大者，为马蹄香；其花不香，成实乃香，为鸡舌香。"沉香可根据结香油脂、结香情况进行分类，分为树心油沉香、边皮油沉香等。沉香的化学成分包括色酮类衍生物、萜类化合物、类黄酮等，其中色酮类衍生物和倍半萜是沉香木中的两个主要成分。沉香的药性为辛、苦、温。归肾、脾、胃经。沉香作为中医常用药，临床主要用于治疗胸腹胀闷疼痛、胃寒呃逆呕吐，肾虚气逆喘急等病症，均有较好的疗效。现代药理研究报道，沉香具有镇静、镇痛抗菌、抗炎、抗氧化、抗肿瘤、降血糖等广泛药理作用。熊礼燕等采用热板法和醋酸致小鼠扭体实验对沉香总提物及各萃取部位进行了镇痛药效评价，发现沉香总提物和石油醚部位能延长小鼠的热板痛阈时间，沉香正丁醇部位能显著减少醋酸导致的扭体次数，均具有较明确的镇痛活性。王帅等通过协同戊巴比妥钠阈上和阈下催眠实验以及自主活动实验研究的结果显示，"通体结香技术"所产沉香具有镇静催眠作用。

4.5 结论

通过本次沉香医案相关数据的频次频率分析，可以从数据分析出沉香在临床上使用时的适应指征：总体为气机不畅、脏腑功能失调所致。其中有肺气上逆所致的肺系疾患，此时可用沉香以降气平喘；有气机不通所致的疼痛如痛经等，此时可用沉香以行气止痛；有脾胃虚寒所致的腹痛、呕吐等，此时可以用沉香以温中止吐。

通过对症状、病机、药物之间集内关联的研究，可以从数据分析出沉香在临床上使用时的适应指征，即具体使用沉香在对症时的临床特点中，使用高关联症状为"便秘""易怒"与"烦躁"；核心病机为"肝郁气滞""肝寒""气滞血瘀"；高关联药物为"槟榔""党参""茯苓"。由此可见，历代医家运用"沉香"时，其临床核心是着眼"条畅气机"，继而兼顾脾气虚衰与多脏相关、升降出入、表里虚实的病机变化，灵活演变分治杂病，其中把握症—机—药内在联系的灵活方法值得后学深入研究。

通过对临床症状与病机、舌象与病机、脉象与病机、病机与药物、药物与治法外关联的研究，可以从数据分析出沉香在临床上使用时的适应指征，即具体使用沉香在对症时的临床特点中，使用高关联症状为"纳差""恶心""便秘"与"寐差"；高关联舌脉为"苔白薄腻，质淡红"，"脉弦细"；高关联病机为"肝郁气滞""痰火壅滞"；高关联药物为"肉桂""大黄""生姜"。由此可见，历代医家运用"沉香"时，其临床核心是着眼"理气导滞"，继而兼顾脾气虚弱与多脏相关、升降出入、表里虚实的病机变化，灵活演变分治杂病，其中把握症—机—药内在联系的灵活方法值得后学深入研究。

近年来，数据挖掘技术在中医药研究领域的应用日渐广泛，有相关研究者将数据挖掘运用在名老中医学术传承的剂型、病症、药对、成药、病机等诸多方面，全面总结名老中医多维度的学术经验。目前运用数据挖掘关联分析技术对临床沉香医案的研究尚不多见，本研究运用数据挖掘关联分析技术解构近代医家运用沉香的医案数据，对临床合理运用沉香有参考意义。

附 沉香处方索引

L

参考文献

［1］吴承玉,王天芳.中医诊断学[M].3版.上海:上海科学技术出版社,2018.

［2］唐德才,高学敏,吴庆光,等.中药学[M].3版.北京.人民卫生出版社,2016.

［3］QB/GL MCT 102—2019,中医临床医案数据挖掘研究数据规范化标准[S].

［4］杨涛,陆明,朱垚.基于 FP-Growth 的中医药数据关联分析平台的设计和应用[J].时珍国医国药,2016(12):3050-3052.

［5］QB/GL MCT 202—2019,中医临床医案数据挖掘研究数据分析操作标准[S].

［6］北京中医医院,首都联合大学中医药学院《名老中医经验全编》编委会.名老中医经验全编[M].北京:北京出版社,1994.

［7］苏克雷,叶娟,张业清,等.基于数据挖掘的江浙沪名老中医膏方医案关联解析[J].中华中医药杂志,2019,34(06):2721-2727.

［8］朱青,朱垚,陆明.基于国医大师周仲瑛临证肝胆医案的经验解构研究[J].中华中医药杂志,2017,32(4):1814-1817.

［9］黄磊,朱垚,陆明,郭立中.周仲瑛临证医案参附药对经验解构[J].中国中医基础医学杂志,2016,22(6):863-865.

［10］夏娟,朱垚,陆明.基于国医大师周仲瑛临证医案的交泰丸运用经验解构[J].江苏中医药,2016,48(5):14-16,18.

［11］厉励,朱垚,陆明.近现代内分泌代谢性疾病"瘀热"医案解构研究[J].中国临床研究,2016,29(2):253-256,259.

［12］梅全喜.香药——沉香[M].北京:中国中医药出版社,2016:1-36.